臉部臟腑自我檢測圖

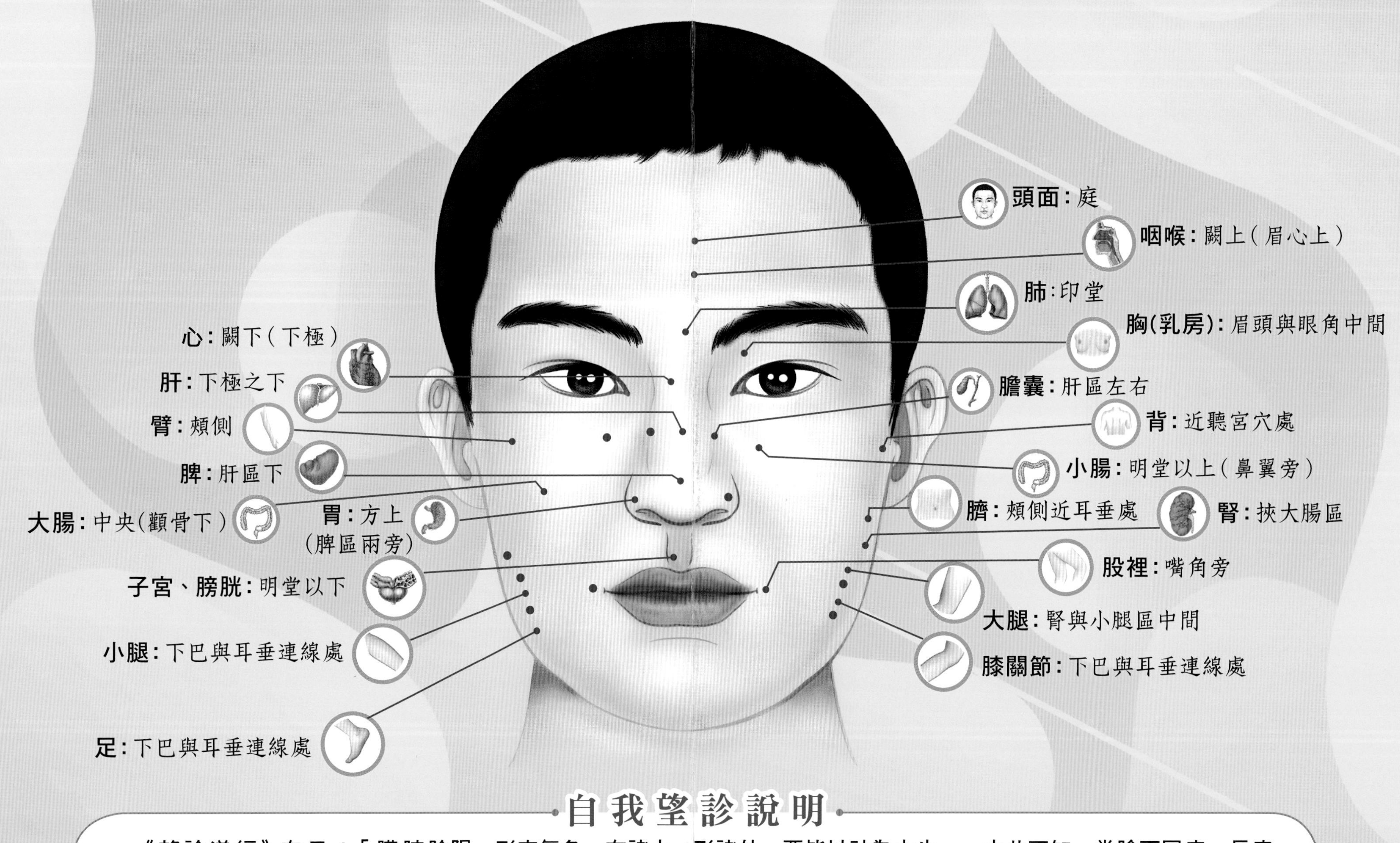

自我望診說明

《望診遵經》有云：「臟腑陰陽，形容氣色，有諸中，形諸外，要皆以神為本也。」由此可知，當臉面冒痘、長痣、出現異色時，便是臟腑向您發出的求救信號。本拉頁須與書中內容相結合，藉由以下三步驟，可助您迅速抓出病源！

Step1 針對臉部異狀，尋找出現異狀的臟腑所屬區域。

Step2 對照臉部臟腑所屬區域之診斷，追溯初發病位。

Step3 結合本書治療穴位與調補原則，一次拔除病根。

面部精準找位與臨床診斷

1. 心理壓力區 額上三分之一至髮際處

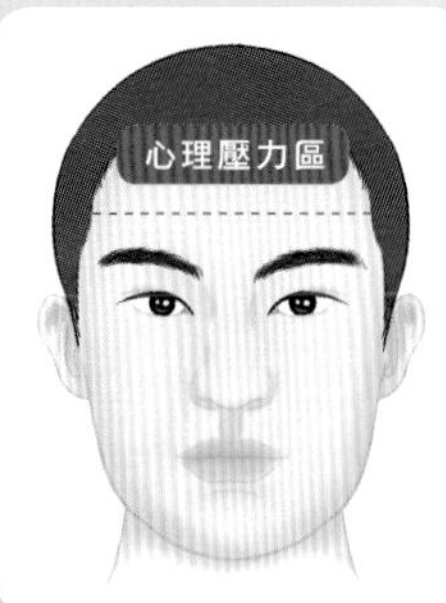

★面色診斷★

出現青春痘、病色則代表心理壓力大；長斑則代表心臟疾病（如心肌無力）。

2. 心臟區 兩眼角之間的鼻樑處

★面色診斷★

出現明顯橫紋則代表心律不整、心臟疾病或血液黏稠；若舌頭上亦有較深豎紋，則應留意心臟病。

3. 腦區 兩眉頭中點

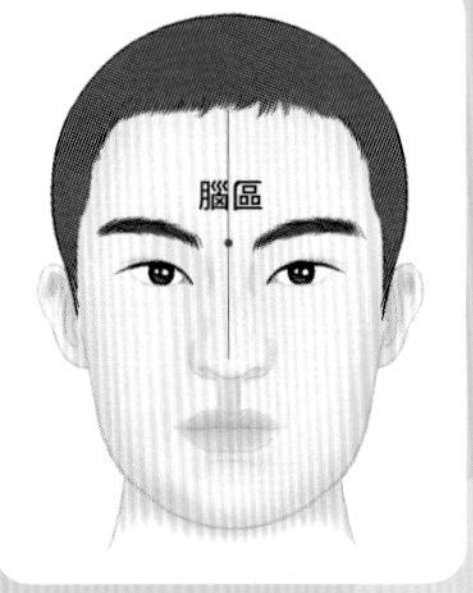

★面色診斷★

出現深豎紋且發紅則代表心腦血管供血不足，以致頭痛、神經衰弱、睡眠品質不佳、心悸煩躁等。

4. 肺區 額頭三分之一處

★面色診斷★

若中間較凹且顏色晦暗，或發青，或有斑，則代表肺部疾病、呼吸不暢。

5. 胸乳區 兩眼角與鼻樑之間

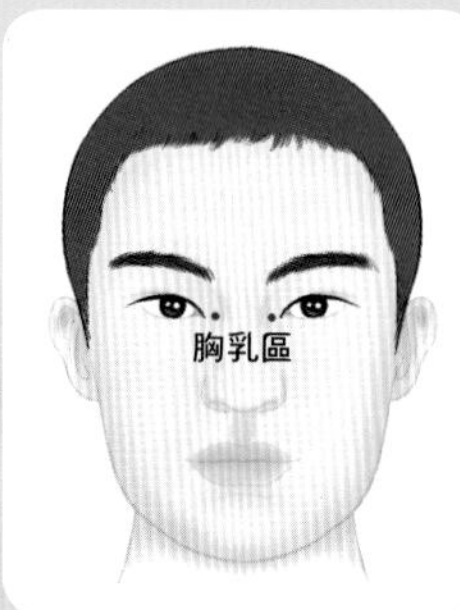

★面色診斷★

若男性此處晦暗或發青，代表胸悶氣短；女性則代表經期時容易乳房脹痛。

6. 肝區 太陽穴附近與鼻樑中段

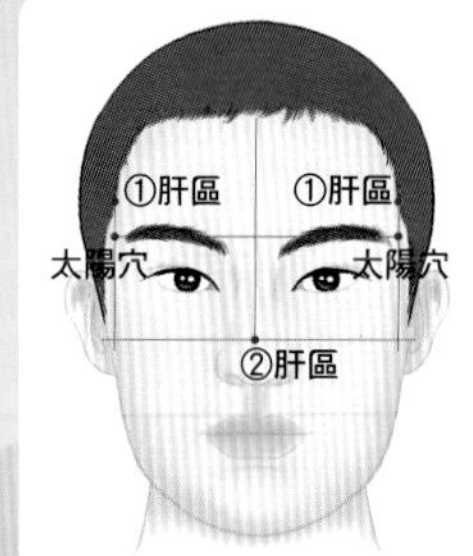

★面色診斷★

若①區出現淡斑，則應注意肝功能衰弱；若是②區則可能肝火旺、情緒不穩，抑或是更年期的徵兆。

7. 膽區 ②肝區外側

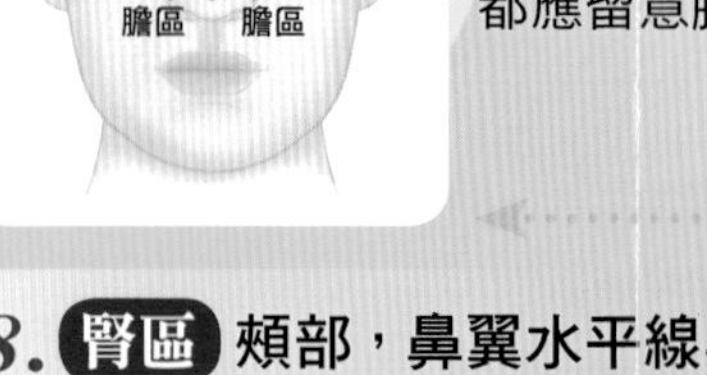

★面色診斷★

出現紅血絲、青春痘或深的豎皺紋，甚至早上起床後嘴中有苦味，都應留意膽是否有異狀。

8. 腎區 頰部，鼻翼水平線與太陽穴的垂直線交叉處

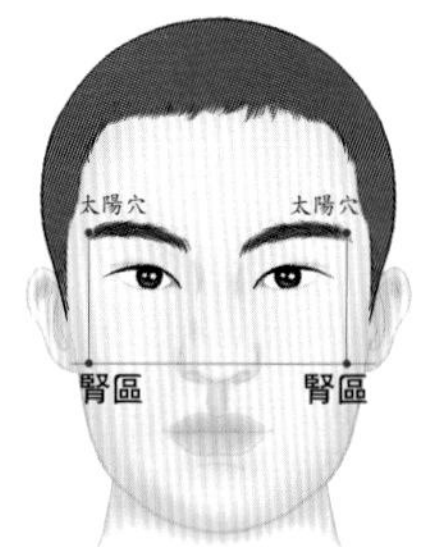

★面色診斷★

出現紅血絲、青春痘或長斑，可能是腎虛或腰腿痠痛。若斑色深且面積大，則應留意腎結石。

9. 膀胱區 鼻下人中處的鼻根部位

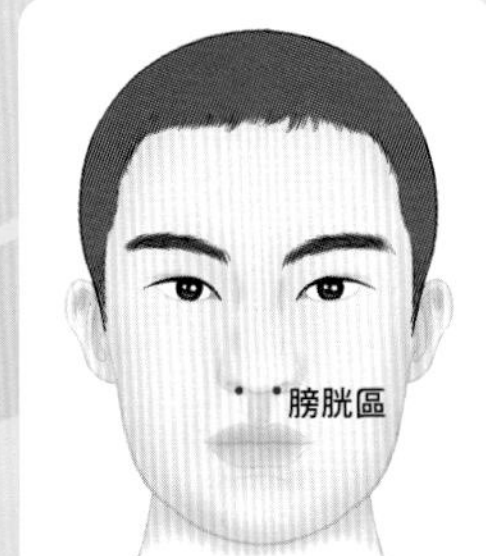

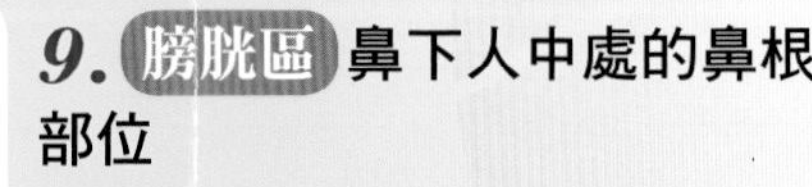

★面色診斷★

發紅，出現紅血絲、青春痘或生瘡，並伴有小便黃赤、尿頻、尿急等，則應留意膀胱炎。

10. 脾區 鼻頭

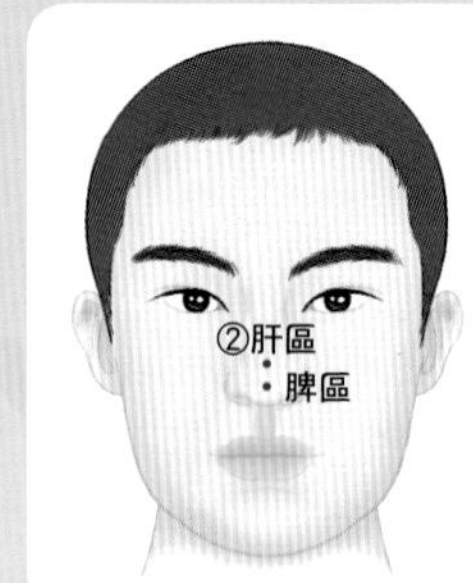
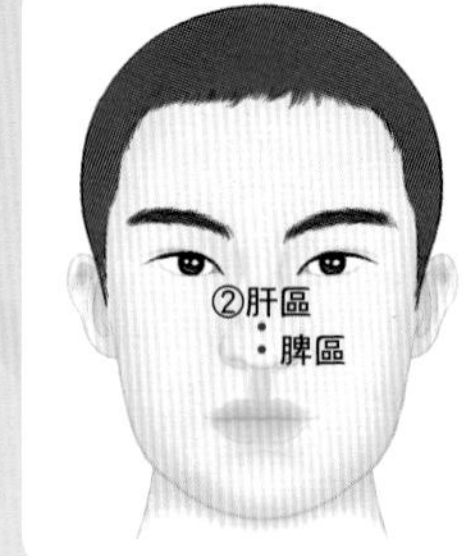

★面色診斷★

發紅或是有酒糟鼻，抑或鼻頭腫大，則是脾虛或脾大，會感到頭重、臉頰疼痛、心煩等。

11. 胃區 鼻翼

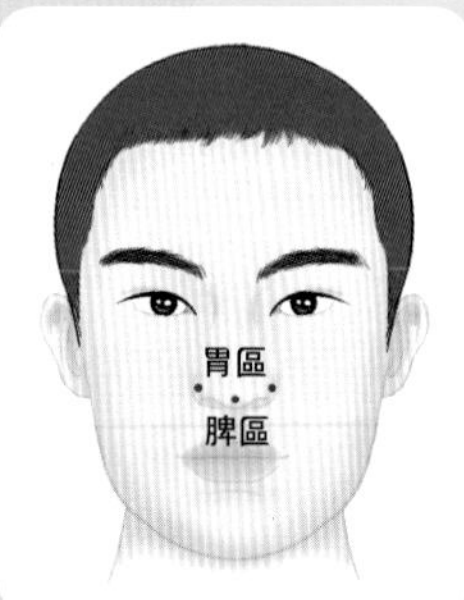

★面色診斷★

發紅，則應注意胃火；若有嚴重紅血絲，則是胃炎的徵兆。若鼻翼灰青且手指尖發冷，則代表胃寒。

12. 小腸區 顴骨內側，肝膽區的水平線上

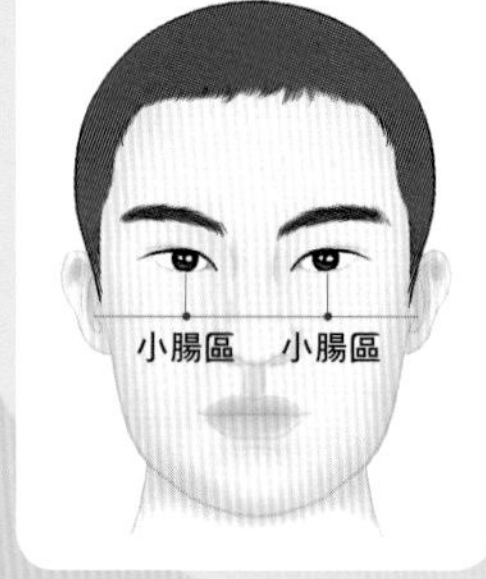

★面色診斷★

出現紅血絲、青春痘、斑或黑痣，代表小腸吸收不佳，會出現大便溏稀或一天排便兩次。

13. 大腸區 顴骨下方偏外側部位

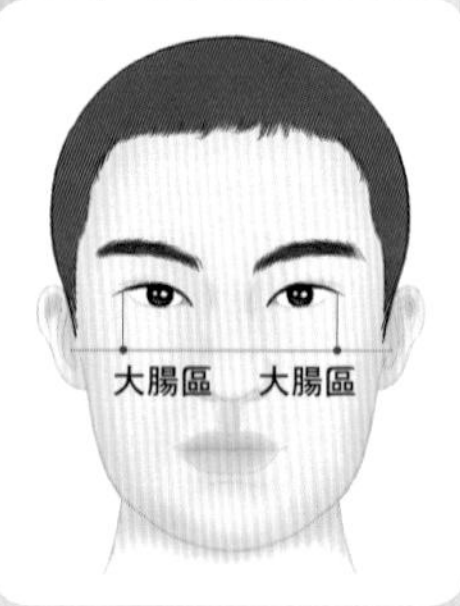

★面色診斷★

出現紅血絲、青春痘、斑或黑痣，代表大便排泄功能不佳，會出現大便乾燥、便祕或稀便。

14. 生殖系統區 人中及嘴唇四周部位

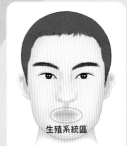

★面色診斷★

若女性人中異常長黑痣，則應留意子宮疾病；若男性長黑痣，且腎區色診不好，則代表生殖系統出現問題。

3分鐘自診自療穴位圖解全書

面診3步驟，找準病根百病消

觀形＋察神＋望色

＝對症調養病自除

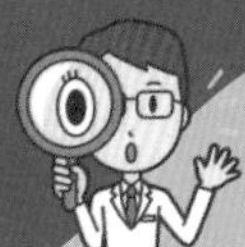

大椎穴

肩井穴

風門穴

肺俞穴

心俞穴

肝俞穴

脾俞穴

胃俞穴

大腸俞穴

小腸俞穴

台灣中醫皮膚科醫學會理事長

賴鎮源／編著

相由心生的自覺療法

相傳在遠古時代，黃帝與多位大臣們曾透過大量的診療經驗，逐漸推斷出人體是個息息相關的整體，以五臟為中心、經絡為通道，彼此相互聯繫影響。後人將其研究整理成《黃帝內經》，是為面診理論的代表作。其中《靈樞・邪氣臟腑病形》就指出：「十二經脈，三百六十五絡，其血氣皆上於面而走空竅。」說明體內一旦發生病變，臉部也會因為氣血循環而有所變化，強調面診的重要性。

近年來，人們飲食習慣改變，不再以穀類作為主食，反而吃下大量肉類。過多蛋白質囤積在體內不易消化，漸漸造成胃部、腎臟等器官的負擔，再加上現代人長期三餐外食的習慣，不但無法控制飲食量，也在不知不覺間吃下過多的鹽分和油脂，導致許多慢性疾病、過度肥胖等文明病產生。

所以，別等到身體出現異狀才想到就醫治療，那時通常都已病入膏肓。藉由面診，我們可以在疾病出現前兆時，就找出病位、掌握病情。而相較於人體其他部位，面部變化是最佳的入門診斷方法，因為臉部皮膚較薄，亦是一個人的門面，其色澤有所變化時，是最容易被發現的。所以，只要具備面診的基礎知識，就能及早覺察身體所發出的警訊。

在此建議各位讀者，應每天抽出時間練習觀察臉部變化，看看臉部顏色是否異常、哪個部位又冒出痘痘、哪裡突然長痣，並且回憶最近身體是否不舒服，這些都是身體向你發出的求救訊號。透過簡易的三分鐘面診，便能了解自身的健康狀況，以儘早調養，恢復健康。

本書以深入淺出的方式介紹面診的基礎知識與臨床實踐。首先，讀者可以觀察自己屬於五形人中的哪一種，以了解自己容易出現疾病的器官，進而找出適合的養生與保健方法。書中還列出面部的臨床表現，再搭配清楚的圖說、治療原則與最為有效的穴道按摩，使讀者透過簡單明瞭的面部診斷，輕鬆找出病因，達到對症取穴與調養的效果，為自己量身訂做一份合宜的養生方案！

作者　謹識

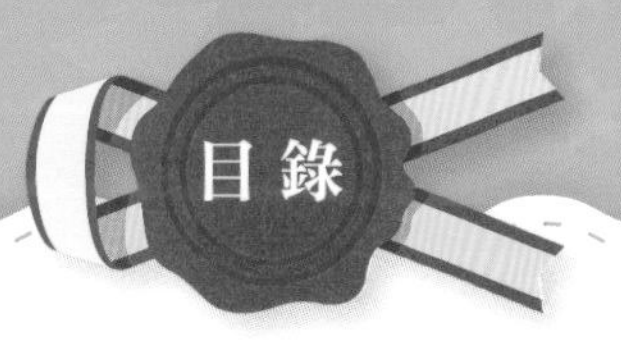

Chapter 1 面診基礎

Chapter 2 面部的形、神、色

Chapter 3 面部與臟腑的對應

Chapter 4 疾病的面色信號

Chapter 5 望頭面診病

Chapter 6 望眼診病

Chapter 7 望鼻耳診病

Chapter 8 望口唇診病

Chapter 9 望舌頭診病

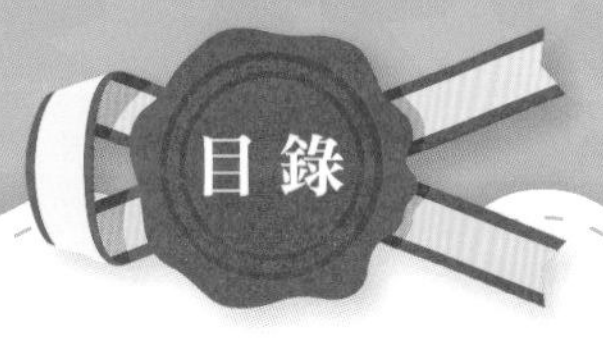
目錄

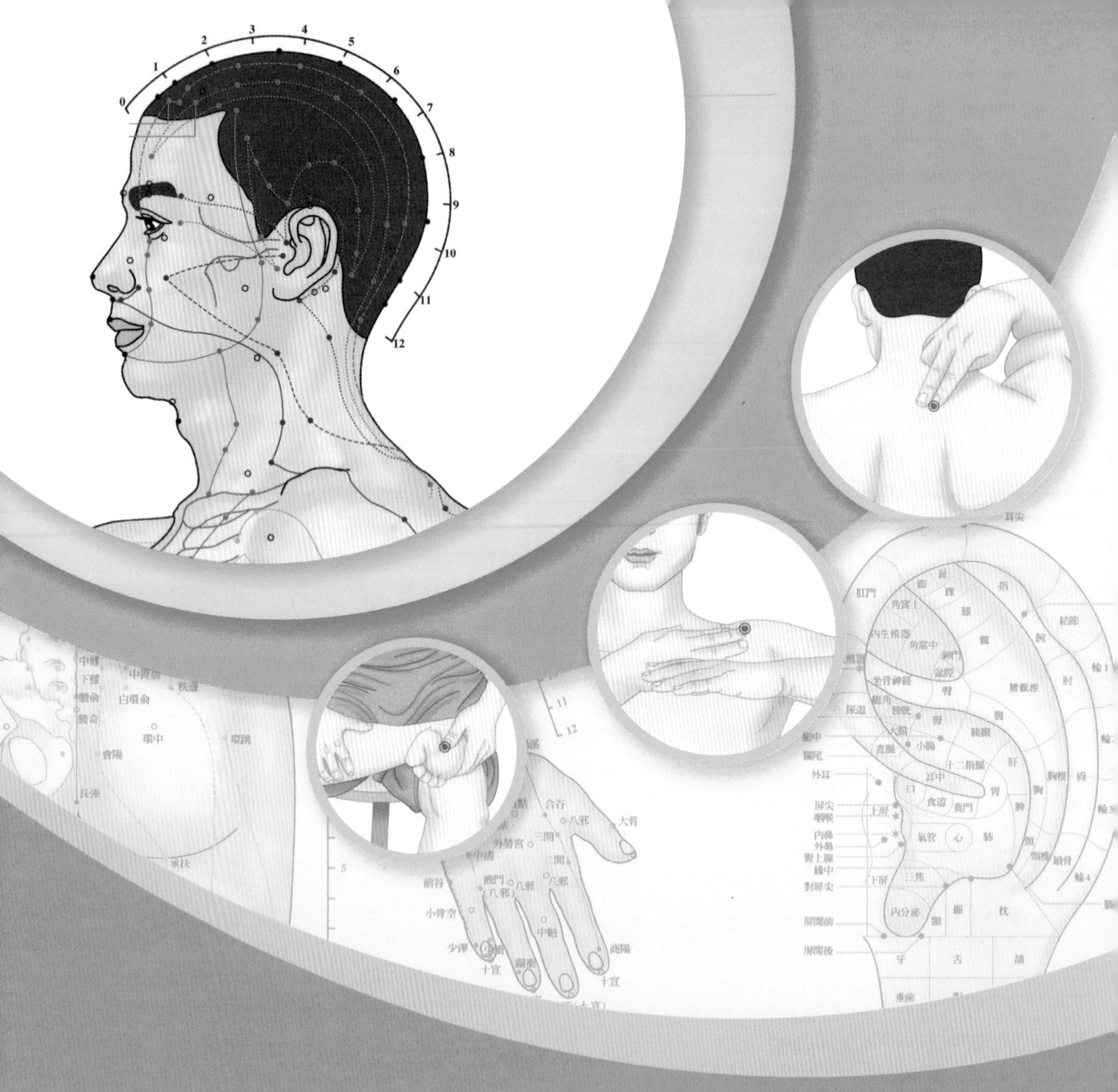

所謂「五官」，是指鼻、眼、口、舌和耳，它們是與五臟相連的感受器；而「七竅」則指面部的七個孔竅，即兩隻眼睛、兩隻耳朵、兩個鼻孔和口。《黃帝內經》云：「肝開竅於目，心開竅於舌，脾開竅於口，肺開竅於鼻，腎開竅於耳。」說明五臟對應五官的部位。

「疾病欲來神色變」是身體的變化過程，無論是健康的體魄，抑或正處於疾病擾身，甚至是從病中慢慢康復者，其轉變都是循序漸進。正如《望診遵經》所說：「將欲治之，必先診之。」若能學會仔細觀察人的五官，覺察其細微變化，便能達到早期發現、早期治療的效果。

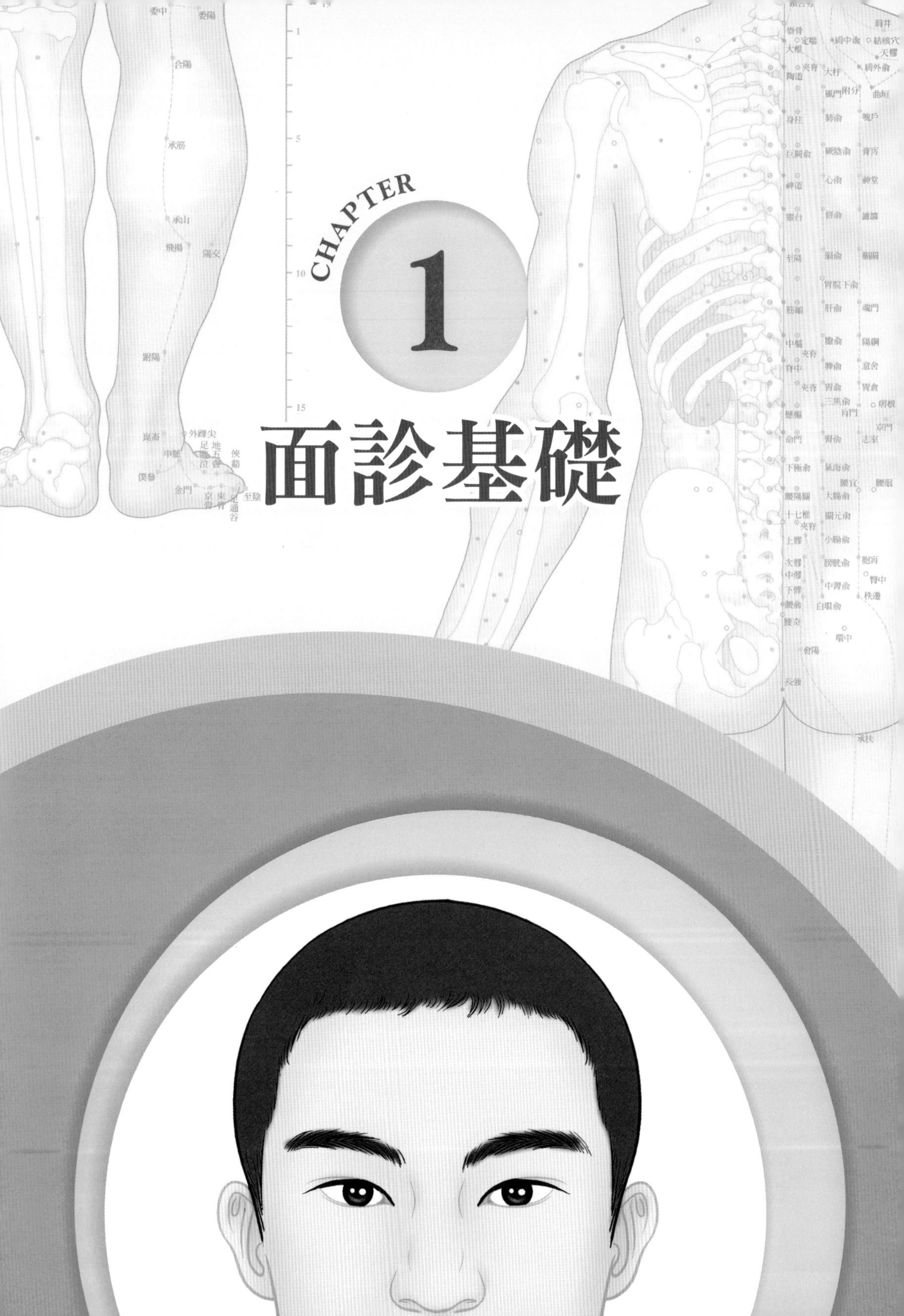

CHAPTER 1

面診基礎

01 望面色而知疾病

肝開竅於目，心開竅於舌，脾開竅於口，肺開竅於鼻，腎開竅於耳。——《黃帝內經》

上古國寶醫書《黃帝內經》認為，臉部五官依賴人體經絡運行，與五臟六腑、四肢百骸相連，故當人體的氣血、臟腑、免疫系統出現狀況時，都會顯現在臉部。諸如眼白泛黃代表肝功能不好，鼻翼與臉部肌膚出現色差或局部冒痘時，則代表胃功能較差，由此可知面診與臟腑健康的緊密關聯。

「面診」是中國歷代醫家在診斷疾病時，所流傳下來的寶貴經驗。故中醫診病除了把脈、問診外，還會利用「望面色而知疾病」的技巧作為判斷患者疾病輕重與發病部位的依據，在臨床研究上有其醫學價值與地位。

四診合參知疾病

「望、聞、問、切」是中醫診察疾病的方法，合稱「四診」。中醫以「望診」觀察病患的舌苔與臉色異常；利用「聞診」聽病患說話、咳嗽及喘息聲，或聞其身上有無異味等；以「問診」詢問病況或病史；用「切診」把脈或按壓腹部有無疼痛、硬塊等。總而言之，中醫透過上述四診了解病患的症狀，並進行相互參證診斷病情，是中醫臨床最具特色且重要的一環。

而其中「面診」就屬於中醫的「望診」範疇，也就是透過頭髮、臉面、五官形色、肌膚、瑕點等面部應對區來了解臟腑疾病與健康狀況，進而得知體內臟腑、經絡、氣血功能的狀態。簡言之就是「看五官，觀氣色，辨臟腑之病」。

元代醫家朱震亨所著之《丹溪心法》提到：「有諸內者，必形諸外。」此為中醫學裡最為單純的辨證法。正所謂「相由心生」，由於臟腑與面部之間的緊密聯繫，故體內五臟六腑的病理變化，甚至是心理變化等，都會最先表現在頭臉的相關區域。所以，「有諸內必形諸外」，中醫便是透過頭臉部的顏色及其異狀洞察病機、掌握病情。

五臟開竅於五官

中醫專著《藏象學說》也同意人體生理和心理上的病變會反應在體表上，並指出內在五臟（心、肝、脾、肺、腎）各與外在五官、七竅相連，是人體與外界相互聯繫的管道。

所謂「五官」，是指鼻、眼、口、舌和耳，它們是與五臟相連的感受器；而「七竅」則指面部的七個孔竅，即兩隻眼睛、兩隻耳朵、兩個鼻孔和口。《黃帝內經》云：「肝開竅於目，心開竅於舌，脾開竅於口，肺開竅於鼻，腎開竅於耳。」說明五臟對應五官的部位。

此外，由於五臟的特點在於能儲藏精氣，如精、氣、血、津液等，故臟腑內的病理現象會通於七竅，並直接反應到面部以顯現身體的內在狀況。當人體有潛伏的病症時，面部也就出現相應變化，如舌質淡白，代表心血不足；兩眼昏花，則多屬於「血不養肝」等。

「疾病欲來神色變」是身體的變化過程，無論是健康的體魄，抑或正處於疾病擾身，甚至是從病中慢慢康復者，其轉變都是循序漸進。正如《望診遵經》所說：「將欲治之，必先診之。」若能學會仔細觀察人的五官，覺察其細微變化，便能達到早期發現、早期治療的效果。

面診流程

面診是中醫診斷健康的重要依據，透過觀察人的面部形態、顏色、神情等變化，結合「聞、問、切」三診，便可判斷其病理狀況。

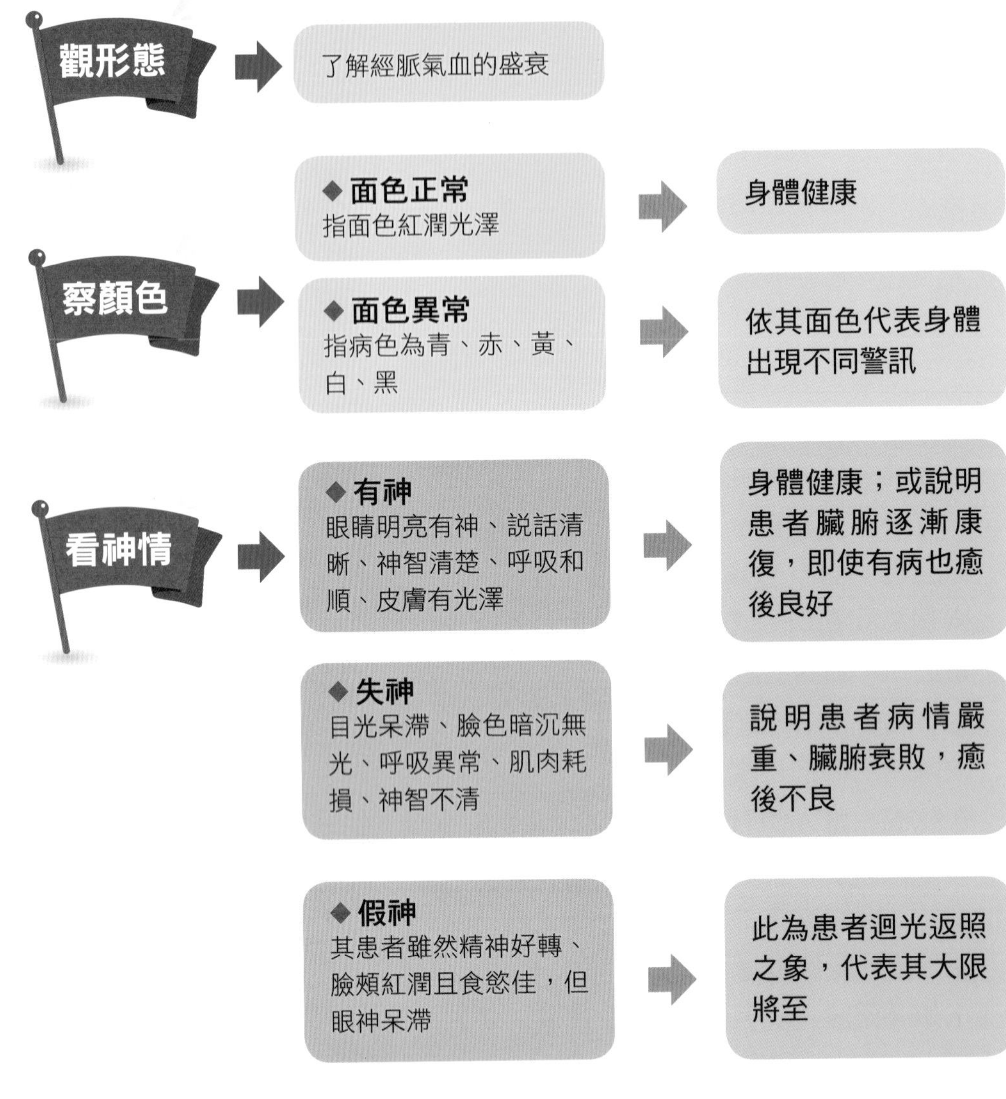
觀形態
了解經脈氣血的盛衰
察顏色
◆面色正常
指面色紅潤光澤
身體健康
◆面色異常
指病色為青、赤、黃、白、黑
依其面色代表身體出現不同警訊
看神情
◆有神
眼睛明亮有神、說話清晰、神智清楚、呼吸和順、皮膚有光澤
身體健康；或說明患者臟腑逐漸康復，即使有病也癒後良好
◆失神
目光呆滯、臉色暗沉無光、呼吸異常、肌肉耗損、神智不清
說明患者病情嚴重、臟腑衰敗，癒後不良
◆假神
其患者雖然精神好轉、臉頰紅潤且食慾佳，但眼神呆滯
此為患者迴光返照之象，代表其大限將至

面色異常的身體警訊

中醫認為五色主病，故有「色青多為肝病，色赤多為心病，色黃多為脾病，色白多為肺病，色黑多為腎病」的說法，並且可依其不同部位的異常面色，進一步指出臟腑的健康狀況。

面部顏色	對應臟腑	主病徵兆
面色青	主肝	鼻樑中間暗沉，代表肝部久病未癒；眼睛下發青，面色看似汙濁，可能為初期肝病
面色赤	主心	印堂呈暗紅色，為心部久病未癒；嘴唇出現赤色，為初期心病；舌卷較短且兩頰出現界線分明的赤色，代表心病已久
面色黃	主脾	鼻頭暗黃有丘疹，為脾胃病已久；鼻樑呈現黃色，為初期脾病
面色白	主肺	兩眉上發白，為肺部剛發病，尤其是初染風邪者，其特徵明顯
面色黑	主腎	面色黑且汙濁、下眼瞼腫且黑，為腎臟久病未癒

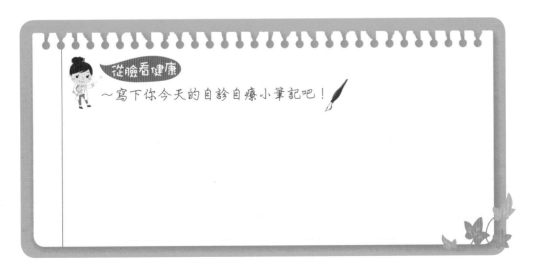

02 面部為諸多經脈匯聚之所

十二經脈，三百六十五絡，其血氣皆上於面而走空（孔）竅。
——《靈樞 ‧ 邪氣臟腑病形》

《黃帝內經》是建立中醫面診理論的代表作。早在兩千年前，《黃帝內經》中的《靈樞 ‧ 邪氣臟腑病形》就指出：「十二經脈，三百六十五絡，其血氣皆上於面而走空（孔）竅。」意指人體內臟精氣和氣血皆透過經絡運行，再將其內在情況表現在臉上，而人們透過面部觀察可了解人體的健康狀態和病情變化。

面部血色之健康

中醫認為「心主血脈」，故血液之所以能在體內正常運行是因為心臟收縮進而推動氣血之功，且由於手足三陽經皆上行於頭面，所以中醫在診斷一個人是否健康時，可觀察面部色澤作為診斷依據，若面部血脈豐盛，則為臟腑氣血之所榮。因此面色的潤澤、枯槁，便代表此人的心臟功能是否良好。

根據前篇所言，面有病色可分為青、赤、黃、白、黑五色，透過經絡運行氣血至面部的狀況可進一步了解內在臟腑，以下將大略介紹五色表現與其主症：

面色青

此為氣血不順、脈絡阻滯所致，大多為寒證、痛證和肝病。

面色赤

由於血得熱則脈絡充盈而行，所以滿臉通紅多為實熱；兩頰緋紅，則為陰虛火旺的虛熱。

面色黃

其大多因脾虛導致水濕不能運化，或肌膚缺少血氣充養所致，故面目鮮黃多屬濕熱、暗黃則多為寒濕、萎黃無光澤則多為脾胃虛等。

面色白

其多因血脈虛，寒凝經脈導致氣血不榮，故多為虛寒證或失血。

面色黑

黑為陰寒之色，屬腎。多主痛、主勞倦、主血瘀。《靈樞・經脈》云：「手少陰氣絕，則脈不通，脈不通則血不流，血不流則髮色不澤。故其面黑如漆者，血先死。」因此，當經脈受阻而出現面黑時，則多為病勢深重之兆。

其實，正常人的面色應是微黃，且帶有紅潤的光澤最佳，此為體內臟腑健康、氣血運行順暢的象徵。

經絡為臟腑健康的傳導線

中醫的博大精深，其實並非空穴來風。透過長期的臨床醫學研究發現，人體為一統的整體，其以五臟為中心、經絡為通道、氣血為媒介，內聯臟腑、外絡肌膚、感觀四肢百骸，構成一個有機整體。其之間相互溝通、影響與作用，因此體內一旦發生疾病，便會顯露於身體外部；身體外部的疾病，也可能影響到內部器官的變化；而局部的病變，也將會擴大影響至全身，故人體一旦產生病症，便代表整個身體機能已經失調。

就以眼疾為例，眼球的局部病變並非我們表面看到的如此單純，其中也牽涉到經絡臟腑的疾病，也許是心火造成，抑或者是肝經有熱、腎虛等。所以若只單從眼睛診斷，不僅不夠全面，也欠缺中醫所注重的「望、聞、問、切」四診相互參證。因此，當面部五官出現異象或疾病時，必須參照其他診斷以找出病灶，從根本開始治療才能有效調理、恢復強健體魄。

頭面與經脈對應

上行至頭面部的人體經脈為足太陽膀胱經、足少陽膽經、手太陽小腸經、手少陽三焦經、手陽明大腸經與足陽明胃經。觀察經脈的運行，可判斷臟腑精氣充足與否及其病變。

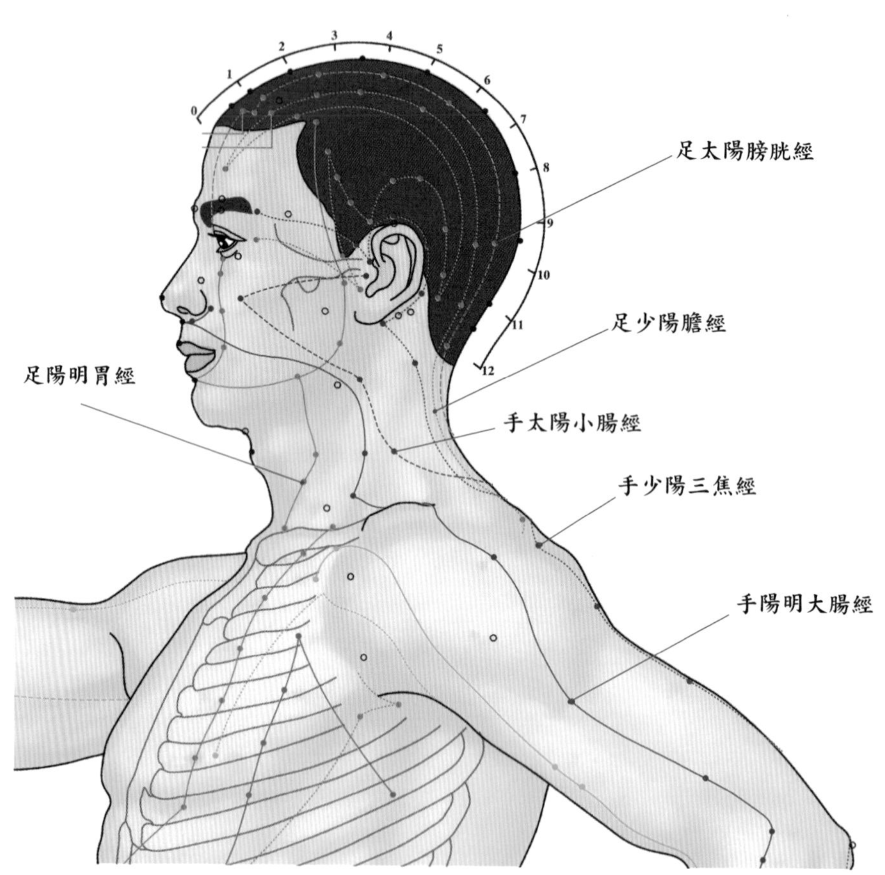

十二時辰循經養生法

時辰	對應時間	經絡運行與養生
子時	23：00~01：00	走膽經，身體進入修復階段，應在晚上11點之前就寢。
丑時	01：00~03：00	走肝經，調和氣血、增強免疫的最佳時刻。
寅時	03：00~05：00	走肺經，起床前應注意身體及溫度調節，口鼻避免直接接觸冷空氣。
卯時	05：00~07：00	走大腸經，清熱滑腸的最佳時刻，宜喝溫開水、排便。
辰時	07：00~09：00	走胃經，食物易消化代謝、提供人體能量，宜進食早餐。
巳時	09：00~11：00	走脾經，氣血最旺的時刻，不宜食用燥熱及辛辣刺激性食物。
午時	11：00~13：00	走心經，氣血充盈的時刻，應有10~20分鐘的午休小憩。
未時	13：00~15：00	走小腸經，小腸吸收營養物質的最佳階段，故午餐要吃得營養。
申時	15：00~17：00	走膀胱經，為膀胱排除體內廢物的時刻，宜補充水分、促進代謝。
酉時	17：00~19：00	走腎經，協調陰陽能量的經脈，工作完畢應休息，不宜過勞。
戌時	19：00~21：00	走心包經，主血液循環，故晚餐不宜過飽，可做甩手、踏步的運動。
亥時	21：00~23：00	走三焦經，血氣與津液運行至三焦，此時應安五臟以利睡眠。

03 面診的起源：《黃帝內經》面部診法

視其外應，以知其內臟，則知所病矣。——《黃帝內經》

由於面部皮膚薄嫩，並位於人體最高處，故其色澤變化易於外露，也最容易觀察。《黃帝內經》云：「視其外應，以知其內臟，則知所病矣。」意即透過人體外部表現，觀察其內臟與體表、人體與外界環境之異常，以診測人體內部的病變。

元代醫家朱震亨說：「欲知其內者，當以觀乎外；診於外者，斯以知其內。蓋有諸內者形諸外。」由此可知，身體的變化過程是循序漸進且顯露於外的，只要細心觀察五官，皆有蛛絲馬跡可循。當發現體表有細微變化，如異常長痣、面有病色時，便能以此探知發病的部位，儘早就醫。

《靈樞 · 五色》：人面如宮廷

中醫古書《望診遵經 · 五色相應提綱》寫道：「嘗考《內經》望法，以為五色形於外，五臟應於內，猶根本之與枝葉也。色脈形肉，不得相失也，故有病必有色，內外相襲，如影隨形，如鼓應桴。」故面診不僅能診察臉部病變，還可藉此了解正氣盛衰及邪氣深淺，以推測病情的進退順逆，使診斷及處方更加準確。

清朝著名醫學家陳士鐸也認同《黃帝內經》的觀點，提到：「看病必察色，察色必觀面，而各有部位，不可不知。」也就是說，面部各分屬不同的臟腑並反映出其健康狀態，可謂是完整的人體縮影圖。

《靈樞 · 五色》還將人的面部比喻為宮廷院落，鼻居中央，位置最高，故曰「明堂」。其餘各部皆依循此形象化的比喻，如眉間稱為「闕」，額稱「庭」（顏），頰側稱為「藩」，耳門稱為「蔽」。正如《望診遵經》所言：「首面上於闕庭，王宮在於下極，五臟次於中央，六腑挾其兩側。」以此說明臟腑在面部的分布。

《靈樞・五閱五使》中還補充：「五官者，五臟之閱也。」所謂「閱」，是現於外而歷歷可察之意。由此可知，喘息鼻張是肺病、目眥青者是肝病、唇黃者是脾病、舌卷短而顴赤是心病、顴骨與面黑是腎病；此外，腎開竅於耳，當為耳黑，故臨床上可以此作為望診的補充。

而《靈樞・衛氣失常》中也說：「色起兩眉薄澤者，病在皮。唇色青黃赤白黑者，病在肌肉。營氣濡然者，病在血氣。目色青黃赤白黑者，病在筋。耳焦枯受塵垢，病在骨。」故中醫可根據五臟與五體的聯繫，診斷皮、肉、氣、血、筋、骨之病。

《素問・刺熱》：熱病觀面部

在《素問・刺熱》中將五臟與面部劃分為「左頰為肝，右頰為肺，額為心，頦為腎，鼻為脾」，並有一說法為「熱病從部所起者」。故有「肝熱病者，左頰先赤；心熱病者，顏先赤；脾熱病者，鼻先赤；肺熱病者，右頰先赤；腎熱病者，頤先赤」的推論。雖然這是從熱病的角度劃分，但後世醫家已將此推廣到一切疾病的望診。

此外，《素問・刺熱》中的面部五臟分布圖，也作為一般患者外感風寒時，面部診斷的重要參照依據。

《黃帝內經》的面部與臟腑對應圖

《黃帝內經・靈樞》將人體面部的鼻稱為「明堂」，眉間稱為「闕」，額稱「庭」（顏），頰側稱為「藩」，耳門稱為「蔽」。

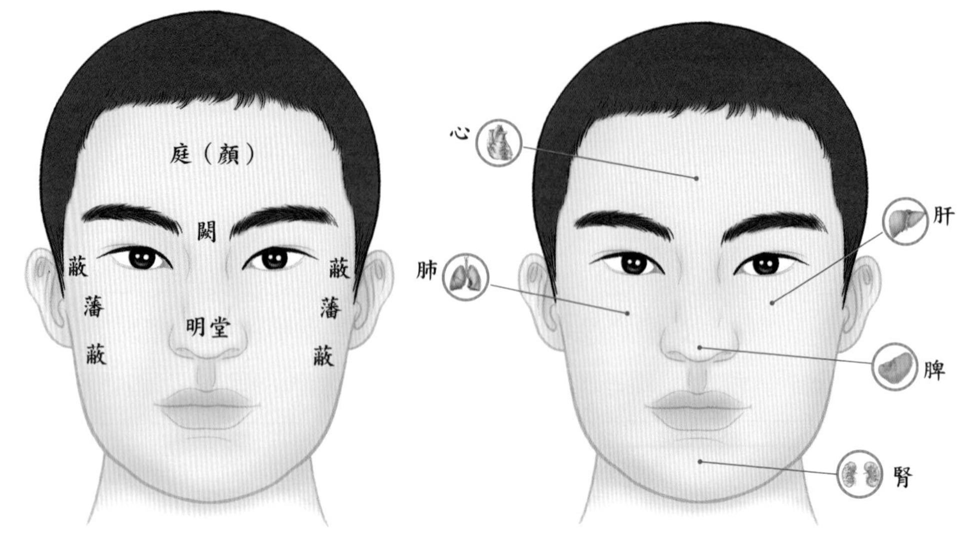

《黃帝內經・靈樞》宮廷院落分布　　《黃帝內經・素問》五臟分布圖

內臟分布圖

在《靈樞・五色》中，其臉面各部與五臟的對應關係是：庭為頭面，闕上（眉心上）為咽喉，闕中（印堂，指眉心）為肺，闕下（下極，指鼻根）為心，下極之下（年壽，指鼻柱）為肝，肝部左右（鼻柱左右）為膽，肝下（鼻尖）為脾，方上（脾兩旁，指鼻翼）為胃，中央（顴骨下）為大腸，挾大腸（在臉頰）為腎，明堂以上（鼻翼斜上方）為小腸，明堂以下（指人中）為膀胱、子處（指子宮）。《靈樞・五色》中的面部分布臟腑圖，一般多應用在內臟損傷時的面部診斷。

《靈樞・五色》原文節錄如下：「庭者，首面也；闕上者，咽喉也；闕中者，肺也；下極者，心也；直下者，肝也；肝左者，膽也；下者，脾也；方上者，胃也；中央者，大腸也；面王以上者，小腸也，面王以下者，膀胱子處也。」

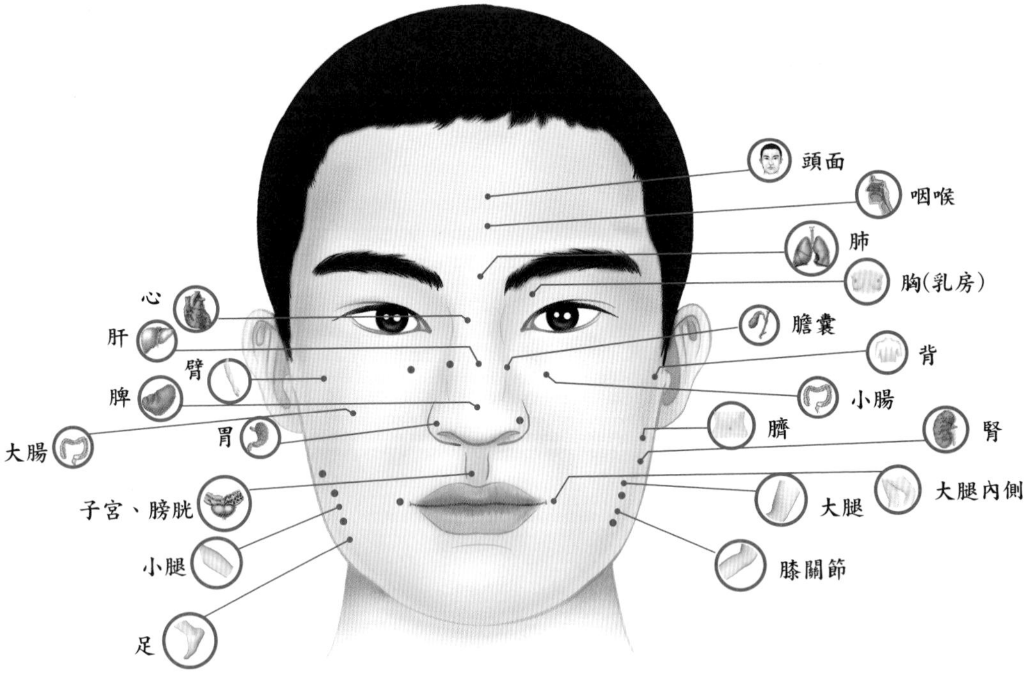

頭面
咽喉
肺
胸(乳房)
心
肝
膽囊
背
臂
脾
小腸
大腸
胃
臍
腎
子宮、膀胱
大腿內側
大腿
小腿
膝關節
足

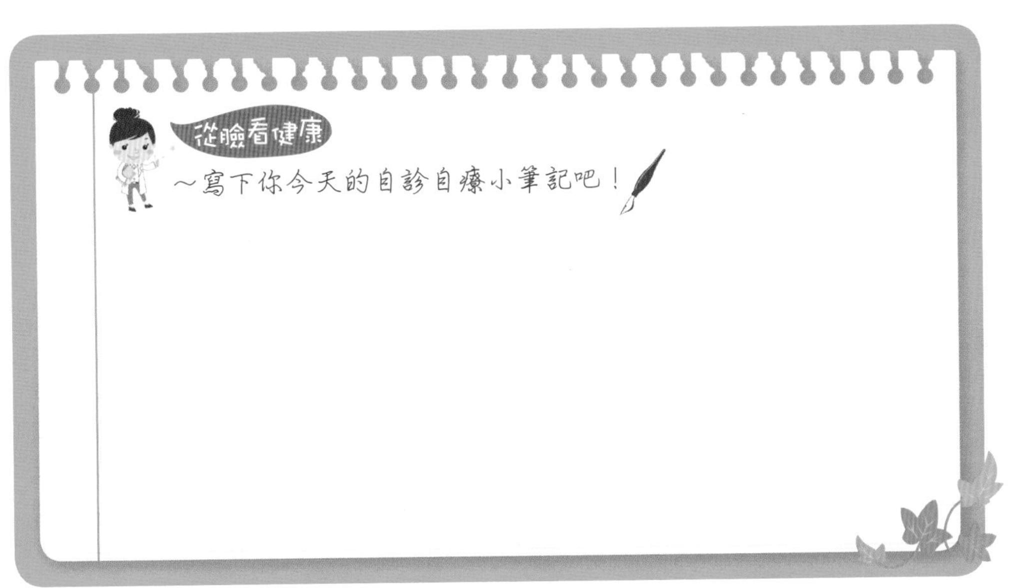

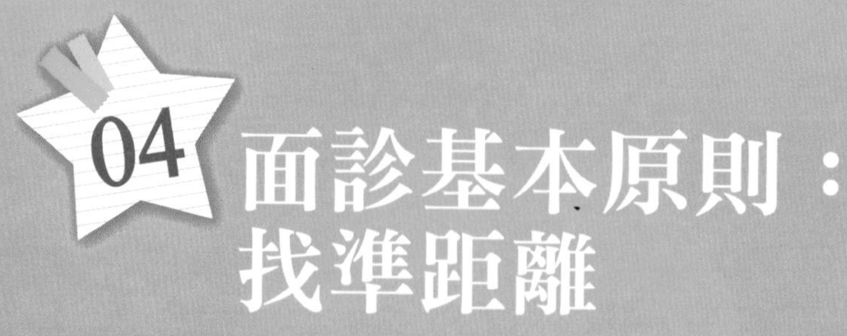

04 面診基本原則：找準距離

望患者之神色，要在自然光線下，距離十步左右，方可見真。

進行面診時，中醫師必須要求精準的光線。面診需要間接的日光，也就是太陽照不到的光線，如此才能提升面診的準確度。此外，對距離遠近的拿捏也應嚴格要求，以避免誤診。

面診一般分兩步驟進行，一為先遠距離觀望整體，二為近距離詳細察看各部分，以此作為面診的基本原則。

遠距離看整體

進行面診時，首先應掌握此人的整體面色，一般是在十步以外，約兩丈（約 6.7 公尺）的位置。清代醫學家周學海提出：「凡診面色，以遠望而乍視之，為能得其真。」強調遠望的必要性。

而《靈樞 · 五色》中也有類似的記載，其中指出遠望的具體距離應為「去之十步以外」。著名中醫家周輔蒲亦強調：「望患者之神色，要在自然光線下，距離十步左右，方可見真。」在在指出觀面色、察形態、看神情皆應保持適當距離，方能準確判斷病情。

由此可知，遠距離面診的重點是 —— 包括病人的顏面氣色及五官形態變化。近距離面診雖能細部觀察，但卻無法顧及全面性。唯有遠距離的望診才能達到「旁觀者清」的整體效果，以此增加診斷面色的正確性。

近距離看局部

在掌握此人的整體面色後，就要近距離觀察患者臉面各部位的色澤和形態變化了。可將面部以座標方式劃分，稱為「面部中心座標法」，藉此了解面部與相應器官的內在表現狀況。

第二階段的近距離面診應觀察患者臉面的局部異狀，距離約莫五十公分（意即一般正常診病時醫師與患者的距離），並根據臟腑在面部的分布按照「先觀察面部中央，再看周邊」的順序，以診察患者的面色狀況。

先觀察眉心至上唇

先觀察眼眥垂線，即從眉心至上唇的部位，此為肺、心、肝、膽、脾、胃、膀胱、子宮等分布區。

再從右頰至左頰

接著，再從右頰沿弧線橫過鼻樑至左頰，即腎、大腸、小腸等臉面分布區。

順時針觀察整臉

接著從下頦按順時針方向依次觀察。即為右頰→前額（腦、脊髓分布區）→左頰等部位，這階段亦包括對五官的觀察。

由此可知，在進行面診時，必須按順序觀察面部，如此一來，不僅能迅速看出面色異狀，又能防止遺漏。此外，遠距離觀察時所發現的異常部位，必須在近距離面診時，詳細觀察其異處，並再參照「聞、問、切」等診斷進行分析、比較，以更準確地判別病症。

面診距離與診斷技巧

進行面診時，應按照「先遠後近、先整體後局部」的原則，以掌握面部的整體變化，以做出正確的判斷。

◆ **遠距離看整體**

在6~7公尺之外，以全面掌握面色變化為主。

◆ **近距離看局部**

仔細觀察臟腑在面部分區的變化，並結合遠距離觀察時所發現的異常部位，以更準確地判別其健康狀況。

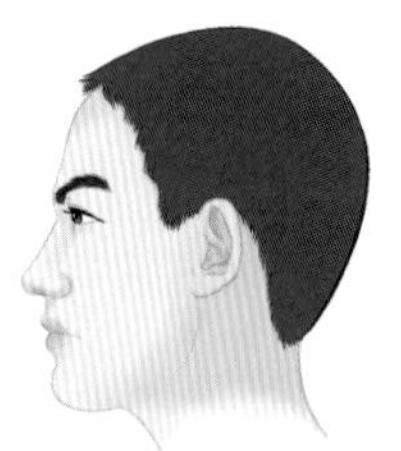

距離0.5公尺

距離6~7公尺

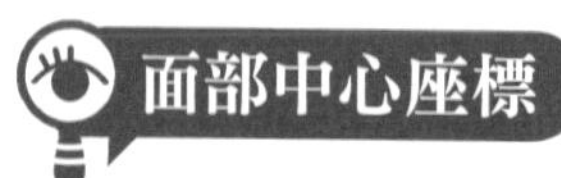

面部中心座標

下圖為標示出以鼻、耳門為中心的面部中心座標。藉由下圖，不僅能精準掌握面部臟腑的分區，在進行望診時也能觀察體內臟腑的健康情形。

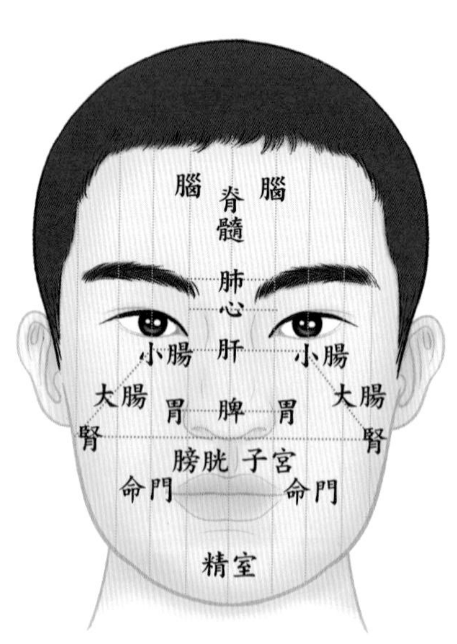

05 面診察色重點：色澤合參

察其氣色，分其部位，則臟腑之病著，症候之變明。——《望診遵經‧氣色部位合參》

中醫「望診」是透過觀察人的面色變化以推斷其身體狀況，此時若只單看面色，便有缺參照性，故須對照其他人體部位的肌膚色澤，稱為「色澤合參」。

由於每個人的生活環境和先天基因各異，故面色也不一樣，所以色診的參照對象不是別人而是自己。

常色與病色預示臟腑健康

《望診遵經‧氣色部位合參》提到：「察其氣色，分其部位，則臟腑之病著，症候之變明……明堂如此，面貌亦然，面貌如此，五官亦然，後之學人，仿此而推之可也。」

故中醫在診斷疾病時，會觀察患者之浮沉清濁、太過不及、生克順逆、輕重吉凶、六淫七情、臟腑經絡、寒熱虛實，以及顏面的常色、病色交參診斷身體的健康狀況。

常色

指人體在正常生理狀況下的面色，一般又分「主色」與「客色」。「主色」是指人終其一生不變的面色或膚色，因種族、先天基因而有不同，如亞洲人偏黃、歐美人偏白等；而「客色」是指因生活與自然環境等因素而影響的面色，如四季、天氣或情緒、飲食等客觀條件，都會引起面色的變化。

病色

因人體內部出現異狀而使面部變色，其病色可分為「青、赤、黃、白、黑」五種，再依其臉面的變色部位判別患者的病發臟腑。

面色差是身體在拉警報

因飲食習慣、生活環境等客觀因素變異，在不同時期與情況下，面色也會有所不同。例如長期吃重鹹、過油的食物，容易造成肌膚粗糙發黑，尤其經過陽光曝晒後更為嚴重；而鹽量與油脂攝取過多亦是造成高血壓的元凶，所以飲食宜清淡；另外，亦有醫學研究證明，動物性脂肪和蛋白質攝取過量，將使人面色轉紅。由此可知，體質的改變往往與外在因素有關，故當面色產生變化時，也代表人的體質正逐漸轉化，應當特別注意。

平日，人們可經常攬鏡自照以觀察自己的面色，並且與其他身體部位，如手背、脖子膚色等進行對照。因手背、脖子等經常接收日光照射，故與所處外在環境相近，更能準確對照面色變化，以了解內在臟腑的健康狀況，但對於臉色與身體膚色原本就有色差者較不適用。

中醫師也認為，面色應與臉部四周進行參照。其將眼下到嘴上的部位稱為「內部」，而此部分也是人體五臟六腑的主要分布區；臉的四周主要是肩、肘、手、膝等分布區域，稱為「外部」。當人體出現嚴重疾病時，臉的內部和外部就會出現「色差」，此為首先發現內在病機的關鍵方法。

面部五色與主症

面診的察色，主要是觀察面部的青、赤、黃、白、黑五種顏色變化，且不同的顏色也代表不同的身體異狀。而臉部病色與五臟異狀的關係雖在前面已詳盡解說，但在此將對不同的面部色澤與主症進行簡要說明，以供讀者參照。

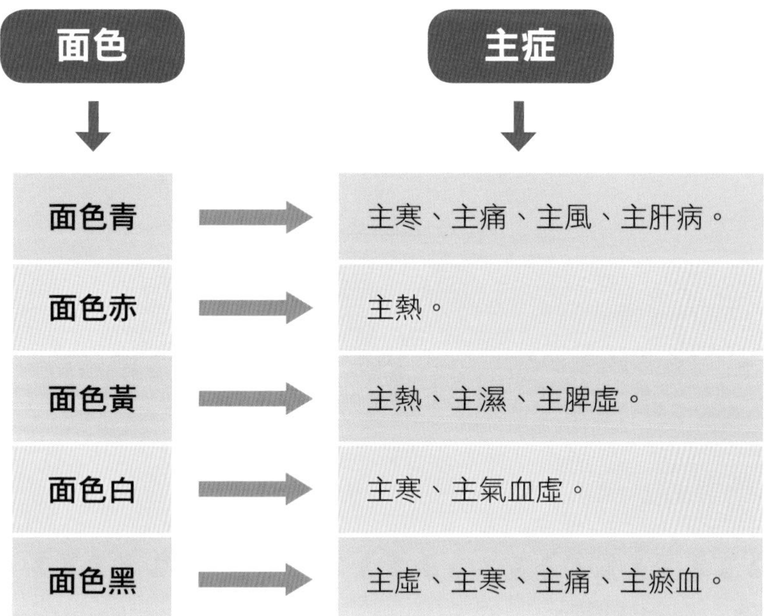

面色
主症
面色青
主寒、主痛、主風、主肝病。
面色赤
主熱。
面色黃
主熱、主濕、主脾虛。
面色白
主寒、主氣血虛。
面色黑
主虛、主寒、主痛、主瘀血。

病色判別概念

病色的特徵就是面色異常，下列分為六種變色狀況，以供讀者作為面診時的依據。

病色特徵	異常狀況
氣色太過	面色變深，如主色偏黃紅時，若黃紅加深或黃紅的其中一色變深，代表氣色太過，通常為實證或邪氣強盛所致。
氣色不及	與氣色太過相反，即面色變淺。如主色黃紅變淺或是黃紅的其中一色變淺，則代表氣色不及，通常為虛證或正氣不足所致。
一色獨顯	意即主色中的某一色消失，只留另一種顏色在臉上，且非常明顯、突兀。如主色為黃紅，但只剩其中一種顏色在臉上且明顯。但若本身只有一種主色者例外。

病色特徵	異常狀況
特色顯現	若正常臉色偏黃紅時，突然出現如青、白、黑等明顯的特殊顏色，即為特色顯現。
色不應時	中醫認為，面色會隨季節出現相應變化，如春季略青、夏季略紅、秋季略白、冬季略黑，以上皆屬正常客色。但若出現違背常規的色澤，即為病色表現。
色不應位	正常人因臉頰微血管分布豐富，所以較為紅潤；而黃色應在五官部位顯現；若此二色明顯出現在不該外現的部位即為病色。

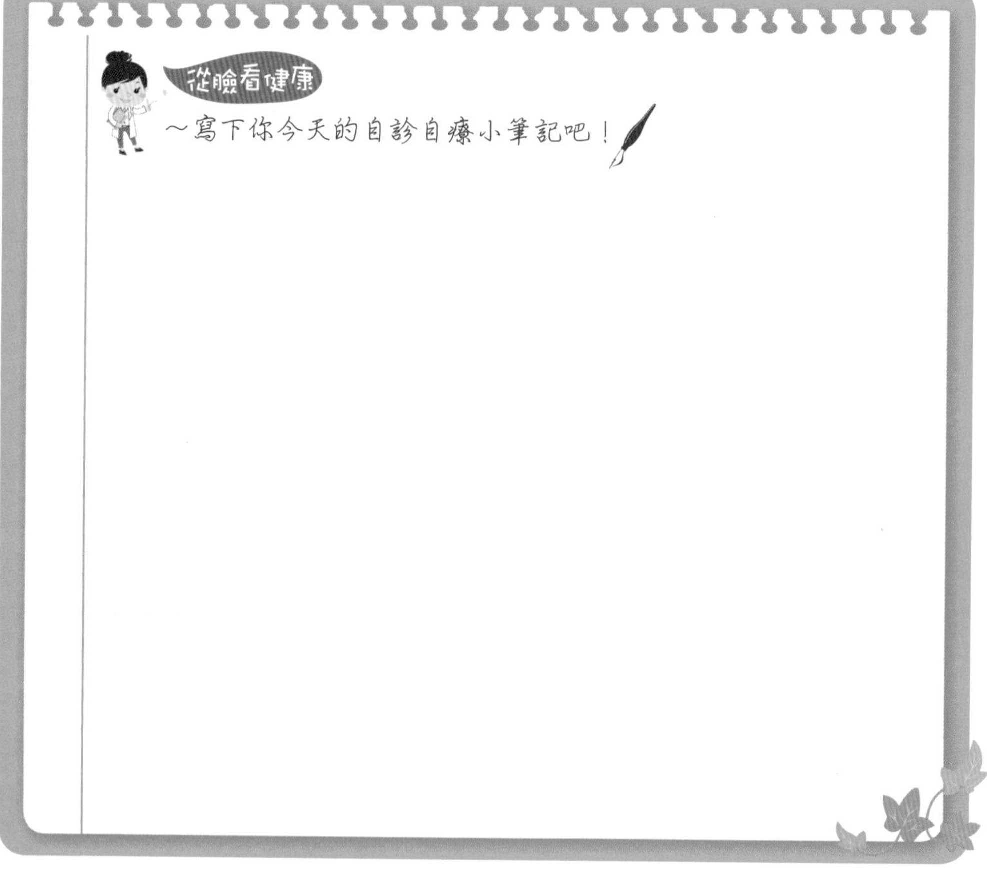

06 面容辨病：望色的方法

大凡望診，先分部位，後觀氣色，欲識五色之精微，當知十法之綱領。——《望診遵經 ‧ 相氣十法提綱》

所謂望色的方法，是指望色時要注意分辨浮沉、清濁、微甚、散摶、澤夭等。《望診遵經 ‧ 相氣十法提綱》中提到：「大凡望診，先分部位，後觀氣色，欲識五色之精微，當知十法之綱領。」可見掌握望診方法，便能有效辨別面色，以更清楚疾病的臨床表徵、好轉，抑或衰敗及實虛等。

面色浮沉

「浮」指色顯於皮膚之間，主病在表、在腑；「沉」是色隱於皮膚之內，主病在裡、在臟。

「初浮後沉」，是指病自表入裡；「初沉後浮」，則是病由裡出表。

面色清濁

「清」指面色清而明，其色舒，主病在陽；「濁」指面色濁而暗，其色慘，主病在陰。自清而濁，代表陽病轉陰，其病加重；自濁而清，則是指陰病轉陽，即病情好轉。

面色微甚

「微」指微者不及，代表顏色淺淡，主正氣虛；「甚」則指甚者太過，顏色深濃，主邪氣盛。自微而甚，則代表病體先虛而後實；自甚而微，則是指病體先實而後虛。

面色散摶

「散」，為疏離，其色開，主病近將解；「摶」，為壅滯，其色閉，主病久漸聚。

先摶後散，指病雖久但即將消解；先散後摶，則指即將發病且阻滯漸聚。

面色澤夭

「潤」指氣色潤澤，主生；「夭」指氣色枯槁，主死。

將夭而漸澤，是精神漸佳，病有轉機者；先澤而漸夭，是血氣益衰，病情加重或將死者。

由此可知，望色的方法是辨其色之氣。因氣乃色之變化，故可從人的整體辨表裡、陰陽、虛實、久近、成敗，此為望色的臨床應用。但仍須將望色的方法與五色合參，才能賦予色診權威性。例如，色赤主熱；赤而微，為虛熱；赤而甚，為實熱；微赤而浮是虛熱在表；微赤而沉是虛熱在裡。以此類推，再搭配清濁、摶散、澤夭合參，以更準確掌握病症情勢。

正如《望診遵經 · 五色十法合參》中所說：「病情深奧，望法精微，間有隱於此而顯於彼者，其病蓋又有遁情焉。」因此望其面色的深層變化，不僅可推斷病性、病位、病勢、病機，更能推測疾病的傳變和治癒效果。

面色的善惡

在正常情況下，面色明潤、含蓄者為善色，表示臟腑並未大傷，神氣仍旺，癒後效果良好。

但若面色晦暗、暴露者則為惡色，說明五臟之中有一臟敗壞，或胃氣已傷，精氣大虧致使神氣已衰，治癒效果不佳。

五色	常色	善色	惡色
青	以縞裹紺	青欲如蒼璧之澤，意即像翠羽般青翠透亮。	枯草般的青色但卻沒有光澤。
赤	以縞裹朱	赤欲如白帛裹朱，意即像雞冠般的顏色自然透紅。	衃（赤黑色的瘀血）、赭般的鮮紅。
黃	以縞裹栝樓實	黃欲如羅裹雄黃，意即像蟹腹般潤澤鮮黃且光亮。	枳實（枳木未成熟的果實）、黃土般的暗黃。
白	以縞裹紅	白欲如白璧之澤，意即像鵝羽般帶點油脂滋潤之感。	枯骨、堊（指白色的土）、鹽般的死白。
黑	以縞裹紫	黑欲如重漆色，意即像烏鴉羽毛般油黑發亮。	炱（指煙氣凝結而成的黑灰）、地蒼、炭般的烏黑。

面色的清濁與主病

健康者的面色清明潤澤，患病者的面色則晦暗、汙濁。故面色由清明轉為晦暗，代表原本健康的人患病；而面色由晦暗轉為清明，則代表病情正在減輕；而由滯轉輕者，代表瘀血或阻滯正在消散。以下解說此三種面色對病情變化的意義。

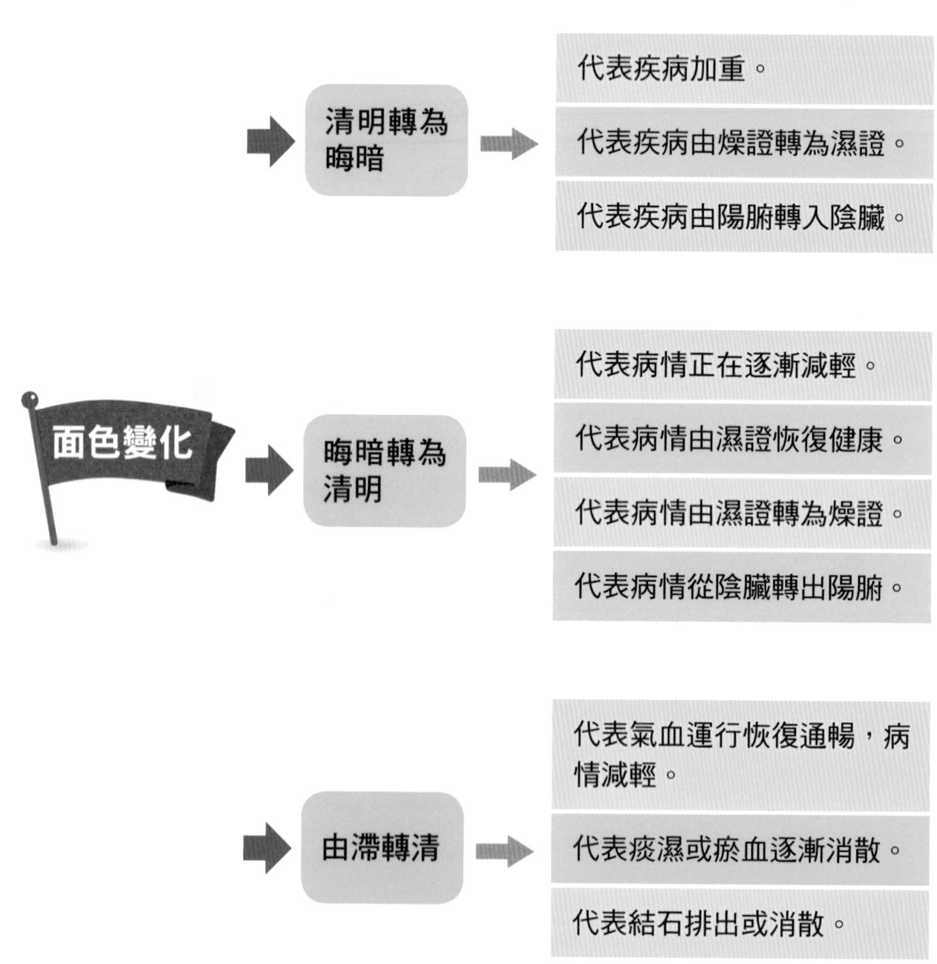

面色變化
清明轉為晦暗
代表疾病加重。
代表疾病由燥證轉為濕證。
代表疾病由陽腑轉入陰臟。
晦暗轉為清明
代表病情正在逐漸減輕。
代表病情由濕證恢復健康。
代表病情由濕證轉為燥證。
代表病情從陰臟轉出陽腑。
由滯轉清
代表氣血運行恢復通暢，病情減輕。
代表痰濕或瘀血逐漸消散。
代表結石排出或消散。

07 面診注意事項：天時、地利、人和

望色還須氣息勻，更待伊芳人心志定，聆音察理論精神。扶持當緩緩，言語莫頻頻，坐臥情和洽，寒溫服適均。——《望診遵經》

一般來說，面色的變化非常輕微，若想準確分析面色異狀，必須配合「天時、地利、人和」等客觀條件觀察，才能準確判斷身體臟腑的健康情況，以避免得出有失偏頗的結論。

天時：時間最好選擇在早晨

進行面診時，應選擇早晨時段，因人在早上起床後，還未經過內部情緒變化和外部活動等因素影響，故此時陰氣未動，陽氣未散，氣血未亂，面色當然最為自然。所以，在早晨觀察臉色，便能從面部的外顯情形推測自己是否染患疾病。

地利之一：光線應為間接日光

從古至今的面部診斷，就有「燈下不看色，看色必出錯」的告誡諺語。故中醫在進行面部色診時，應在間接日光的條件下望色，不能讓面部直接曝露在太陽底下，而應以柔和的光線觀察才能準確查診面色。例如在透光性較好的房間進行面診，是最為適宜的處所。

若是在燈光下進行，則很容易使面部出現色差而誤診，例如白熾燈、日光燈和燭光都會使面色偏黃。因此，必須避免使用非自然、有色光線，或光線過弱、過強來觀望面色，甚至周圍環境色彩反光過度時，也不宜進行面診。

地利之二：排除影響面診的環境因素

面部氣色亦受外部環境的影響而發生改變。例如酷熱、嚴寒容易使人面黑，室內工作者則通常膚色偏白。另外，清代周學海所著之《形色外診簡摩》認為，經常日晒、風吹、雨淋、使用各種含色素或非天然食品以及化妝品者，都會影響肌膚的顏色而造成面色假象，使臉部無法真正反映內臟狀況。因此在就診時，務必考慮這些因素，最好請病人卸妝後再面診。

而周學海亦強調：「相法，必須天明初起，未盥未食之時。」由此可知，面診的最佳時機應在人們剛起床時。因尚未化妝，肌膚也未被油脂影響而改變顏色，故此時進行面診，其準確度較高。

人和：排除影響面診的心理因素

中醫古書《望診遵經》云：「望色還須氣息勻。」當人們處於憤怒、悲傷、狂喜等情緒之中，面色會表現出不同於平時的顏色，如憤怒時臉色漲紅等。所以，在對病人進行面診前，必須使其身心寧靜，盡量避免因心理因素而使臉部色澤產生變化。

由上述四點注意事項可知，面診應當配合「天時、地利與人和」，方能進行準確診斷。

意即配合「天時」，選擇早晨剛起床的時間，在臉部未受其他內在與外在因素而出現變化時診斷。

配合「地利」，在有間接日光的地方並排除外部環境的影響以進行觀察，使臉部不會因燈光與環境而產生面色的誤判。

搭配「人和」，使被觀察者保持平和心情，勿過喜怒、過憂慮而使面色出現變化以致產生誤診。當掌握這三項要點時，面診的精髓才能應用得當。

面診注意事項

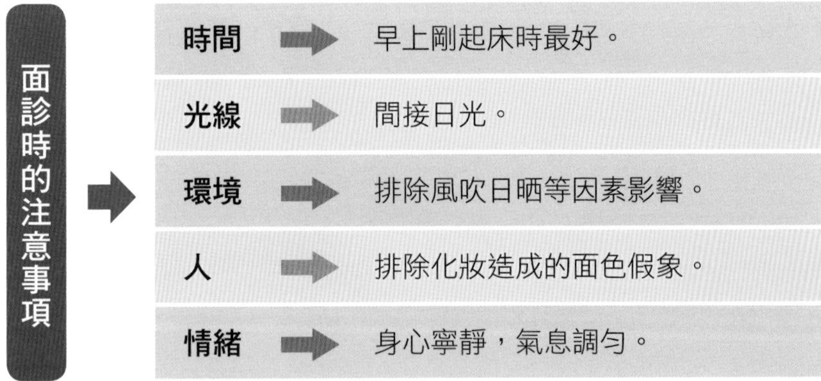

面診時的注意事項
時間
早上剛起床時最好。
光線
間接日光。
環境
排除風吹日晒等因素影響。
人
排除化妝造成的面色假象。
情緒
身心寧靜，氣息調勻。

面色與季節相應

人體臟腑與面部相應，而五臟又對應至不同季節，故面色會隨著季節的變化而略顯不同。

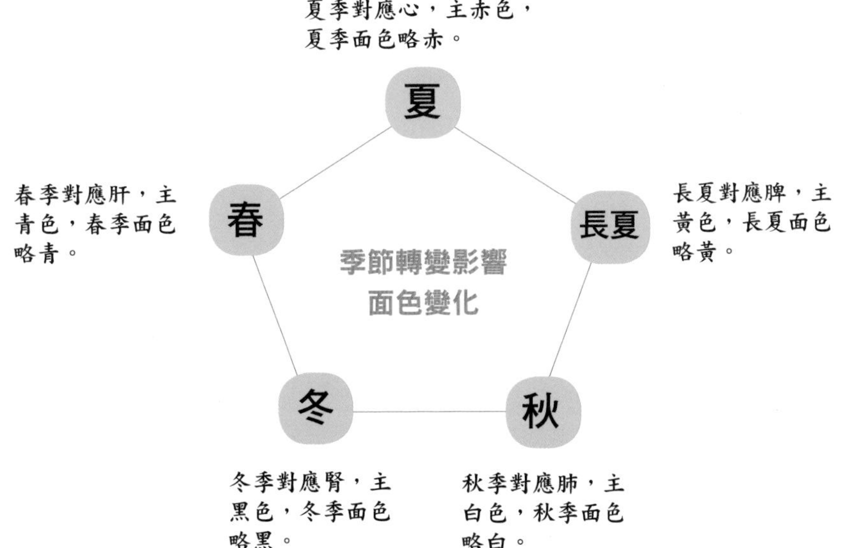

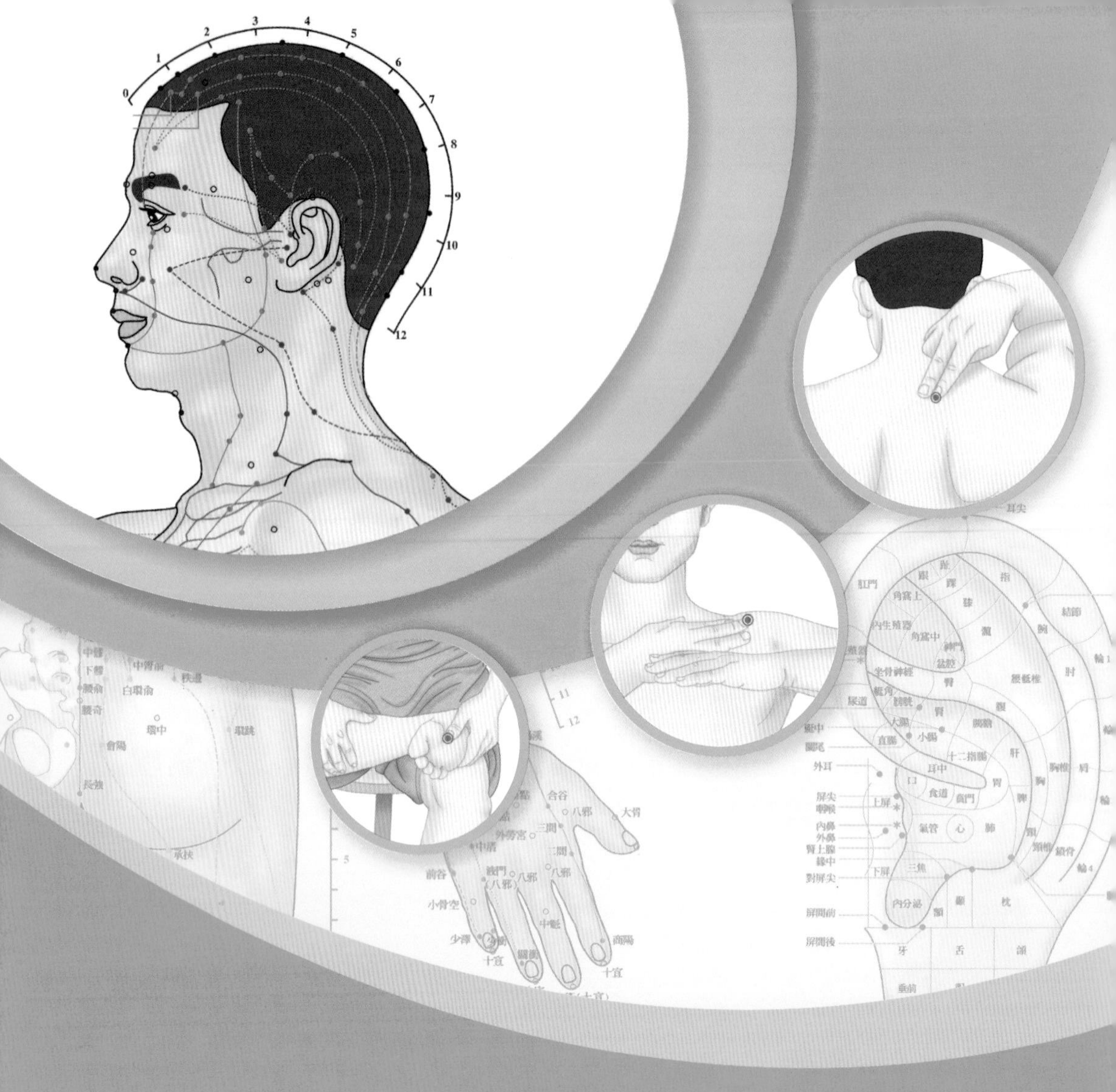

「望面診病」是形、神、色的綜合判斷，透過「形」可以了解人體經脈氣血的盛衰變化，透過「神」可以預測身體的健康程度和疾病的癒後狀況，透過「色」可以了解五臟六腑的內在變化。所以面診時，須結合此三種觀察結果，方能做出準確判斷。

CHAPTER 2

面部的形、神、色

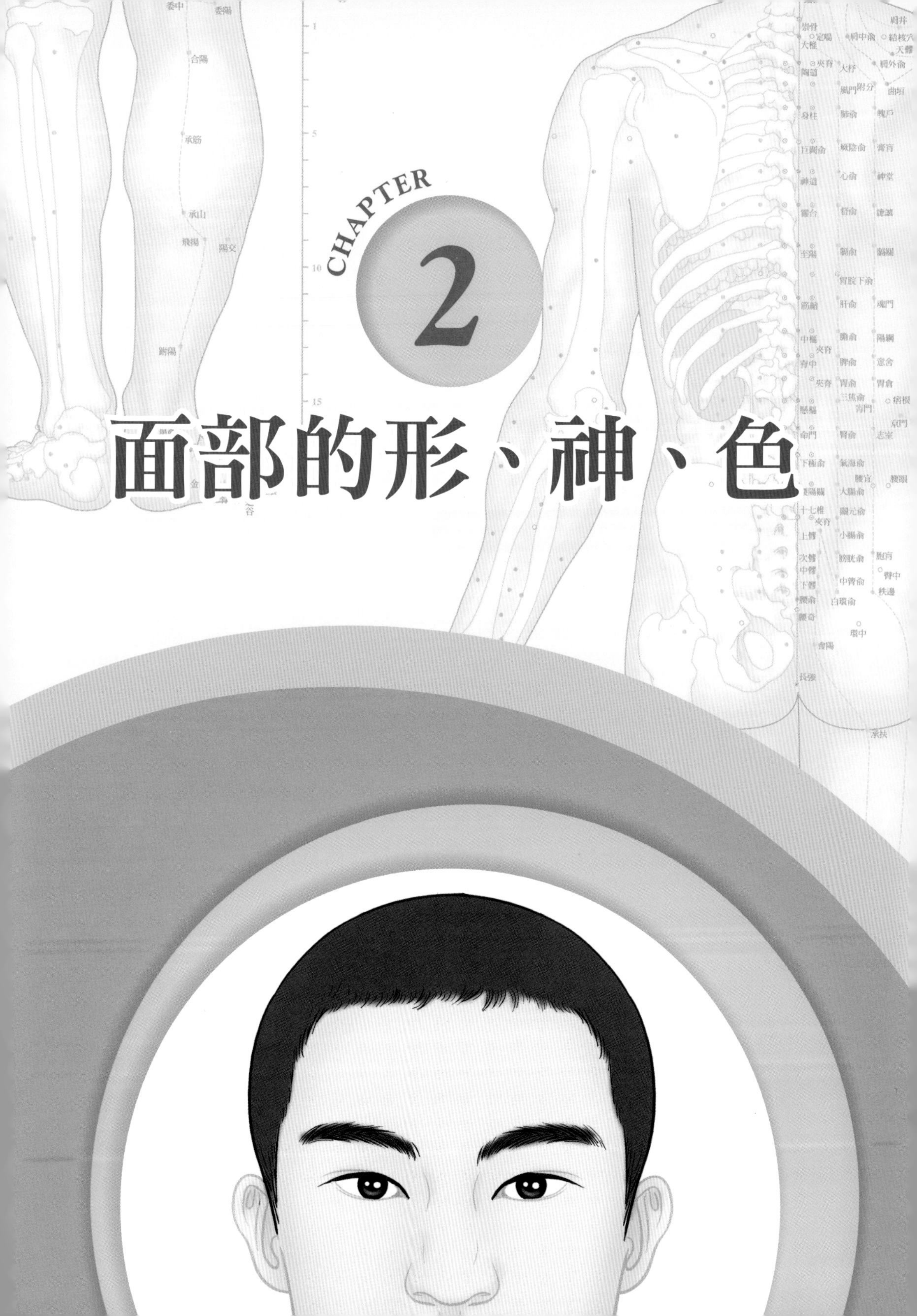

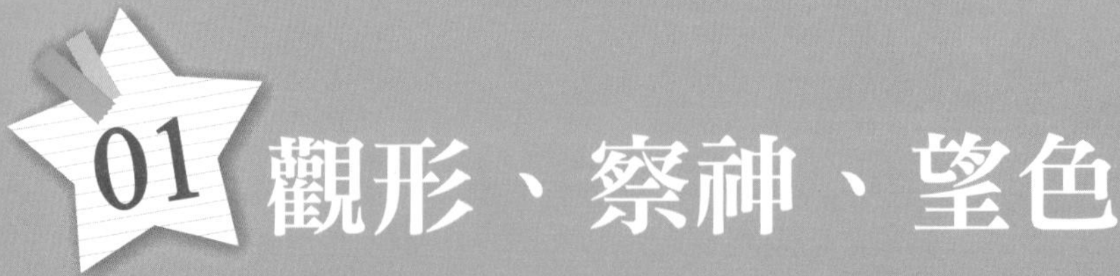

01 觀形、察神、望色

五色微診，可以目察。——《素問 · 五臟生成》

觀察面部應將形、神、色三者結合觀察，若偏廢任何一方便無法確保面診的準確性，以下將介紹此三者對人體健康的影響。

形，是經氣盛衰的外在表現

從很久以前，中國醫學家就已經了解到人的臉型、體型、氣質、性格與時令及其五臟六腑皆具有相互影響的關聯性。所謂「望形態」就是透過觀察面部表情、神態、臉型等，以診斷體內各臟腑健康狀態與否的重要資訊。

而一個人的「形」，亦可作為判斷經脈氣血盛衰的依據。甚至，《黃帝內經》進一步以木、火、土、金、水的五行概念，將人分為五形，此五種人的面部表情、形態、體質，甚至是個性等都有其專屬特點，故人們可依特徵找出自己的五形特質，進行正確且合宜的養生方法。

神，是生命活動的象徵

「神」是生命活動的總稱，而面部神態是觀察人體生命活動的外在表現，即人的精神和身體機能的狀態等。在《黃帝內經》中的《靈樞 · 天年》篇章，黃帝曾問：「何者為神？」歧伯回答：「血氣已和，營衛已通，五臟已成，神氣舍心，魂魄畢具，乃成為人。」意即「神氣」是胎指兒在母體中發育的時候，當氣血調和、營氣與衛氣暢通且五臟有形時所生成的。之後再進一步產生魂魄，最終構成一個健全的人體。所以，「有神」是生命存在的證明；「神去」則是生命結束的象徵。

「神」既然是人之主宰，必然表現於全身。「神」往往透過目光、面色、表情、言談舉止、感覺反應、聲息體態、舌象、脈象等顯現於外，其中又以目光表現最為明顯。例如，中醫認為眼白色濁、黑眼珠色滯且眼神呆滯者，疾病難治。故透過「觀神」不僅能了解一個人臟腑精氣的盛衰，還能預測病情輕重與後期的康復效果等。

色，是五臟功能的外顯

古人將面色與五行相對應，並分為五色：青（木）、紅（火）、黃（土）、白（金）、黑（水）。之後，又進一步將面部與人體五臟六腑結合，透過面色變化診察身體的健康程度、預測疾病的變化趨勢，發展為「五色診法」。

《素問 · 五臟生成》提到：「五色微診，可以目察。」由此可知，「五色診法」早在《黃帝內經》時代就已構成。《素問 · 痿論》：「肺熱者色白，心熱者色赤，肝熱者色蒼，脾熱者色黃，腎熱者色黑。」說明透過面色異狀可判別五臟的健康變化。而後世醫家多將「色診」與「脈診」結合起來診斷疾病，尤其望色時除了掌握面色外，還要將面色的色調、色澤與色位（指顏色出現的部位）列入診病依據，方能做出更準確的判斷。

面診流程圖

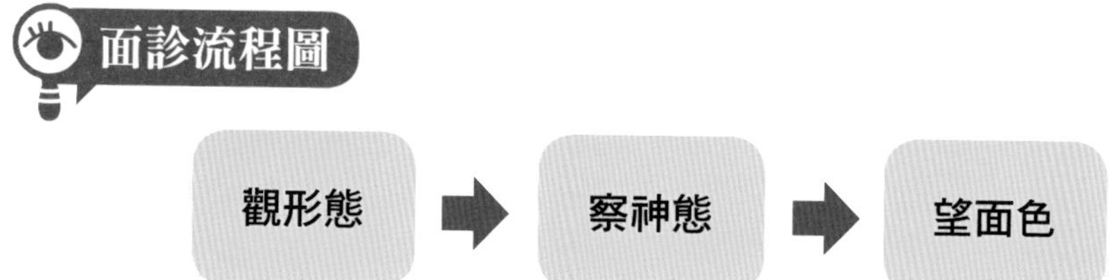

「望面診病」是形、神、色的綜合判斷，透過「形」可以了解人體經脈氣血的盛衰變化，透過「神」可以預測身體的健康程度和疾病

的癒後狀況，透過「色」可以了解五臟六腑的內在變化。所以面診時，須結合此三種的觀察結果，方能做出準確判斷。

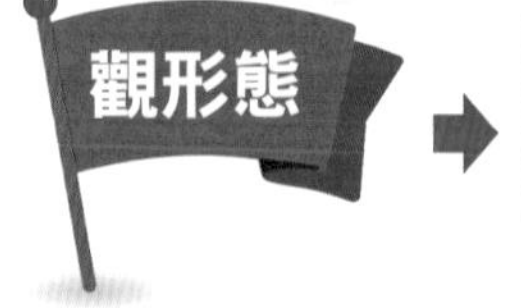

面色青，頭小，臉修長，兩肩較寬，小手足
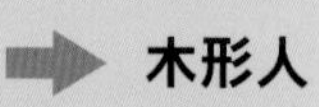

面色赤，臉部上尖中寬，身體圓胖，肩頭圓，行動快速
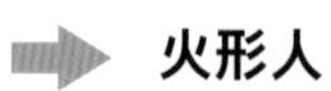

面色黃，圓面，頭大，肩背、唇、手背較厚，腹部圓滾，行動沉穩
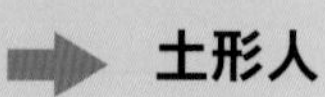

面色白，方面，顴骨高，肩背瘦小，身高較矮，行動敏捷
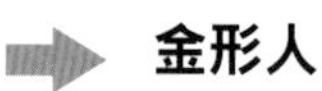

面色黑，臉、五官及手皆圓肥，眉彎眼大，頭大，面頰寬廣，大腹
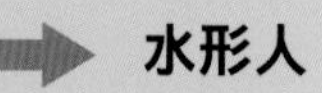

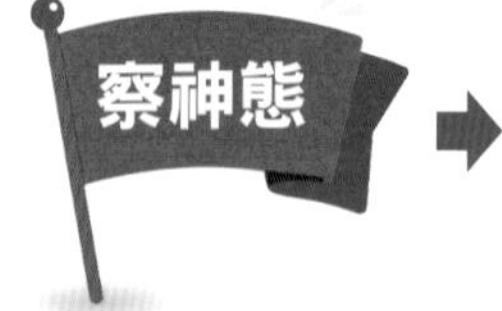

面色榮潤含蓄，表情豐富自然；目光明亮，反應靈敏，體態自如；呼吸平穩
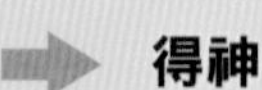

精神不振，健忘困倦，聲低懶言，怠惰乏力，動作遲緩
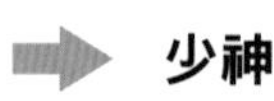

精神萎靡，神情呆滯，面色晦暗，表情淡漠，反應遲鈍，呼吸氣微或喘；形體消瘦
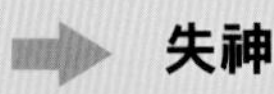

重病之人本已失神，但突然精神轉佳，目光轉亮，言語不休或突然聲音宏亮；或原本面色晦暗、突然顴赤如妝等 → **假神**

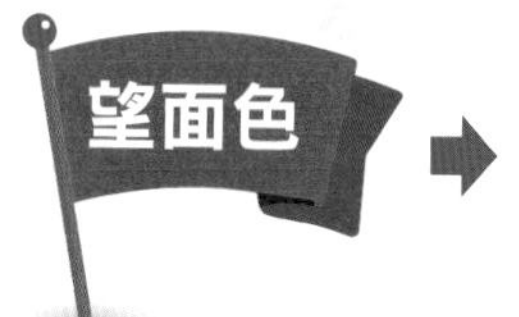

望面色		
面色白：包括面色淡白、面白無光、面色蒼白、面色灰白等	➡	主寒、主虛
面色紅：包括面色邊緣紅、滿面通紅、兩顴紅赤、面色白而兩顴泛紅如妝等	➡	主熱
面色青：包括面色青白、面色青灰、面色青紫等	➡	主寒、主痛、主風、主肝病
面色黃：包括黃色鮮明、面色萎黃、黃色晦暗、面色淡黃等	➡	主熱、主濕、主虛
面色黑：包括面色黧黑、面色青黑、面色灰黑等	➡	主寒、主痛、主虛

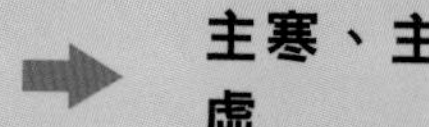
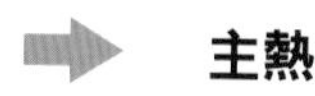

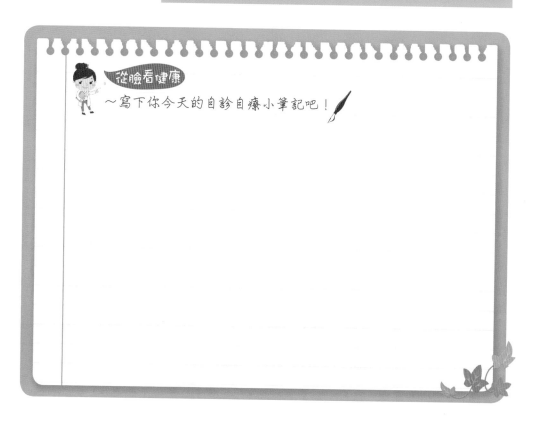

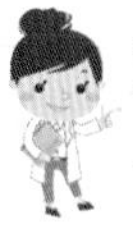

從臉看健康

～寫下你今天的自診自療小筆記吧！

02 木形人：肝經氣血旺盛

木形之人，為人蒼色，小頭，長面，大肩背，直身，小手足。
——《靈樞 ‧ 陰陽二十五人 ‧ 第六十四》

《靈樞 ‧ 陰陽二十五人 ‧ 第六十四》記載：「木形之人，比於上角，似於蒼帝。其為人蒼色，小頭，長面，大肩背，直身，小手足，好有才，勞心，少力，多憂勞於事。能春夏不能秋冬，感而生病。足厥陰，佗佗然（雍然自得的樣子，此指足厥陰肝經的氣血旺盛）。」

由此可知，木形人屬於足厥陰肝經。足厥陰肝經氣血旺盛，是稟受木氣最全之人。木形人有才智，好用心機；此外，因體力不強故對時令的適應為：能耐受春夏卻不能耐秋冬，所以秋冬時節易感外邪而致病。

易患疾病

木形人應注意肝與膽，其次是筋骨和四肢。但如果身體營養失衡，則較容易患肝、膽、頭、頸、四肢、關節、筋脈、眼、神經與月經失調等疾病。

養生原則

肝在五行中屬木，所以木形人體質偏肝鬱氣滯，應留意肝與膽等器官，其次是筋骨和四肢。多具有肝、膽及神經系統的潛在易感性，故應多加注意及保養。

「木形人」的養生重點在於理陰助陽，應著重調理心、肝。經常加班、熬夜等工作者首要維護肝臟，且過怒也會傷肝。因此，木形人的女性應保持樂觀、平和的心情，平時可多吃舒肝活血的食物。

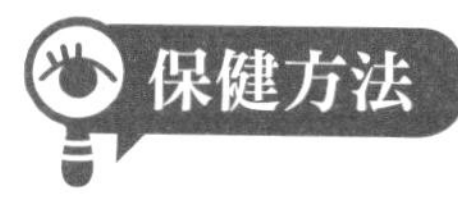

保健方法

外在身心調養

由於木形人的性格較內向，容易心情抑鬱，故應讓自己隨時保持樂觀豁達的心態，避免過怒、憂愁，以免損害肝的疏通功能。此外，應維持正常的生活作息，並保持心情平和、思想開闊，多多參加社交活動，以維持輕鬆、開朗的心境。而在名利上，也不應過度計較得失，懂得知足常樂。

內在飲食調補

盡量食用舒肝理氣的食物，例如蘿蔔、胡蘿蔔、白菜、大蒜、菊花茶、柳丁、木瓜、橘皮、韭菜、山楂、豬腳等，而寒涼、油膩、黏滯的食物則應盡量少吃。

從臉看健康

～寫下你今天的自診自療小筆記吧！

木形人特徵

「蒼色，小頭，長面，大肩背，直身，小手足」是《黃帝內經》對木形人外表的描述。從形態上來看，木形人最明顯的面部特徵是頭小、臉型長、五官修長等。

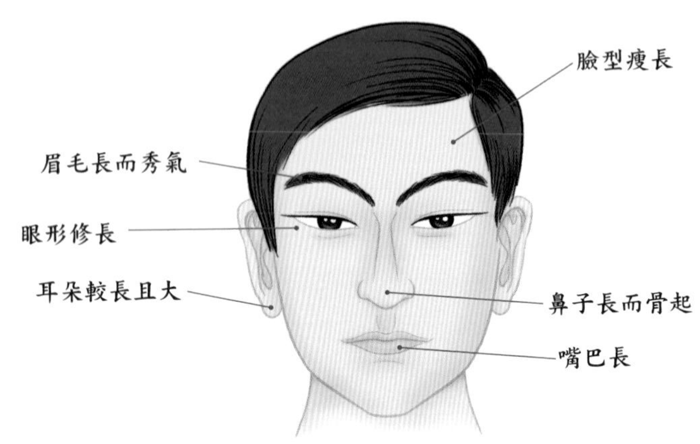

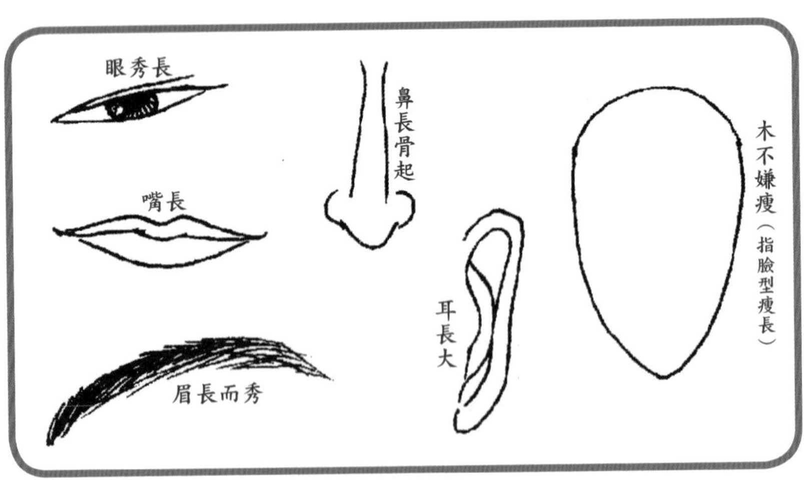

03 火形人：心經氣血旺盛

火形之人，比於上徵，似於赤帝。其為人赤色，廣䏖，銳面小頭，好肩背髀腹，小手足。——《靈樞・陰陽二十五人》

《靈樞・陰陽二十五人・第六十四》中記載：「火形之人，比於上徵，似於赤帝。其為人赤色，廣䏖（音一ㄣ丶），銳面小頭，好肩背髀腹，小手足，行安地，疾心，行搖，肩背肉滿。有氣輕財，小信，多慮，見事明，好顏，急心，不壽暴死。能春夏不能秋冬，秋冬感而病生。手少陰，核核然（核為竅、空之意，意即手少陰心經之火氣上越而空虛之狀）。」

由此可知，火形人屬於手少陰心經，屬火，其氣盛之人為火形。外表方面，膚紅、齒根寬廣、顏面瘦小、頭小、容顏姣好、肩背腰腹與大腿各部發育勻稱、行路步履穩健。

性格方面，火形人有氣魄且不重錢財，雖然信用不是很好，但觀察事物清楚透徹；但是，由於心性急躁，故多不長壽且容易暴斃。而他們對於時令的適應為：大多能耐受春夏的溫熱，卻不能耐秋冬的寒涼，故秋冬之季容易生病。

易患疾病

火形人首要留意心臟與小腸，其次是血脈及整個循環系統。如果身體營養失衡，容易心慌失眠、關節痠痛、水腫。疾病方面則要留意心臟病、腦出血、皮膚病等。

養生原則

火形人因五行屬火，體質偏心陰虛火旺，易患熱病，主要表現為口渴、心煩失眠等徵兆，具有血症及暴斃的潛在危險，應多加留意如冠心病、腦溢血、動脈硬化等疾病。

此外，火形體質者最重要的是養心，除了多吃蓮子、苦瓜等降火氣食物外，由於火形人體內陽氣旺盛，其調養的關鍵應以滋陰抑陽為主。根據五行相克原理，調養心腎，能以水濟火，因腎水制心火，故冬季補養腎氣能達到預防之效。

保健方法

外在身心調養

體質偏心陰虛的火形人，因火擾心神之故，容易出現性情急躁、心煩易怒的情形，故應充實內在，養成冷靜、沉著的習慣。由於體質陰虛，故火形人討厭暑熱喜歡寒冷，建議春夏季可至山區、海邊旅遊避暑，放鬆容易煩怒的情緒。

內在飲食調補

根據五行養心原則，以赤色食物最可保陰潛陽，且應以清淡為主，如糯米、芝麻、乳品、豆腐、魚、蜂蜜、蔬菜水果等皆是，應少吃辛辣燥烈之品。

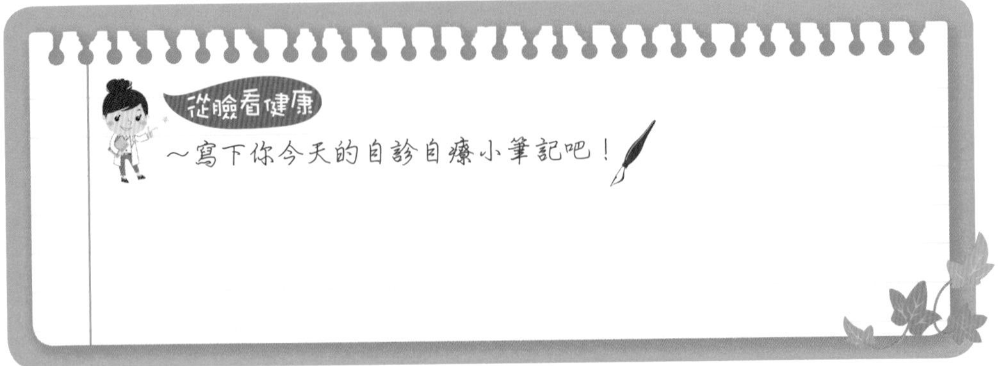

火形人特徵

「赤色，銳面小頭，好肩背髀腹，小手足」是《黃帝內經》對火形人外表的描述。從形態上來看，火形人最明顯的面部特徵是膚紅、頭小、五官尖等。

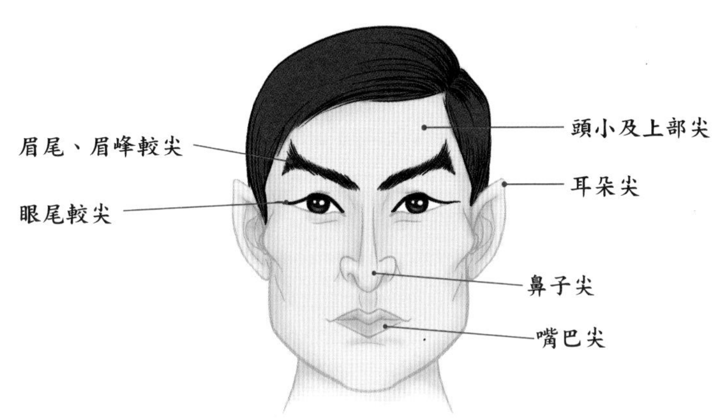

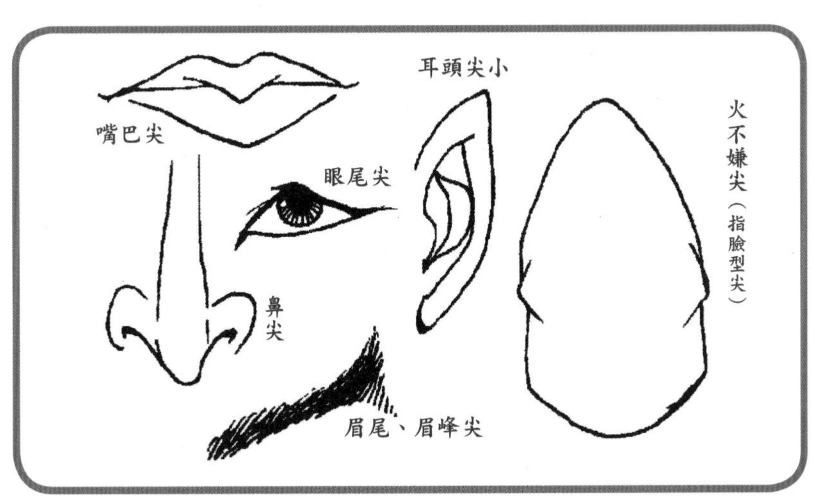

04 土形人：脾經氣血旺盛

土形之人，比於上宮，似於上古黃帝。其為人黃色，圓面，大頭，美肩背，大腹，美股脛，小手足，多肉。——《靈樞・第六十四》

《靈樞・陰陽二十五人・第六十四》中記載：「土形之人，比於上宮，似於上古黃帝。其為人黃色，圓面，大頭，美肩背，大腹，美股脛，小手足，多肉，上下相稱，行安地，舉足浮，安心，好利人，不喜權勢，善附人也。能秋冬不能春夏，春夏感而病生，足太陰，敦敦然（指誠懇而忠厚的樣子。意即土形人因承受土氣，故性格誠懇而敦厚）。」

由此可知，土形人屬於足太陰脾經，屬土，色黃。由於此種人的足太陰脾經旺盛，故為承受土氣最全之人。其外表特點為皮膚色黃、大頭圓臉、肩背部豐厚且健美、腰腹寬大、肌肉厚實、步履穩健且著地無聲、行走時舉足不高。

性格方面，土形人寬厚樸實，冷靜沉著，淡泊名利，善於與人和睦相處。而他們對於時令的適應為：大多數能耐受秋冬，而不能耐於春夏，故春夏溫熱季節易生病。

易患疾病

土形人首要留意脾胃，其次是腸及整個消化系統。如果身體營養失衡，容易出現如腹痛、腹脹、腹瀉、便祕等腸胃道消化系統疾病，有時也會有口舌潰瘍、肌肉無力等不適。

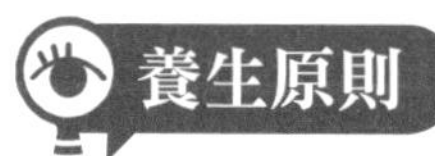

養生原則

由於土形人屬於足太陰脾經，且脾屬土，故土形人的脾胃容易虛弱，易患脾胃消化方面的疾病。土形體質者的養生重點在於陰陽並重，形神兼養，飲食規律且正常，唯有當脾胃調理健康時，人體氣血才會旺盛。而在飲食方面，應多吃健脾食物，盡量避免食用寒涼、油膩等易傷脾胃陽氣之食品。

保健方法

外在身心調養

生活作息應有規律，並保持情緒穩定；進食不宜過飽，亦不能讓自己過於飢餓以免損傷消化系統的運作。

內在飲食調補

土形人應多吃如白蘿蔔、高麗菜、洋蔥、扁豆、紫菜、白果、薏仁、紅棗、山藥、糯米、牛肉、紅豆等健脾利濕的食物。而肥甘厚味的食品、飲料與酒類應少食，且每餐食量要控制，不宜過飽。

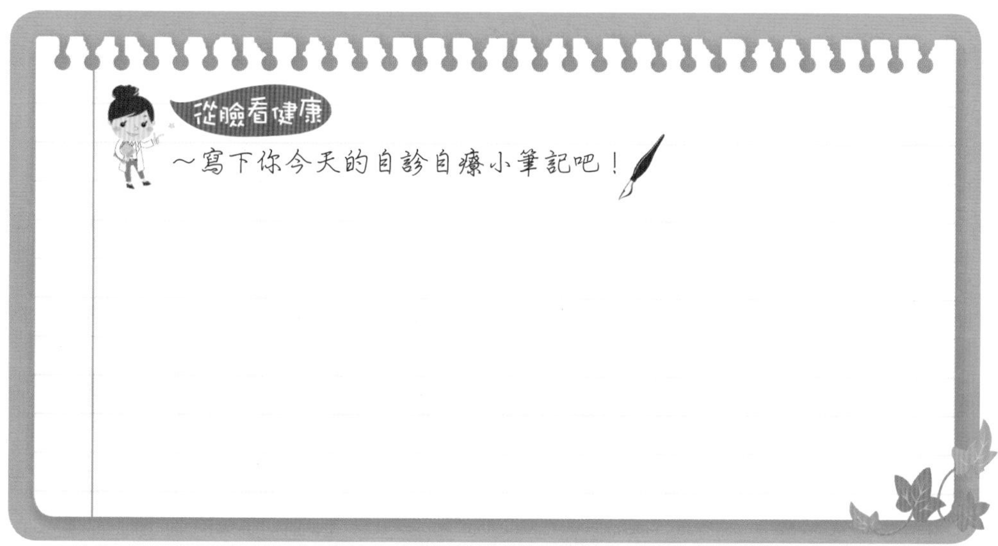

土形人特徵

「黃色，圓面，大頭，美肩背，大腹，美股脛，小手足，多肉，上下相稱」是《黃帝內經》對土形人外表的描述。從形態上來看，土形人最明顯的面部特徵是頭大、面圓、肌肉厚實等。

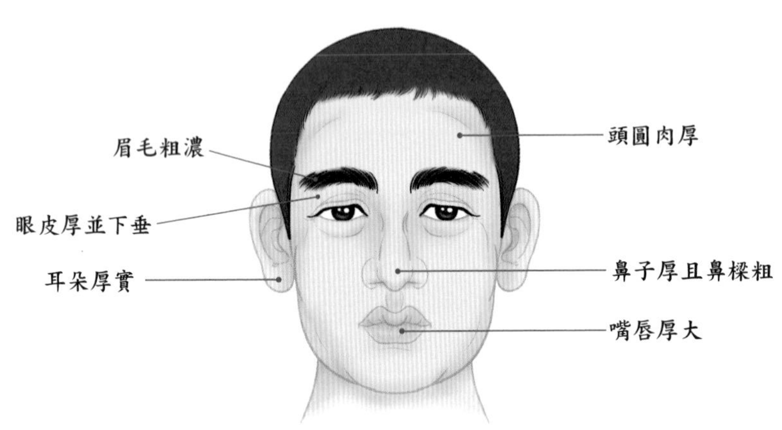

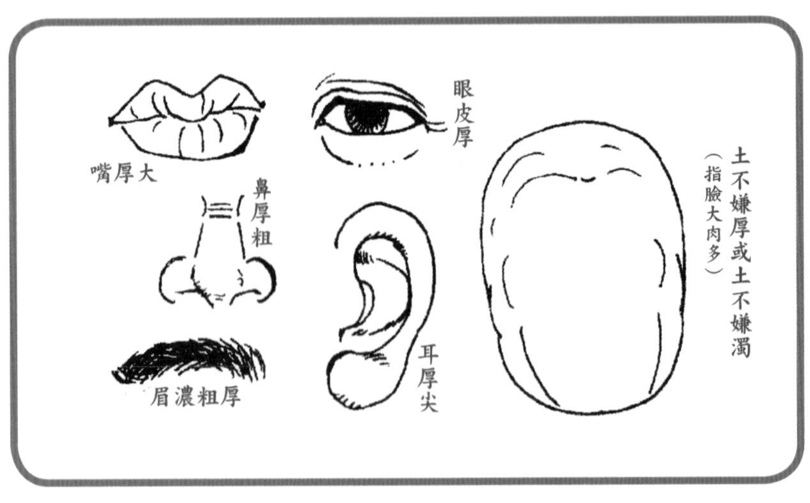

05 金形人：肺經氣血旺盛

金形之人，比於上商，似於白帝。其為人，方面，白色，小頭，小肩背，小腹，小手足。——《靈樞・陰陽二十五人》

《靈樞・陰陽二十五人・第六十四》中記載：「金形之人，比於上商，似於白帝。其為人，方面，白色，小頭，小肩背，小腹，小手足，如骨發踵外，骨輕，身清廉，急心，靜悍，善為吏。能秋冬不能春夏，春夏感而病生，手太陰，敦敦然。」

由此可知，金形人屬於手太陰肺經，屬金，是稟受金氣最全之人。其外表為臉呈方形、皮膚色白、頭小、肩背小、腹小、小手足、足跟骨頭顯露、行動較輕快。

性格方面，清廉、性急，雖沉著冷靜卻強悍，判斷力強。而他們對於時令的適應為：大多能耐受秋冬的寒涼，不能耐春夏的溫熱，故春夏易感時邪（意指在冬寒、春溫、夏暑、秋涼的時節所感染到的致病邪氣，也就是「流行性感冒」）而致病。

易患疾病

金形人首要留意肺與大腸，其次是氣管及整個呼吸系統。如果身體營養失衡，便容易出現胸痛喘悶、咳嗽氣短、咽痛聲啞、肩背酸痛、關節痛、鼻塞、便祕等現象。而疾病方面，則要留意預防氣管炎、肩骨、鼻病等。

養生原則

金形人因五行屬金，體質偏肺氣虛，容易罹患肺部與氣管方面的疾病。由於人體五臟與四季相通，且肺對應到秋季，而燥則為秋天的主氣，肺是清虛之腑，故秋燥最易傷肺；儘管金形人的陰陽相對平，但關於肺臟方面的疾病仍有易感性。另外，女性為金形體質者尤需注重肺腎的保養。

保健方法

外在身心調養

平時宜經常運動、鍛鍊體能以提高免疫力，環境應保持通風，使空氣清新，以預防呼吸系統的疾病。而秋天出生者，其肌膚易乾燥，且肺燥咳嗽明顯，故平時應多喝水，保持體內水分充足。由於悲屬金，與肺同源，若情緒過度悲傷就會損傷肺氣，因此常保心情愉快是保養肺臟的天然方法。

內在飲食調補

根據五行養肺原則，飲食以清肺潤肺、生津增液的白色食物最好，如百合、梨、蘋果、銀耳、山藥、白蘿蔔、豆腐、無花果、雞肉、鰱魚等。不僅能促進新陳代謝，增加腸胃蠕動，還可美化肌膚，使其彈性有光澤。

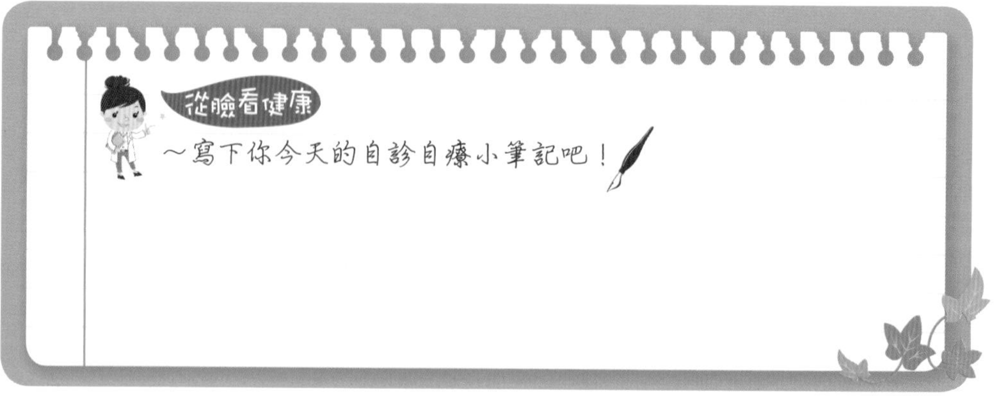

金形人特徵

「方面，白色，小頭，小肩背，小腹，小手足」是《黃帝內經》對金形人外表的描述。從形態上來看，金形人最明顯的面部特徵是面方，頭小，肩背腹小等。

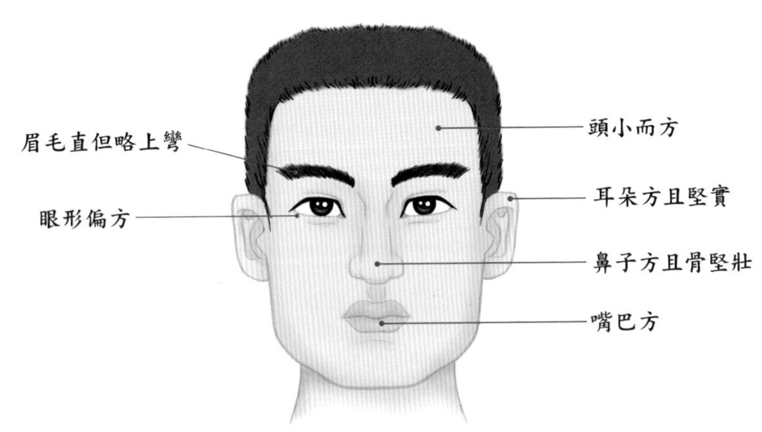

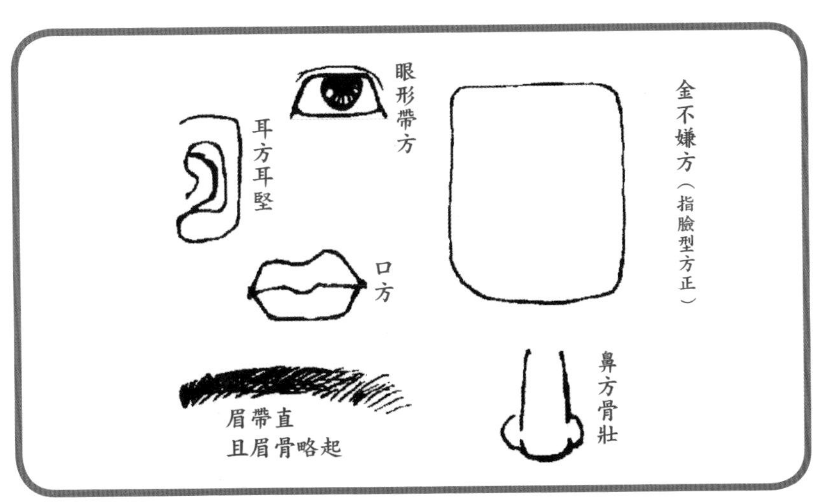

06 水形人：腎經氣血旺盛

水形之人，比於上羽，似於黑帝。其為人黑色，面不平，大頭，廉頤，小肩，大腹。——《靈樞 · 陰陽二十五人 · 第六十四》

《靈樞 · 陰陽二十五人 · 第六十四》中記載：「水形之人，比於上羽，似於黑帝。其為人黑色，面不平，大頭，廉頤，小肩，大腹，動手足，發行搖身，下尻長，背延延然，不敬畏，善欺紿人，戮死。能秋冬不能春夏，春夏感而病生，足少陰，汗汗然（可延伸為水形人的意志不堅，其行動往往是跟著別人的意向前進，較無自己的主見）。」

由此可知，水形人屬於足少陰腎經，色黑，屬水，其為稟受水氣最全之人。外型特點為皮膚色黑、面部凹凸不平、頭大、臉部較寬而肩狹小、腹部寬大、背脊至臀尾部長、走路時手足好動喜搖擺。

性格方面，古人認為水形人態度不恭敬、愛詐欺，常因此而喪命；但現今則認為水形人機智靈巧、反應靈活，但多疑善妒、心胸狹窄。其對於時令的適應為：大多能耐秋冬的寒冷，而不耐春夏的溫熱，故春夏易感邪氣而致病。

易患疾病

水形人首要留意腎與膀胱，其次是腦與泌尿系統。如果身體營養失衡，容易出現腰痛、關節痛、水腫、腹瀉、耳鳴、咽喉不適的症狀。而疾病方面，則要留意腎臟、腦髓、咽喉、生殖系統等。尤其女性更應注意各種婦科疾病。

養生原則

水形人因五行屬水，體質偏腎陽虛，尤其是冬天出生者，其體內陰盛而陽不足，故應注意陽虛陰寒及腎臟疾病的潛在易感性，如水腫、腰痛，甚至不孕症等都是水形人的易發症狀。因此，水形人養生的關鍵應以溫陽益氣為主。

保健方法

外在身心調養

腎陽不足的水形人經常出現驚恐或悲傷等負面情緒，故多聽節奏輕快、爽朗的音樂能調節情緒。另外，水形人應該擴大交友圈，盡量接觸人群以排解苦悶、暢達心胸。此外，亦可培養運動習慣，如球類或跑步都是不錯的選擇，可達到生陽去陰的功效。還有，由於水形人的季節適應能力不佳，故冬季要避寒就溫，春夏以補陽氣為主，以提升冬季的耐寒能力。

內在飲食調補

根據五行養腎原則，應以黑色食物為佳，如黑豆、黑芝麻、黑棗、香菇、烏梅、桂圓、生薑。而壯陽食物如羊肉、雞肉等應多食用，可幫助腎、膀胱代謝正常，使多餘水分不會存積體內造成水腫。

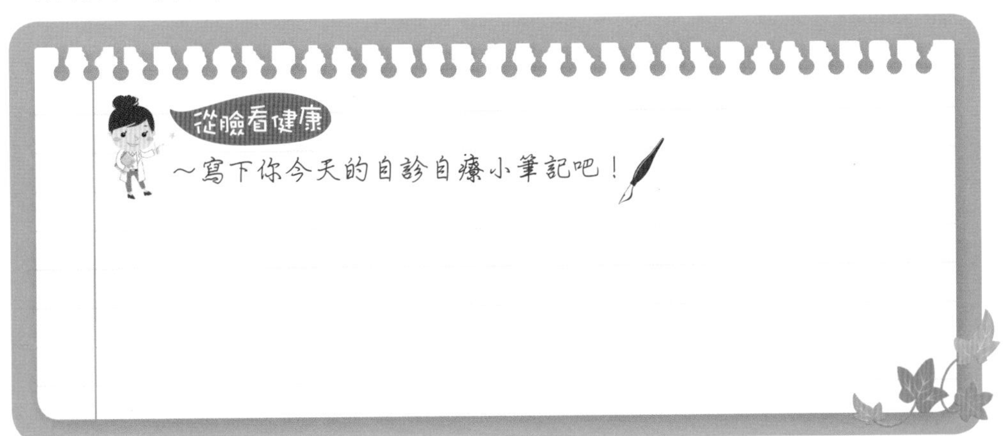

水形人特徵

「黑色，面不平，大頭，廉頤，小肩，大腹」是《黃帝內經》對水形人的描述。從形態上來看，水形人最明顯的面部特徵是頭大，五官圓而飽滿。

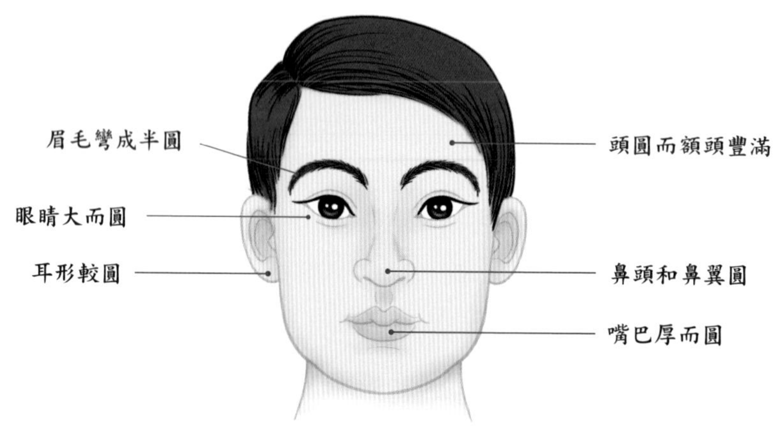

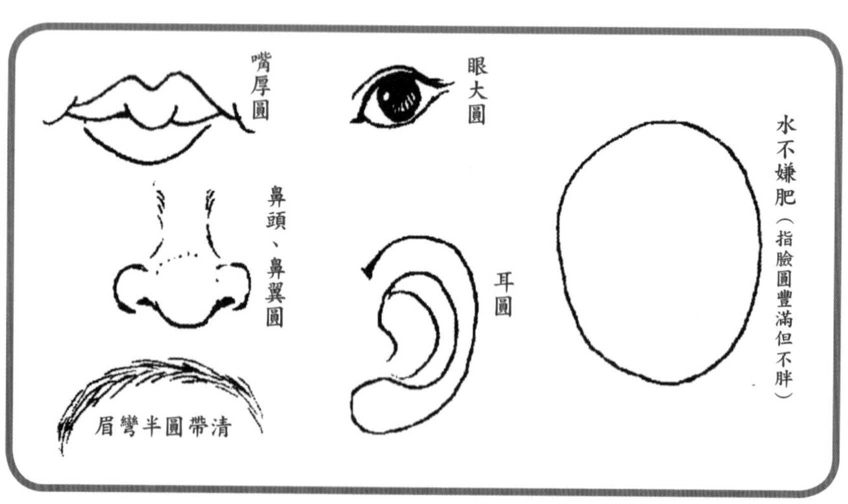

07 得神：精神氣足，癒後良好

得神者昌，失神者亡。——《黃帝內經》

「神」是以精氣為物質基礎，藉由五臟精氣的盛衰表現在人體外部。透過患者的面目表情、精神意識、形體動作、反應能力等可觀察其病情輕重與癒後效果，尤其眼神的變化是最重要的望診指標。得神者，兩目精彩；少神者，兩目乏神；失神者，兩眼晦暗；假神者，兩眼雖目光轉亮，但浮光外露。由此可知，眼神是望診的重點。

神，是五臟精氣的體現

《黃帝內經》有云：「得神者昌，失神者亡。」得神又稱「有神」，是精充氣足的神旺表現；若此人處於生病狀態，則雖病卻正氣未傷，是病情較輕的表現，且癒後良好。

得神的特徵

得神表現為：神智清楚，語言清晰，面色榮潤，目光明亮，表情豐富自然；反應靈敏，動作靈活，體態自如；呼吸平穩，肌肉強健。

由於「心主神志，其華在面」，故神清語明、面色榮潤是心之精氣充足的表現。此外，「肝開竅於目而主筋，腎藏精而主骨」，故目光明亮、反應靈活、體態自如，是肝腎精氣充足的表現。

肺主氣而司呼吸，脾主肌而司運化，故呼吸平穩、肌肉強健是肺脾精氣充足的表現。五臟精氣充沛，則體健神明，即所謂「精實則氣充，氣充則神旺，血盛則形強」的表現。

得神是健康的象徵

從中醫的角度觀察發現，「神」主宰著人的生命活動，即所謂的「得神則昌，失神則亡」。而「神」的概念有其廣義與狹義之分。

以廣義來說，「神」是人類生命現象的總結，為其生命的主宰及活動力的外在表現。以狹義來說，「神」指人的精神，即思想意識與情感活動。因此，中醫師除了問診、把脈外，亦會從患者的神情、意志來判別健康狀況，以達到正確診斷的目標。

得神的方法

得神者，其臟腑機能健全，是心理健全的代表。可透過調節心靈和改善所處環境，使其神色呈現最佳狀態，以下介紹得神的方法：

保持情緒穩定

常保心情愉快，勿過憂、過怒，才能讓人體處於平衡的狀態。

積極參加團體活動

與人交遊可拓展人際關係，消除孤獨感；亦能開拓眼界，暢達心胸。

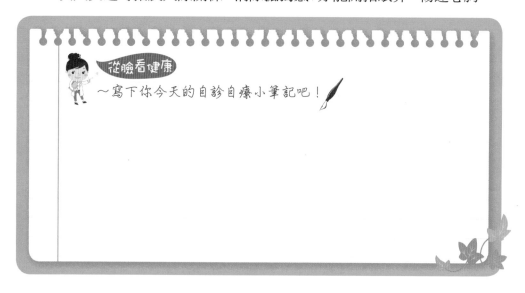

得神的面部表現

五臟精氣充足，說明人的精神氣血豐沛，故五臟精氣便會表現在面部。所以，透過觀察面部五官與神態，便可了解人的健康情形。

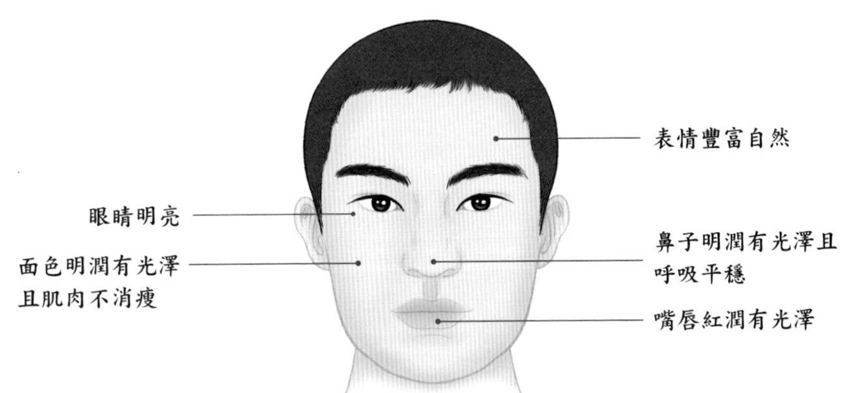
表情豐富自然
眼睛明亮
鼻子明潤有光澤且呼吸平穩
面色明潤有光澤且肌肉不消瘦
嘴唇紅潤有光澤

五官與五臟對應圖

人體五官對應五臟，可透過面部形態以推測五臟健康狀況。

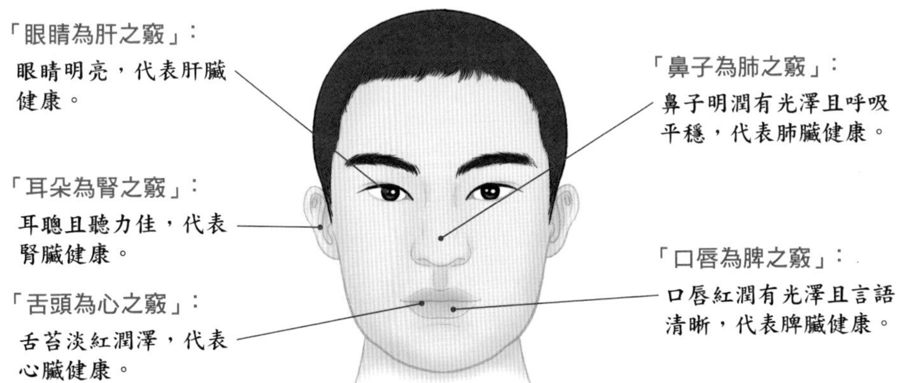
「眼睛為肝之竅」：
眼睛明亮，代表肝臟健康。
「鼻子為肺之竅」：
鼻子明潤有光澤且呼吸平穩，代表肺臟健康。
「耳朵為腎之竅」：
耳聰且聽力佳，代表腎臟健康。
「口唇為脾之竅」：
口唇紅潤有光澤且言語清晰，代表脾臟健康。
「舌頭為心之竅」：
舌苔淡紅潤澤，代表心臟健康。

08 少神：神氣不足，體質虛弱

少神為神氣不足，其表現為精神不振，健忘困倦，怠惰乏力，動作遲緩，聲低懶言，表情冷漠等。

「少神」即神氣不足，是輕度失神的表現，介於得神和失神之間，常發生在虛證患者上，故比得神和失神者更常見。少神常常是「亞健康」（指身體雖然不適，但到醫院檢查卻又沒病，因此無法開處方治療。通常與飲食及生活習慣不佳等因素有關）造成的一種表現。

少神的特徵

「少神」即為神氣不足，其表現為精神不振、健忘困倦、怠惰乏力、動作遲緩、聲低懶言、表情冷漠等。多屬心脾兩虧，或腎陽不足。常見於病情輕者、恢復期病人或體質虛者。通常出現少神，往往是疾病初期的表現，應當予以重視並前往醫院進行檢查。

此外，神志異常也是輕度失神的表現，但與精氣衰竭的失神不同，所以將其歸為「少神」一類。一般包括煩躁不安，以及癲、狂、癇等症，可由特殊病機和發病症狀區分：

煩燥不安

指心中煩熱不安、躁擾不寧等症。其中，「煩」為自覺症狀，如煩惱；「躁」為他覺症狀，如狂躁、躁動等。此與心經有火相關，可見於邪熱內鬱、痰火擾心、陰虛火旺等證。

癲病

常出現淡漠寡言、鬱鬱寡歡、恍神且自言自語，或哭笑無常等，多因痰氣鬱結而阻蔽神明所致。此外，神不守舍、心脾兩虛者，有時亦會出現此症狀。

狂病

常出現狂怒謾罵、打人毀物、少臥不飢，甚則登高而歌、棄衣而走等脫序行為。多因肝鬱化火、痰火上擾而亂神明所致。

癇病

主要表現為突然昏倒、口吐涎沫、四肢抽搐，醒後又恢復正常。多因肝風挾痰上竄而蒙蔽清竅，或屬痰火擾心，引動肝風所致。

少神即是亞健康

「少神」即指神氣不足，進而產生形神不合的狀態。通常是不注重養生，再加上身體虛弱，故導致人體處於亞健康的狀態。其表現為精神萎靡不振，認為生活和工作缺乏樂趣；目光不僅無神，且聲低懶言，常出現健忘、疲乏、動作遲緩等症狀，此為氣血精微化源不足，致使神氣失養所致。

補氣調心不少神

若想改善少神的情況，可透過飲食與維持心靈健康進行調養。如患者可多吃馬鈴薯、山藥、紅棗等補氣食物；而另一方面，則要常保積極樂觀的健康心態，莫讓負面情緒傷神，導致身體臟腑受損。

少神的面部表現

少神即神氣欠佳，是五臟虛弱的表現；經常出現精神不振、倦怠乏力，或煩躁不安、情緒暴躁等現象。常發生在虛證患者身上，且是出於病情輕者的一種「亞健康」表現。若有「失神」情形產生，應注意是否為疾病的初發徵兆，以掌握早期治療的先機。

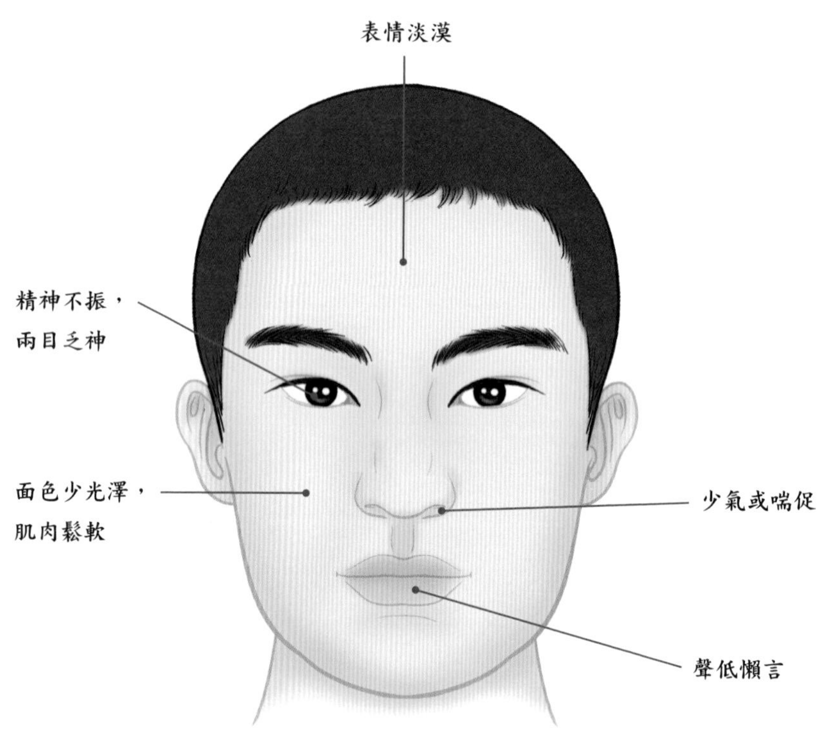

亞健康的狀態與調養

工作壓力、環境汙染與飲食不節等不良習慣產生越來越多的亞健康人，進而造成生活和工作上的困擾。但透過飲食的改善，從內調養臟腑，將比「病即投藥」更能達到養生之效。以下根據不同的亞健康狀況，列出其推薦飲食。

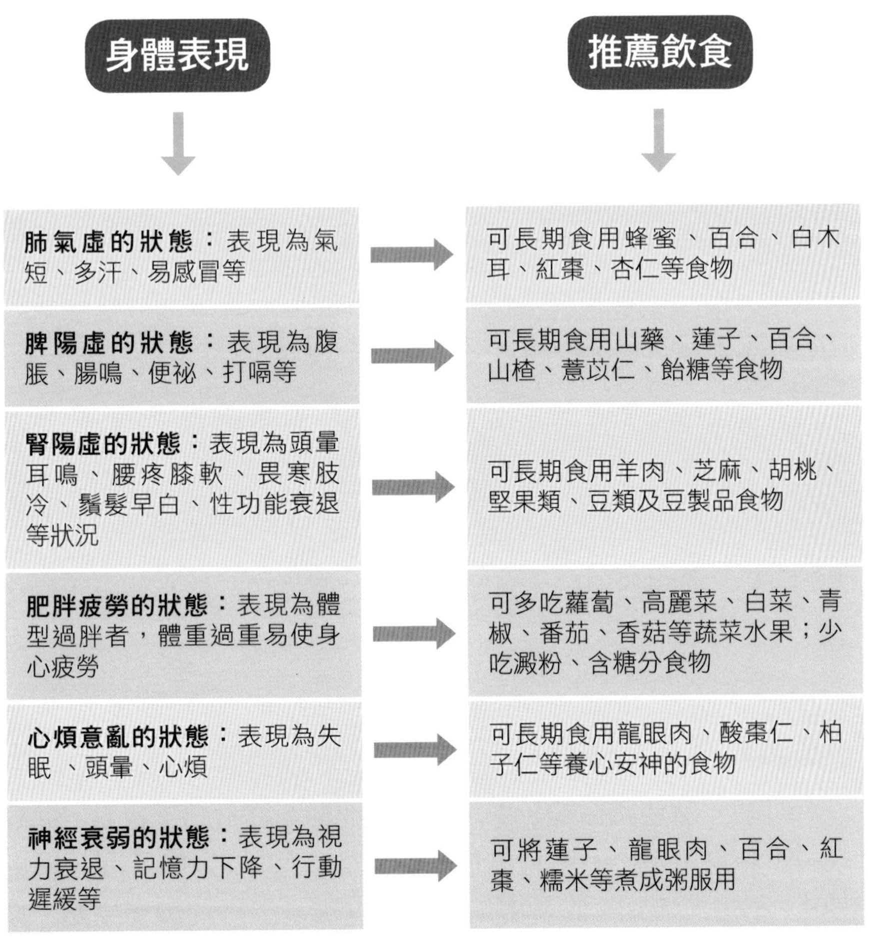

身體表現	推薦飲食
肺氣虛的狀態：表現為氣短、多汗、易感冒等	可長期食用蜂蜜、百合、白木耳、紅棗、杏仁等食物
脾陽虛的狀態：表現為腹脹、腸鳴、便祕、打嗝等	可長期食用山藥、蓮子、百合、山楂、薏苡仁、飴糖等食物
腎陽虛的狀態：表現為頭暈耳鳴、腰疼膝軟、畏寒肢冷、鬚髮早白、性功能衰退等狀況	可長期食用羊肉、芝麻、胡桃、堅果類、豆類及豆製品食物
肥胖疲勞的狀態：表現為體型過胖者，體重過重易使身心疲勞	可多吃蘿蔔、高麗菜、白菜、青椒、番茄、香菇等蔬菜水果；少吃澱粉、含糖分食物
心煩意亂的狀態：表現為失眠 、頭暈、心煩	可長期食用龍眼肉、酸棗仁、柏子仁等養心安神的食物
神經衰弱的狀態：表現為視力衰退、記憶力下降、行動遲緩等	可將蓮子、龍眼肉、百合、紅棗、糯米等煮成粥服用

09 失神：精氣虧損，癒後不良

無眵無淚，白珠色藍，烏珠色滯，精彩內奪，及浮光外露者，皆為無神氣。——《醫源 · 望病須察神氣論》

「失神」也稱「無神」，是一個人精氣虧損、神色衰弱的表現，代表其病重至篤。一般多見於癒後不良、重病或慢性疾病者身上。

失神的表現

患者的失神表現為精神萎靡、目光黯淡、神情呆滯、面色晦暗、表情淡漠或呆板；目暗睛迷、反應遲鈍、活動困難；呼吸氣微或喘、形體消瘦等。

失神者的另一種表現，是由於暴病邪盛、擾亂心神而造成的。其臨床表現為意識不清、循衣摸床、撮空理線（即患者兩手向上，狀似拿衣物、摸床沿的樣子，或拇指和食指如搓線般不停撚動，此為意識不清之狀），或猝然撲倒、目閉口開、二便失禁，此為邪盛正衰之危急症候。

失神代表精氣衰微

《素問 · 脈要精微論》中說：「言而微，終日乃複言者，此奪氣也。」而《望診遵經 · 眼目氣色提綱》說：「明則神氣充足，暗則神氣虧虛。」由此可知，眼神晦暗和言語含混是失神的觀察要點，亦為精氣衰敗的表現，故發現「失神」的狀態時，必須進行縝密治療。

失神的面部表現

《醫源 · 望病須察神氣論》具體指出：「無眵無淚，白珠色藍，烏珠色滯，精彩內奪，及浮光外露者，皆為無神氣。」當一個人病重時，代表患者已精損氣虧，其面部必然會出現精神萎靡、面色枯晦等神色，透過觀察神態、眼睛等即可判斷。

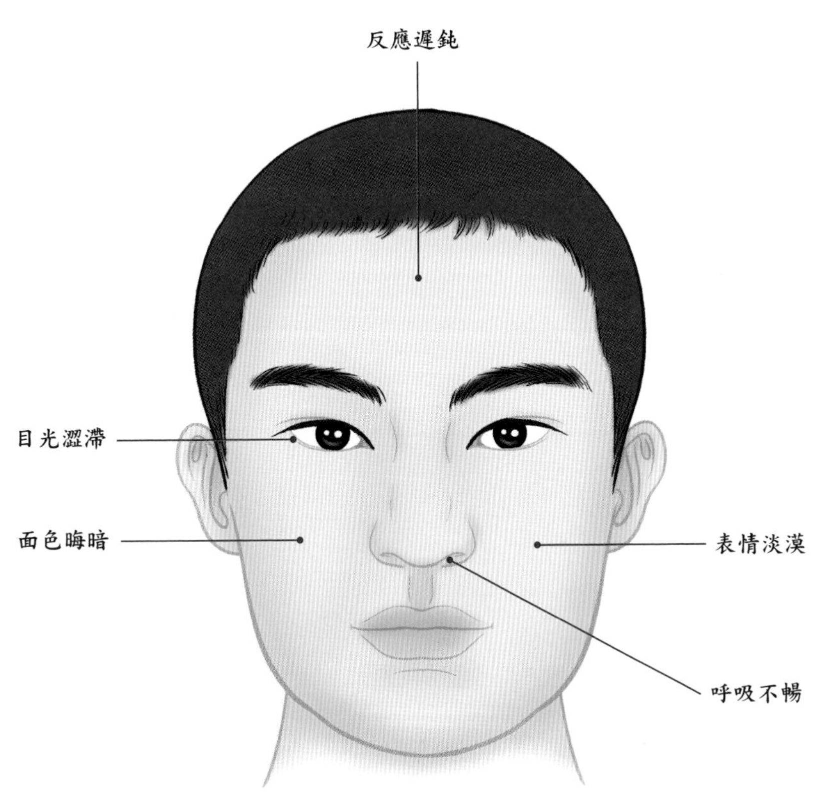

眼神異常時的表現與含義

正所謂「眼睛是心靈之窗」，人的眼睛會說話。眼睛不僅能反映出內心的真實面，且當身體不舒服時，亦能從其眼神中窺知一二。以下列出各種眼神的表現及其含義，以供參考對應。

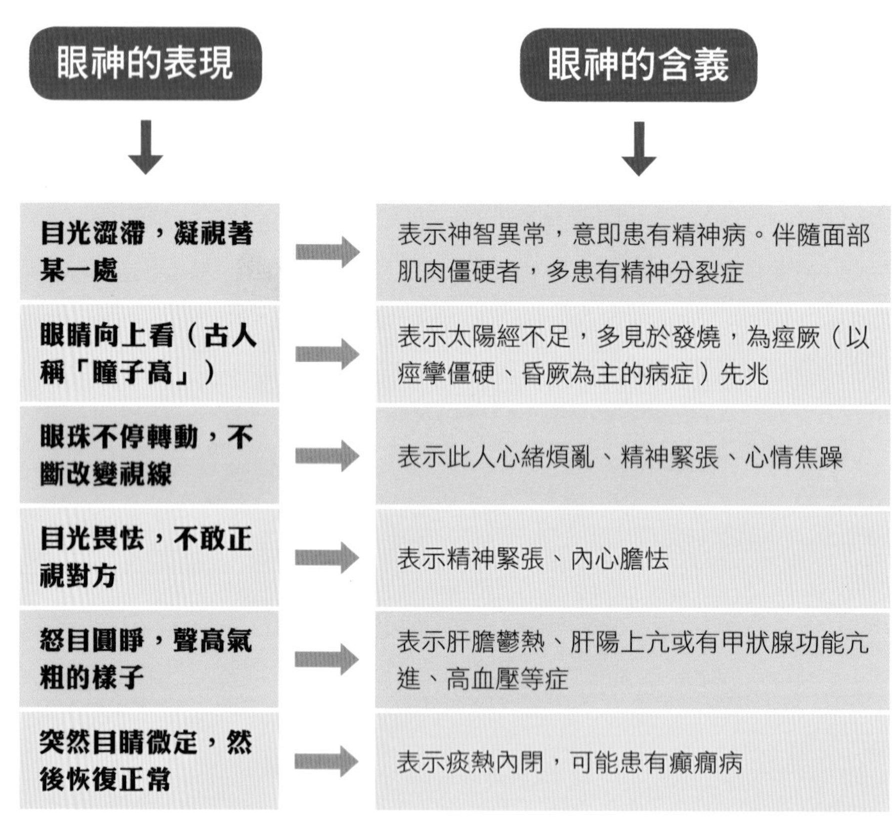

眼神的表現	眼神的含義
目光遲滯，凝視著某一處	表示神智異常，意即患有精神病。伴隨面部肌肉僵硬者，多患有精神分裂症
眼睛向上看（古人稱「瞳子高」）	表示太陽經不足，多見於發燒，為痙厥（以痙攣僵硬、昏厥為主的病症）先兆
眼珠不停轉動，不斷改變視線	表示此人心緒煩亂、精神緊張、心情焦躁
目光畏怯，不敢正視對方	表示精神緊張、內心膽怯
怒目圓睜，聲高氣粗的樣子	表示肝膽鬱熱、肝陽上亢或有甲狀腺功能亢進、高血壓等症
突然目睛微定，然後恢復正常	表示痰熱內閉，可能患有癲癇病

10 假神：病人臨終前的預兆

五色精微象見矣，其壽不久也。——《素問．脈要精微論》

「假神」代表性命垂危的患者出現精神暫時好轉的假象，即臨終前的預兆。早在《黃帝內經》中就已提出「真臟（指病情危重、難治，癒後險惡的脈象）之氣獨見」和「五色精微（指精氣衰微）象見」的概念。

此外，漢代張仲景在《傷寒論》一書中也指出「除中」的說法。「除」代表消除，而「中」則指中焦脾胃之氣，意即疾病已相當嚴重，原本無法進食卻突然出現暴飲暴食的現象，此為中焦脾胃之氣將絕的反常現象，而後人則將這種異常情況總結為「迴光返照」。

假神的特徵

久病重病之人，本已失神，但突然精神轉佳、目光轉亮、言語不休、想見親人；或者原本病重到語聲低微斷續，卻忽然聲音宏亮；原來面色晦暗卻突然顴赤如妝；或本來毫無食慾，忽然胃口大好等。

根據臨床醫學的觀察發現，通常患者在出現假神後的四至四十八小時之內便會死亡。故當患者出現假神的徵兆時，便代表此人命不久矣。

假神的原因

之所以出現假神，是由於精氣衰竭已極，陰不斂陽，陽虛無所依附而外現至人體，故患者便顯露出「一時好轉」的假象。這是陰陽即將離絕的瀕死徵兆，古人將其比喻為「殘燈復明」、「迴光返照」。

當疾病漸趨嚴重時，病人的神氣變化為「充沛→不足→失神」。由此可知，臟腑精氣逐漸虧損乃至衰竭，病情由輕變重。反之，「失神→不足→神氣充沛」，則說明臟腑精氣逐漸恢復，病勢減輕，外邪已漸遠去，而病體正在恢復。因此中醫臨床學上，經常透過觀察神氣的盛衰存亡，以了解患者的病情對症下藥。

假神與病情好轉之異

假神與病情好轉的表現雖然相似，但針對病體恢復的良好與否卻有天壤之別，故以下介紹兩者區別，以供讀者進行對照：假神的出現比較突然，與所謂的「好轉」並不相符，它只是暫時性的。而由無神轉為有神，才是病情好轉的徵兆，為一漸進式的變化過程。

此外，病情好轉是經過積極的治療後，患者身體才逐漸康復，是整體而非局部。所以，應仔細分辨假神與病情好轉的區別，才能準確掌握病情，以避免誤診或延遲治療時機。

假神的面部表現

「假神」出現在久病或重病之人的身上，表示病人體內精氣已經衰竭，陰陽即將離絕，是病人將死的徵兆。

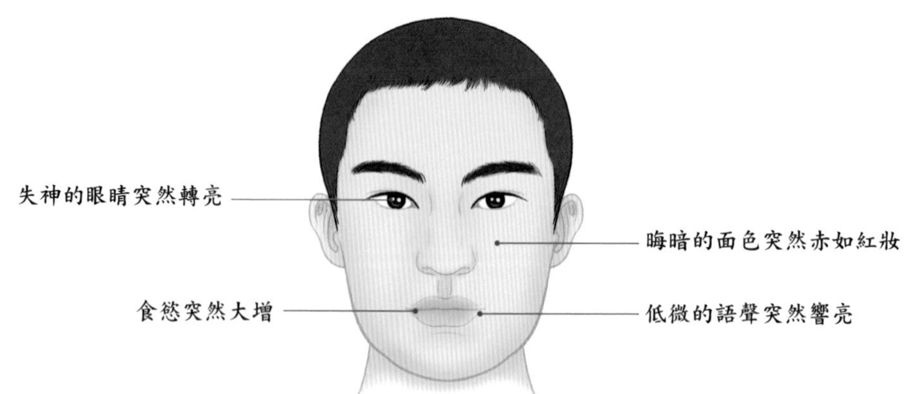
失神的眼睛突然轉亮
晦暗的面色突然赤如紅妝
食慾突然大增
低微的語聲突然響亮

疾病發展與病人神氣變化

望神是面診的重要環節，神氣變化是疾病發展的外在表現。神氣由充沛到不足，再到失神，表示病情加重；反之，則是病情減輕。

身體出現病變
疾病開始加重
疾病正在加重
疾病加重甚劇
得神
少神
失神
假神
無神
疾病減輕至痊癒
疾病正在減輕
疾病開始減輕
身體健康
身體出現輕微病變
病重
精氣衰竭即將死亡
死亡

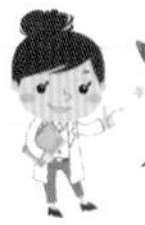

從臉看健康

～寫下你今天的自診自療小筆記吧！

11 正常面色：胃氣、神氣兼俱

胃氣色黃，皮毛色白，精氣內含，寶光外發，既不浮露，又不混蒙，故曰如縞裹。——《醫原 • 望病須察神氣論》

面色的外在表現，與一個人精神、氣血、津液的充盈與否，和臟腑功能的健康程度有關。由於人體內含精氣，故其興衰會透過體內循環運行至面部，最後反映在臉上。

所以，當有人說：「你氣色不錯喔！」其指的便是面色光明潤澤、紅黃隱隱；而「氣色不佳」，則會因其不同的臟腑異狀而表現不同顏色，如出現面部潮紅，就有可能是實熱證等。

正常面色應是紅黃隱隱、明潤含蓄，這是有「胃氣」、「神氣」的表現。然而，由於先天體質或生理活動不同，有人的臉色可能偏紅、黑、白、青、黃等，如黃種人皮膚偏黃。

除此之外，個人所屬的五形體質亦有影響。古人根據五行理論把人分為金、木、水、火、土五種類型，故面色因其五行對應關係而不同，如金形人膚色稍白、木形人稍青、水形人稍黑、火形人稍紅、土形人稍黃。

雖然面色不一，但只要掌握「有胃氣」、「有神氣」等兩大要點，無論面色偏哪一種，只要變化應時應位，面色富有胃氣與神氣，皆屬正常現象。

有胃氣：面色隱隱，含蓄不露

常人面色隱約微黃、含蓄不露，代表「有胃氣」，表示人體精神、氣血、津液充盈，臟腑功能正常。就像《醫原 • 望病須察神氣論》說：

「胃氣色黃，皮毛色白，精氣內含，寶光外發，既不浮露，又不混蒙，故曰如縞裹。」意即膚色如同絲綢包裹般明潤透亮才屬正常。

而這也解釋了《素問 ‧ 五臟生成》所提到的「常色模型」，該篇認為五色是五臟所生之外榮，即「生於心如以縞裹朱，生於肺如以縞裹紅，生於肝如以縞裹紺，生於脾如以縞裹栝樓實，生於腎如以縞裹紫」。只要正確認識「常色模型」，對進行色診時助益甚大。

此外，《望診遵經 ‧ 望色先知平人》也說：「赤者，血色也；縞者，膚色也。其青赤黃白黑雖不同，要皆有血色之赤，以間乎其中焉，膚色之白，以包乎其外焉。……蓋五色之著，欲其間見，不欲其獨呈；欲其合於中，不欲其露於外也。」即指面色不應單獨且明顯的外現於外，應合於膚色中隱隱透出。

由上述《望診遵經 ‧ 望色先知平人》指出，朱是正赤色，紅是白之間赤，紺是青之間赤，栝樓實是黃之間赤，紫是黑之間赤，並指出此五色皆應含有血色之氣，即類似「白裡透紅」，過與不及皆非正常面色。

有神氣：精氣內含，光明潤澤

健康者的臟腑因功能正常，故精神氣血充盈。就如同《望診遵經 ‧ 望色先知平人》中所說：「光明者，神氣之著；潤澤者，精血之充。」由於「精氣內含，容光外發，血華其色」，故面色光明潤澤，就是所謂的「有神氣」。

因此，面色之所以能反映體內狀況，便是因「胃氣」、「神氣」。我們可以從面部的表現來判斷其體內臟腑之精氣、津液的充盈與否，進而「觀察」出人體是否健康，甚至即時發現體內臟腑出現的異狀。

五形體質與面色變化

從五行的角度來看，人的體質可分為五種，並根據五行與五色的對應，進而影響面色的外現。如金對應白色，故金形人膚色稍白；木對應青色，故木形人稍青；水對應黑色，故水形人稍黑；火對應紅色，故火形人稍紅；土對應黃色，故土形人稍黃。雖然面色不一，但只要掌握「有胃氣」、「有神氣」等兩大特點，皆屬正常臉色。

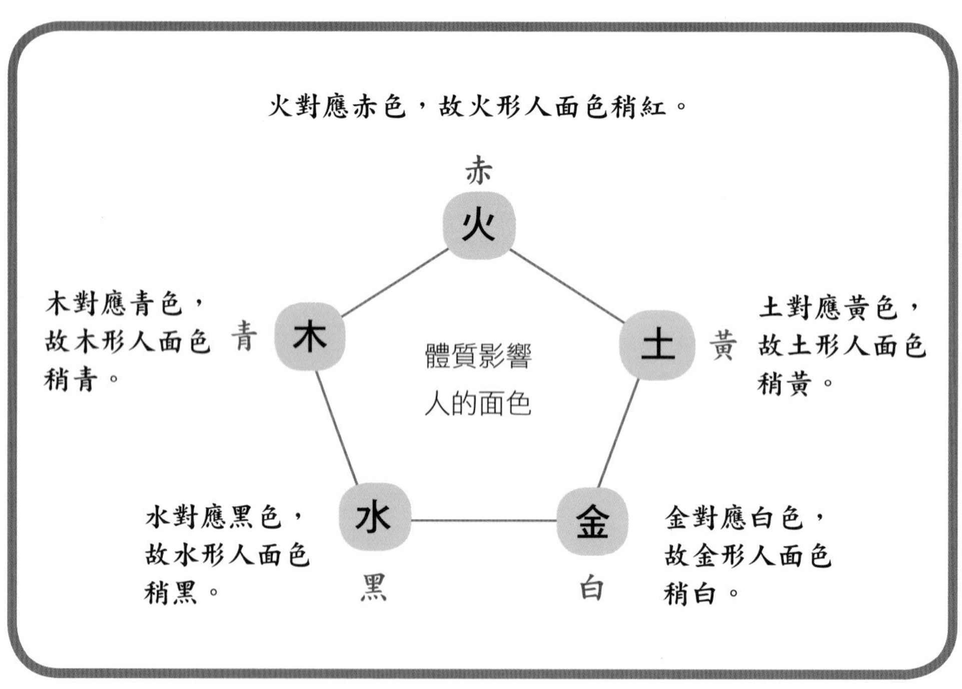
火對應赤色，故火形人面色稍紅。
赤
火
木對應青色，
故木形人面色
稍青。
青
木
體質影響
人的面色
土
黃
土對應黃色，
故土形人面色
稍黃。
水對應黑色，
故水形人面色
稍黑。
水
黑
金
白
金對應白色，
故金形人面色
稍白。

面色與時令相應

人的面色並非維持不變，除了前述五形人的面部偏色與生理出現異狀之外，外界環境的影響也是一大主因。根據五行原理，四季與五色亦有對應關係，如春季對應青色，夏季對應紅色，長夏對應黃色，秋季對應白色，冬季對應黑色。而這也將反映到人的面色上，使面色產生些微變化。

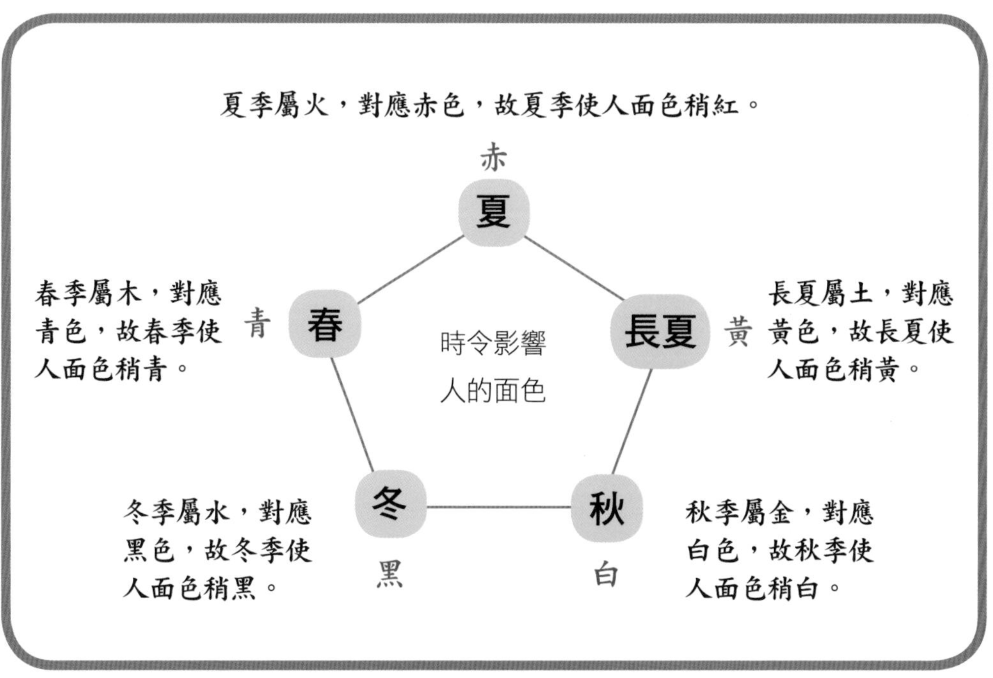

夏季屬火，對應赤色，故夏季使人面色稍紅。
赤
夏
春季屬木，對應青色，故春季使人面色稍青。
青
春
時令影響
人的面色
長夏
黃
長夏屬土，對應黃色，故長夏使人面色稍黃。
冬
秋
冬季屬水，對應黑色，故冬季使人面色稍黑。
黑
白
秋季屬金，對應白色，故秋季使人面色稍白。

12 臟腑異常時的病色

華佗謂人面之色，但改其常者，即為病矣。其改常也，往往終日相對之人不覺，而久別乍見者，心竊驚異之矣。——《形色外診簡摩 • 察色真訣》

中醫診斷學專著《形色外診簡摩 • 察色真訣》曰：「華佗謂人面之色，但改其常者，即為病矣。其改常也，往往終日相對之人不覺，而久別乍見者，心竊驚異之矣。」由此可知，當人體臟腑出現疾病時，面部色澤會發生相應變化，出現病色。

所謂「病色」，即一切反常的色澤出現在臉上都屬病色。其病色顯現，或晦暗枯槁；或鮮明暴露；或雖明潤含蓄，但沒有應時應位；或某色獨見等，都屬於病色。例如面色發青、臉上某部位顏色特別明顯，或在炎熱夏季卻臉色發白等。

病色反映臟腑精氣受損

面色光明潤澤，是因胃氣的表現；而面部枯槁無光澤，則是胃氣無法上榮的外部顯現。故從面部的顏色和光澤，除可識別身體有無疾病或病情的輕重之外，甚至還可依其變色部位判斷病灶。因臉上各部位與五臟有其對應關係，故有些疾病是會表現在臉上的。例如兩眉之間出現白色，代表肺臟出現問題；面黑則代表腎功能有異狀等。

病色表現

以下為人體四種病色的表現，供讀者參照，並可以隨時觀察自身面部色澤是否正常：

面部晦暗枯槁，色濁而夭

是指色無神氣。而色貴有神，應以光明潤澤為本，反此不但為病，且代表精氣衰竭，其為主死的惡兆。

面部鮮明暴露，色浮澤而清

雖屬陽主實，但因色無胃氣，故正氣難以持久。若是在久病之人身上看見，則代表胃氣衰敗，亦主死，正所謂「五色精微象見矣，其壽不久也」。

面部某色獨呈

代表無血色相間，亦屬於病重之色的外觀。

面色的甚、浮、清

是為太過，因此主病在外。

面色的微、沉、濁

是為不及，因此主病在內。

病色有「善惡」之分

中醫認為，當面部由善色轉惡時，指病情正在加重；反之，由惡色轉善時，則指病情逐漸好轉。故可藉由面部善色與惡色的相互轉化，判斷疾病的發展趨勢，進而了解患者病情以有效調整藥方。以下介紹面色的「善惡」表現，以供讀者參照：

善色

即面色光明潤澤。意指雖患病但臟腑精氣未衰，胃氣能上榮於面，稱為「氣至」。屬新病、輕病、陽證，不僅易於治療且癒後較好。

惡色

即指面色枯槁晦暗。意指臟腑精氣已衰，胃氣不能上榮於面，稱為「氣不至」。屬久病、重病、陰證，不僅不易治療且癒後較差。

五臟的氣敗與氣盛之象

面部色澤的變化，代表人體的病理反應，而色澤又表現出人體精氣的盛衰。因此，透過面色的轉變可判斷五臟榮枯之象。

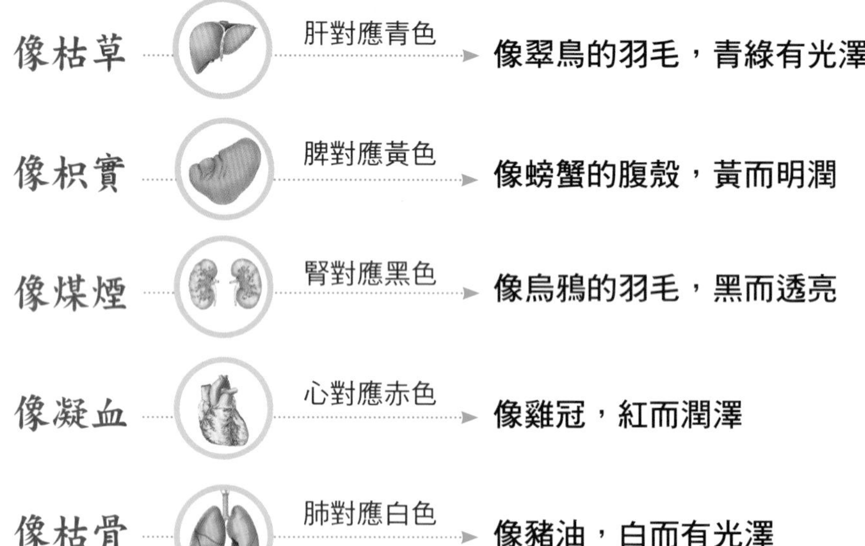

面部的善惡之色

五臟之色有善惡之分，若面色與五臟之色相應則為善色，若不相應則為惡色。而由惡轉善，代表病情正在好轉；由善轉惡，則代表病情開始加重。

五臟、五色皆與五行相對應，故可由以下圖示及範例看出臟腑之色變化所出現的對應。

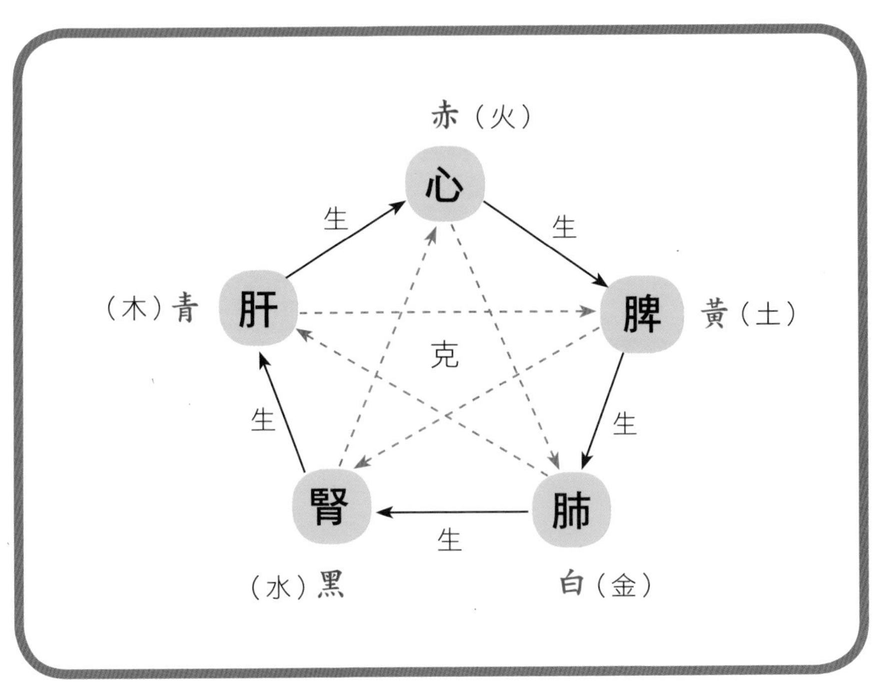

13 頭髮色澤攸關腎之健康

腎者，精之處也，其華在髮，其充在骨。——《黃帝內經》

中醫認為「腎之華在髮，而髮又為血之餘」。故腎氣盛則髮生長，腎氣衰則髮脫落，腦髓減則髮素白。由於頭面為諸陽之會，而血脈上榮於面，其血氣盛則髮美而長，氣多血少則髮美而短，氣少血多則髮少而惡，氣血俱少則其處不生髮，氣血俱熱則髮黃而赤，氣血俱衰則髮白而落。

因此，正常人的頭髮為烏黑澤潤、富光亮、彈性且根疏而勻，此為身體健康的表徵，即腎氣旺盛、精血充足的表現。

腎氣不足的頭髮特徵

髮黃稀疏乾枯

為精血不足的表現。常見於大病之後，或虛損病人，有時甚至全部掉光。而毛髮過多可見於「先天性全身性多毛症」，由腎虛血燥，風邪侵入使然。

局部脫髮

突然局部性的斑片狀脫髮，多屬血虛受風，又稱「斑禿」，俗稱「鬼剃頭」。調養方面，應注意補血防風寒。

青少年脫髮

青少年頭髮稀疏易落，多屬腎虛或血熱。而伴有腰酸背痛、雙腳無力者，屬腎虛；此外，血熱是指熱過剩的狀態，特徵為情緒易怒、容易勞神傷血。

兒童髮如穗

小兒髮結如穗，多見於疳積（指小孩面黃肌瘦、肚腹膨脹的症狀。一般臨床症狀有毛髮稀落、易怒、吸吮手指、腹瀉等。多因斷奶過早、飲食不節制、腹中有寄生蟲所引起），或由於先天不足、後天失養的脾胃虛損所致。

髮色變化

頭髮的色澤變化與臟腑病變有密切關係，如老年人白髮為腎虛精虧，青少年白髮則屬憂愁思慮、血熱內蘊；頭髮色黃而枯多為腎氣不足、精損血虧；灰髮或灰白髮是因先天、後天不足，精血不能上榮所致，常見於甲狀腺功能失調、早衰、老年性白斑、結節性硬化症（患者出生時的皮膚即呈現多角形或樹葉狀灰黃白斑，一生大小不變，偶有白斑呈分節形或如碎紙般分布在皮膚上）、白癜風（為常見多發的色素性皮膚病，以局部或泛發性色素所形成的白斑為特徵）、斑禿等病症；紅髮則多見於砷、鉛中毒。

頭髮脆裂乾燥

頭髮的形態變化也能反映臟腑及陰陽的氣血盛衰，如枯萎髮、脆裂髮多屬陰虛血燥。其中，捲曲髮、油髮多屬血熱。而串珠髮、扭曲髮皆因先天不足、精血虧虛造成。其中串珠髮較乾、粗細不勻、狀如佛珠、易於折斷；而扭曲髮的表現為頭髮乾燥、扭曲、髮硬且易於折斷等；束狀髮則常見於銀屑病、脂漏性濕疹、黃癬等。

髮遲

髮遲表現為頭髮稀疏萎黃，為小兒五遲之一（指站立、行走、說話、頭髮、牙齒等發育遲緩），多屬先天不足、體質虛弱等。

髮質自我檢測

人體毛髮的生長與腎精充足與否有關，故觀察頭髮的顏色、光亮程度及其形態，便能進一步推知人體健康狀況。

以下為髮質的自我檢測，其特點在於可全面性的觀察毛髮狀態，以掌握影響頭髮健康的原因，並從此紀錄中找出問題的癥結點，進行合宜的調養。

洗髮後，你的頭髮會打結、落髮嗎？

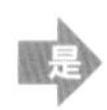

你的頭髮健康已經開始拉警報了，需要特別注意護理，避免引起大量落髮。

你會經常燙髮、染髮或使用頭髮造型品嗎？

你的頭髮容易乾枯、有頭皮屑，所以在春、秋季時，應注意頭髮的清潔和保濕。

你最近正在節食減肥嗎？

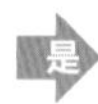

不當節食會缺乏蛋白質、礦物質，導致營養不良，故頭髮會和身體一樣，容易受損並掉髮。

你常常情緒不穩、精神壓力大嗎？

經常情緒不佳且心理壓力大，容易造成頭皮老化，並產生頭皮屑、落髮。

恭喜你！你的頭髮不僅健康，且富光澤有彈性。

頭髮顏色為身體健康的標誌

黃種人的頭髮多為黑色或黑褐色，頭髮黑而有光澤，是人體健康的標誌，精血充足、腎氣足的表現。因此，當頭髮的顏色產生變化時，便表示身體出現了病變，應當多加留意。

顏色變化	相應健康情形
頭髮呈白色	中老年人頭髮斑白或全白，是血衰和腎虧的表現，屬於正常現象。
	青少年白髮，為腎氣虧乏的病態；頭髮在短時間裡大量變白，且面紅口苦、煩躁易怒，則為肝病的表現。
頭髮呈紅色或紅褐色	部分黃種人的頭髮略呈棕紅色，屬正常現象。
	可能是由鉛、砷中毒引起，應檢視自己是否長期身處不良環境之中。
頭髮發黃且乾枯稀疏	久病體虛或營養不良均會引起頭髮發黃、稀疏乾枯，多為精血不足的病體表現。

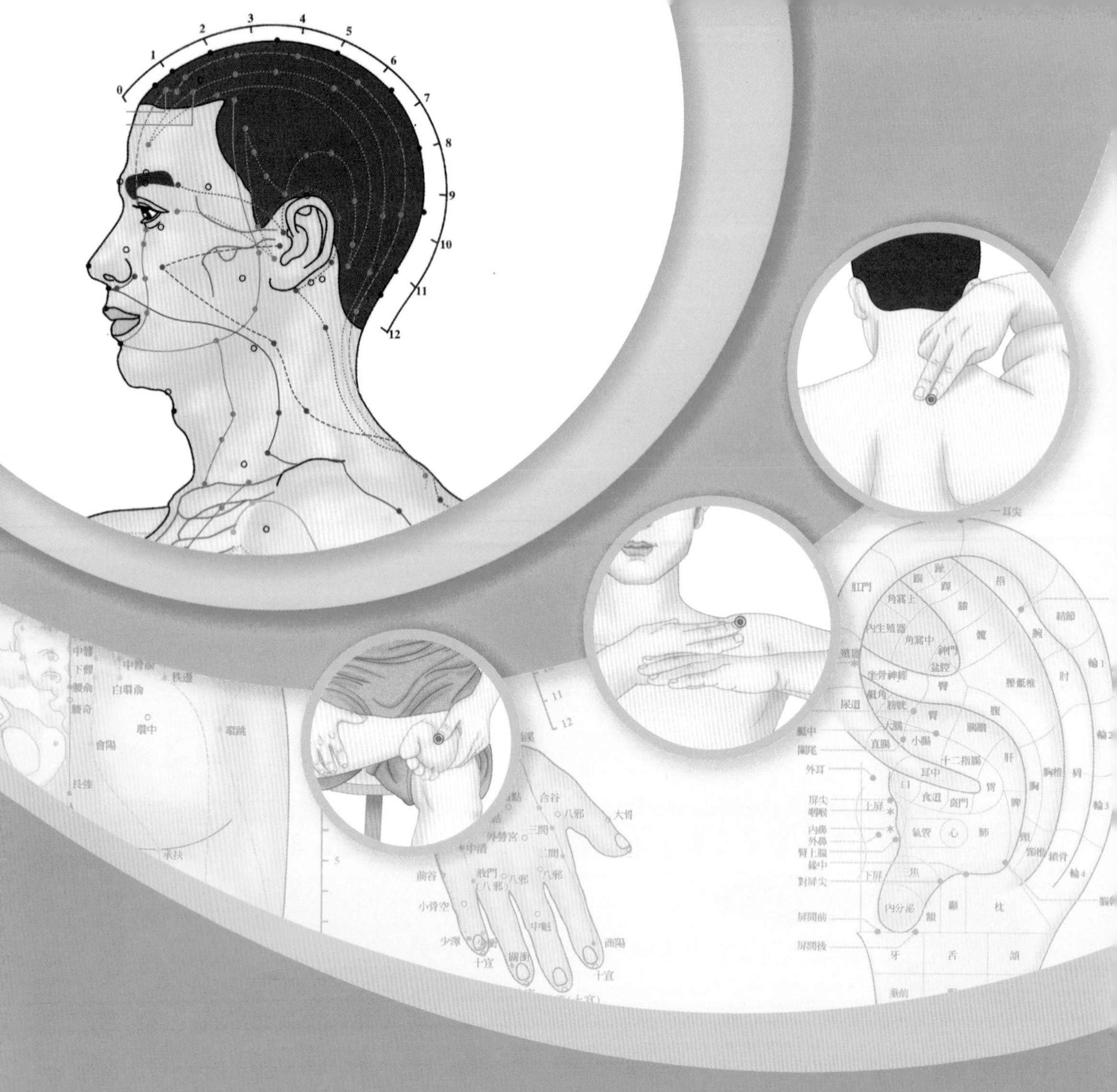

《醫宗金鑒 · 四診心法要訣》提到：「天庭面首，闕上喉咽，闕中印堂，候肺之原。山根候心，年壽候肝，兩傍候膽，脾胃鼻端。頰腎腰臍，顴下大腸，顴內小腑，面王子膀。」

根據《靈樞 · 五色》的分法，可將整個面部分為五個部分：「鼻」為明堂，主脾；「眉間」為闕，主肺；「額」為庭（顏），主心；「頰側」為藩，主肝；「耳門」為蔽，主腎。

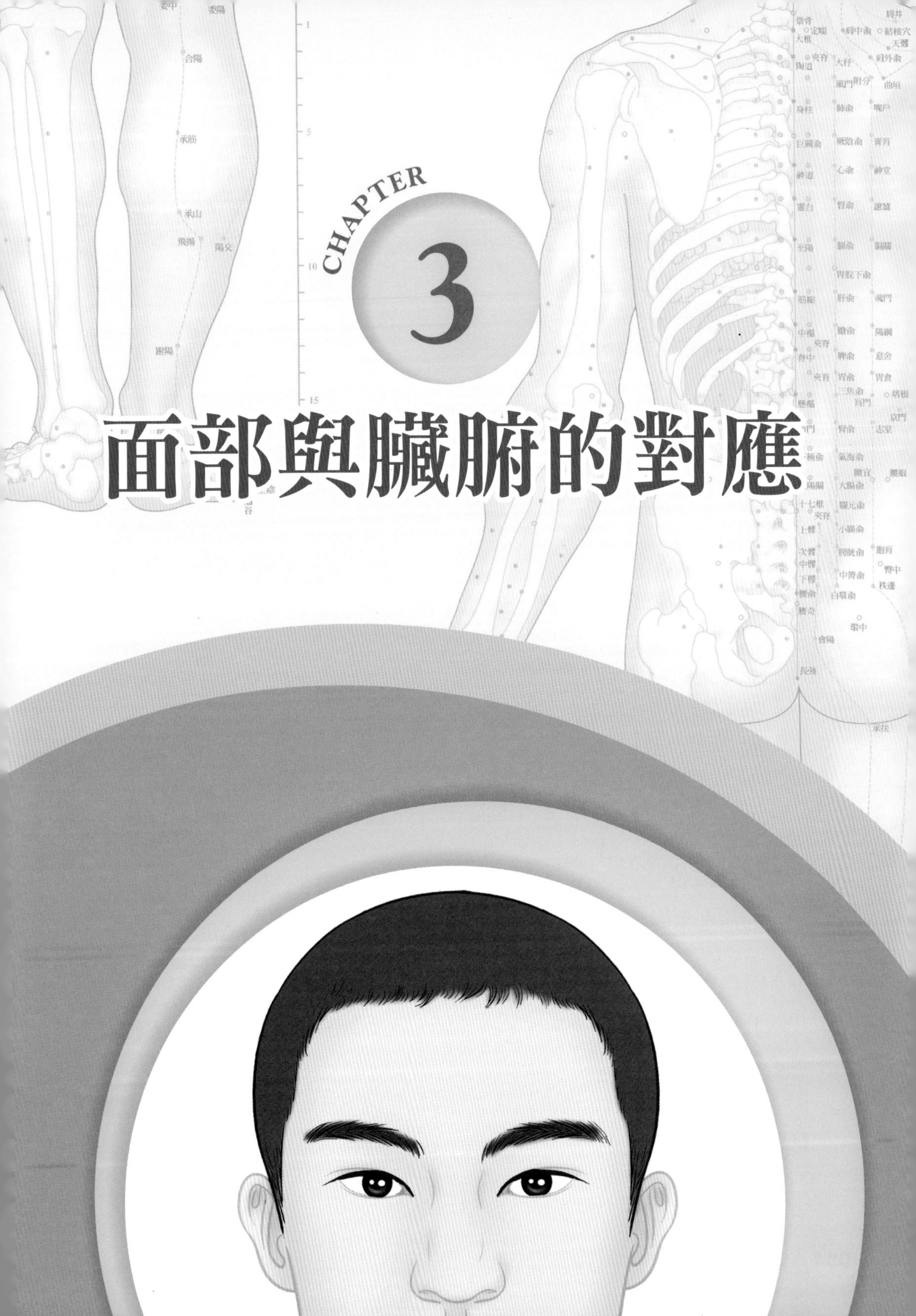

CHAPTER 3

面部與臟腑的對應

01 面與臟腑

土形之人，比於上宮，似於上古黃帝。其為人黃色，圓面，大頭，美肩背，大腹，美股脛，小手足，多肉。——《靈樞 · 陰陽二十五人 · 第六十四》

《醫宗金鑒 · 四診心法要訣》提到：「天庭面首，闕上喉咽，闕中印堂，候肺之原。山根候心，年壽候肝，兩傍候膽，脾胃鼻端。頰腎腰臍，顴下大腸，顴內小腑，面王子膀。」

根據《靈樞 · 五色》的分法，可將整個面部分為五個部分：「鼻」為明堂，主脾；「眉間」為闕，主肺；「額」為庭（顏），主心；「頰側」為藩，主肝；「耳門」為蔽，主腎。

而現今中醫已將《靈樞 · 五色》面部分法推及至望診，以下詳細解說面部與臟腑的具體對應關係與所主病症。

心理壓力區

反射區在額上三分之一至髮際處（即髮際周圍一圈）。

精準找位

將眉毛至髮際分三等分，位於最上者即是。

面色診斷

1. 如果此處出現青春痘（疙瘩），或與其他面部顏色不同，代表其心理壓力大。

2. 如果此處長斑，代表心臟有疾病（如心肌無力）；有痣、痦子（黑痣），則代表心臟功能先天不足。

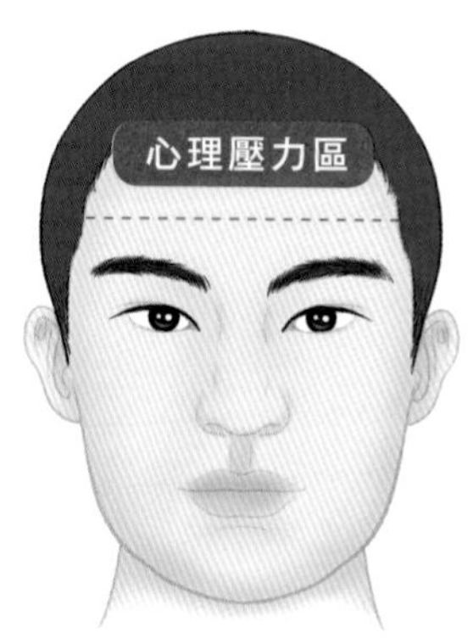

反射區在兩眼角之間的鼻樑處。

精準找位

在兩眼角之間畫線，與鼻樑中線交叉處即是。

面色診斷

1. 如果此處出現橫紋或橫紋比較明顯，代表心律不整或心臟狀況不好，或血液黏稠。

2. 如果此處出現深橫紋，且舌頭上也有較深的豎紋（溝），可能有嚴重的心臟病。

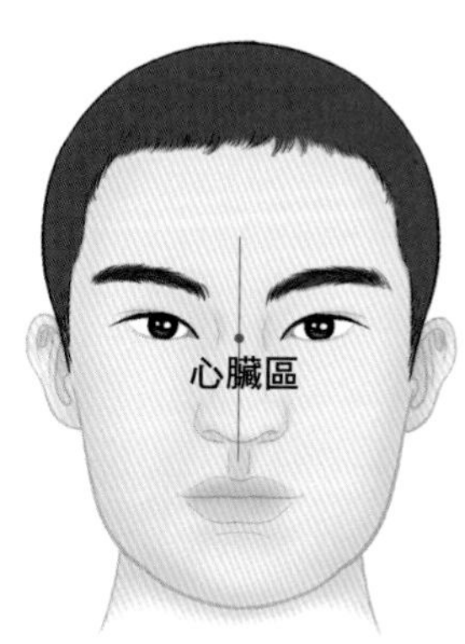

腦區

反射區在兩眉頭中點。

精準找位

兩眉頭中間畫線，與鼻樑中線交叉處即是。

面色診斷

1. 如果此處出現較深的豎紋並且發紅，代表心腦血管供血不足、頭痛、神經衰弱、多夢、睡眠品質不佳、心悸、煩躁等。

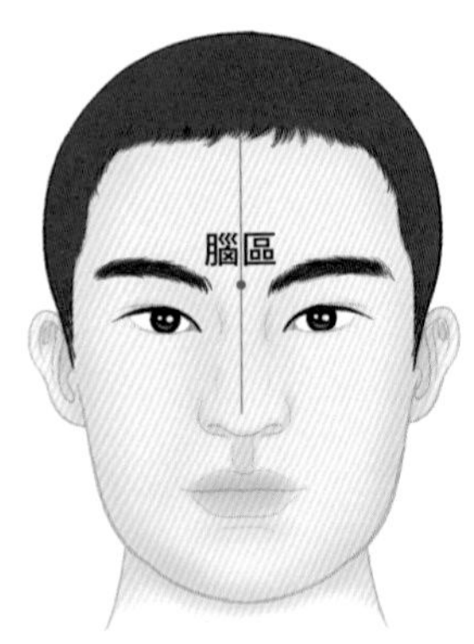

肺區

反射區在額頭三分之一處。

精準找位

在額頭三分之一處以下，兩眉頭連線中點以上的相交處部位。

面色診斷

1. 若此處中間比較凹，且顏色晦暗，或發青，或有斑，代表肺部有疾病，呼吸不暢。

2. 如果此處有粉刺，代表近期感染過感冒或喉嚨疼痛。

3. 兩眉頭部位長痣或發白，代表可能出現咽喉炎、扁桃腺炎，或胸悶氣短，或肺有疾病等症狀。

4. 眉頭向上部凸起，可能染患肺疾。而肺功能不好者，一般大腸排泄功能也不佳。

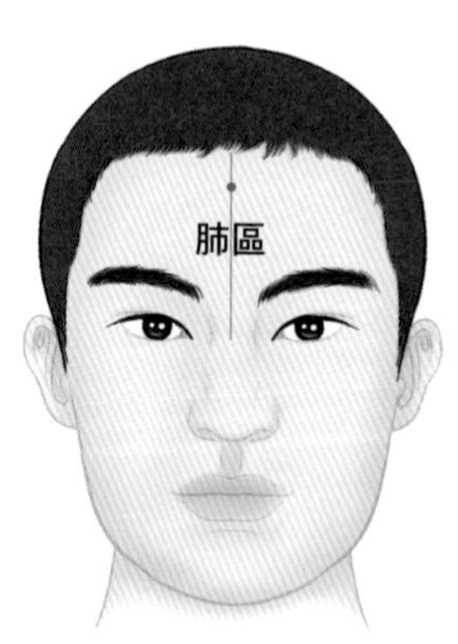

胸乳區

反射區在兩眼角與鼻樑之間。

精準找位

鼻樑兩側至內眼角中間。

面色診斷

1. 如果男性此處晦暗或發青，代表胸悶氣短；女性則代表在經期時容易乳房脹痛。

2. 如果上眼皮內側部位長痣，或閉上眼睛時，此處有突起的粉痘，則女性可能乳房有小葉增生，男性則可能患胸膜炎。如果女性眼角部位有小腫包，則是乳腺增生的跡象。

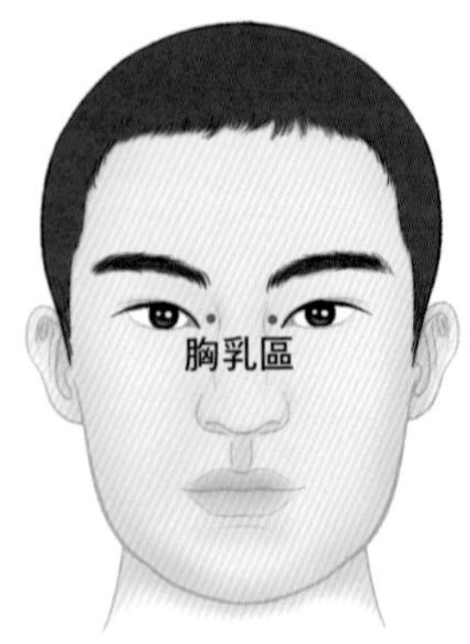

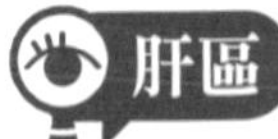

反射區在太陽穴附近與鼻樑中段。

精準找位

1. 眉毛二分之一處至太陽穴，其往上延伸與額頭三分之一以下之交接處即是。

2. 鼻樑中段，即鼻樑的最高處。

面色診斷

1. 如果這兩個部位有青春痘的話，代表肝火旺。

2. 如果①區出現淡斑，則應注意肝功能衰弱；若是②區則可能是肝火旺，情緒也會不穩定，或是進入更年期的徵兆。若兩處都有明顯的斑，且臉色暗沉無光、身體消瘦，則應留意肝病、肝炎或肝硬化。

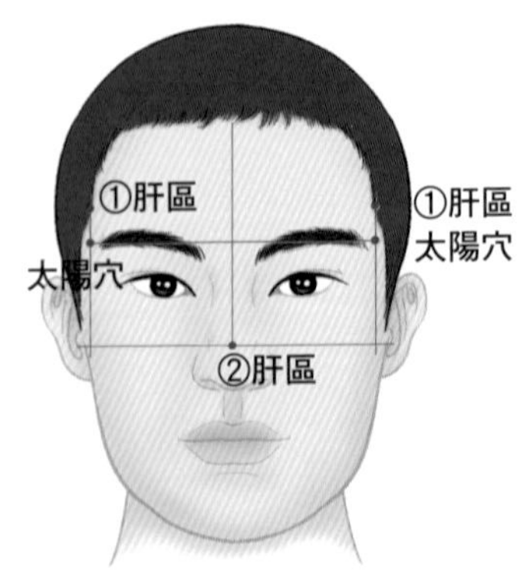

膽區

反射區在②肝區的外側。

精準找位

與②肝區平行，即鼻樑中段的邊緣兩處。

面色診斷

1. 如果此部位出現紅血絲、青春痘，或早上起床後，嘴中有苦味，需要留意膽可能出現輕微發炎。若有斑，則可能是膽囊炎。

2. 如果此處出現較深的豎皺痕或笑時有深皺痕，則要注意膽囊是否出現異狀。

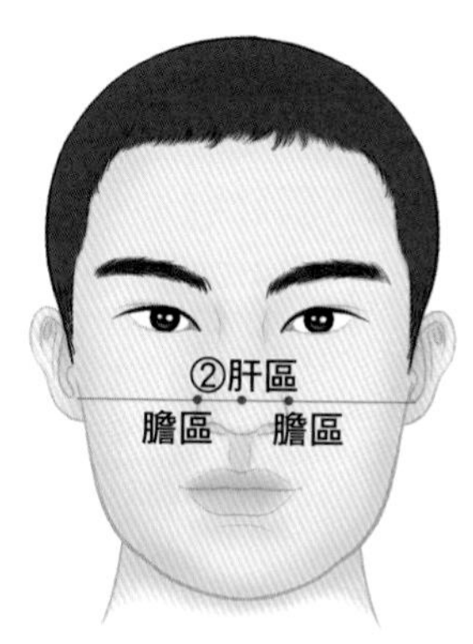

腎區

反射區在頰部，鼻翼水平線與太陽穴的垂直線交叉處。

精準找位

在兩眼尾向下拉出一條直線與兩耳間的連線交接處即是，其連線一直向下延伸到下巴處皆屬腎區。

面色診斷

1. 如果此部位出現紅血絲、青春痘，或長斑，可能有腎虛、疲勞、腰腿酸痛的症狀。若斑色深且面積大，則要留意是腎結石。

2. 若耳旁出現豎皺痕，且眼尾有魚尾紋，則是腎虛表現。

3. 如果此處有黑痣，且腦區豎紋很深，應留意高血壓，甚至未來可能有罹患腦血栓等疾病的危險。

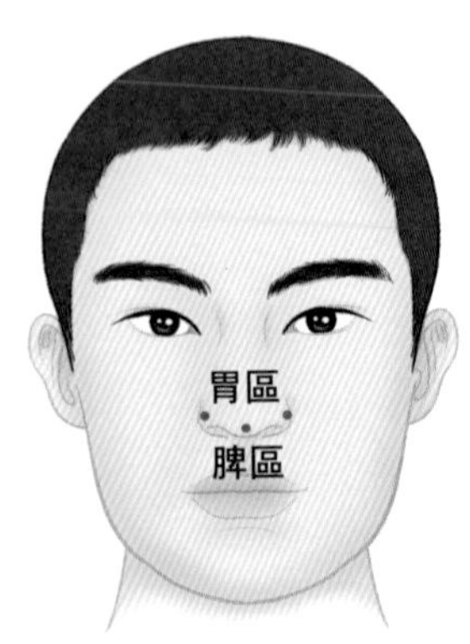

膀胱區

反射區域在鼻下人中處的鼻根部位。

精準找位

位於鼻根以下，與人中兩側的交接處。

面色診斷

1. 如果此部位發紅，出現紅血絲、青春痘或生瘡等，並伴有小便黃赤、尿頻、尿急等，則有可能是膀胱炎。

2. 如果是鼻根與鼻樑骨發紅，但小便不頻急，則是鼻炎徵兆。

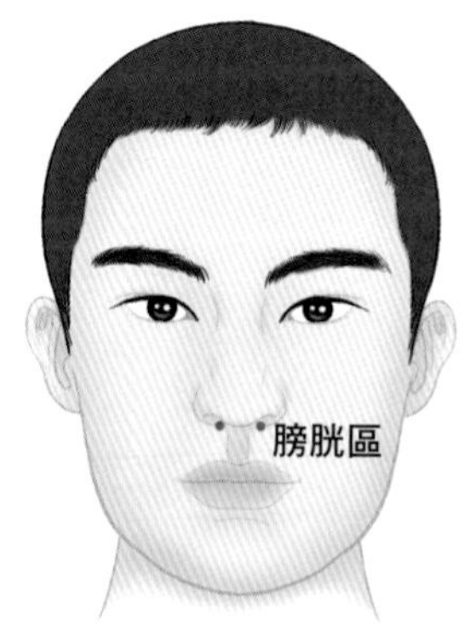

反射區域在鼻頭。

精準找位

②肝區下方的鼻頭處即是。

面色診斷

1. 如果此處發紅或是有酒糟鼻的患者，抑或鼻頭腫大，則可能患有脾虛或脾大的症狀，會感覺頭重、臉頰疼痛、心煩等不適。

2. 如果此處發黃或白，也代表脾虛。但臨床症狀為汗多、畏風、疲倦、手腳懶動、不思飲食等。

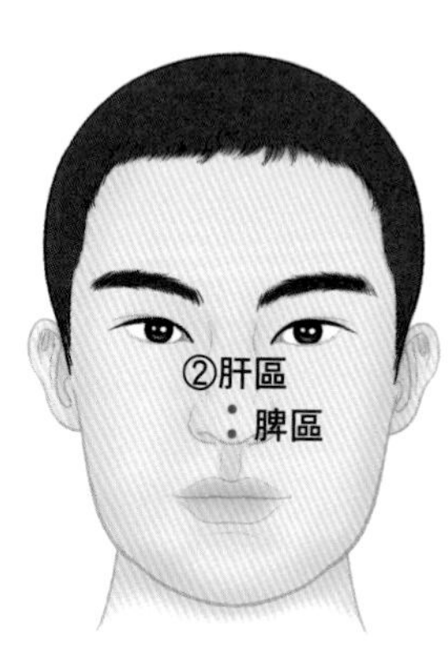

胃區

反射區在鼻翼。

精準找位

脾區的兩側，即鼻翼處。

面色診斷

1. 如果此處發紅，則有可能是胃火，容易出現飢餓、口臭。

2. 如果此處有嚴重的紅血絲，則一般是胃炎的徵兆。

3. 如果鼻翼灰青且手指尖發冷，代表胃寒。而鼻翼部發青且乾癟凹陷，一般來說是指以前胃痛，後形成病根，可能引起萎縮性胃炎，應注意併發胃癌的可能性。

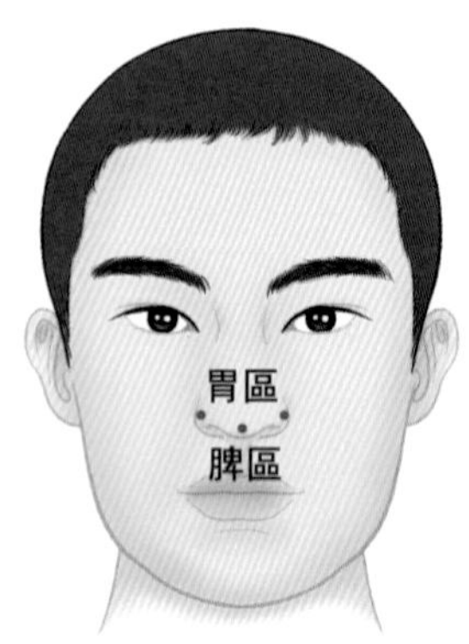

小腸區

反射區在顴骨內側，肝膽區的水平線上。

精準找位

肝膽區的水平線上，顴骨內側，眼睛下方即是。

面色診斷

1. 如果此部位出現紅血絲、青春痘、斑或黑痣，代表小腸吸收不佳，會出現大便溏稀或一天排便兩次的症狀。

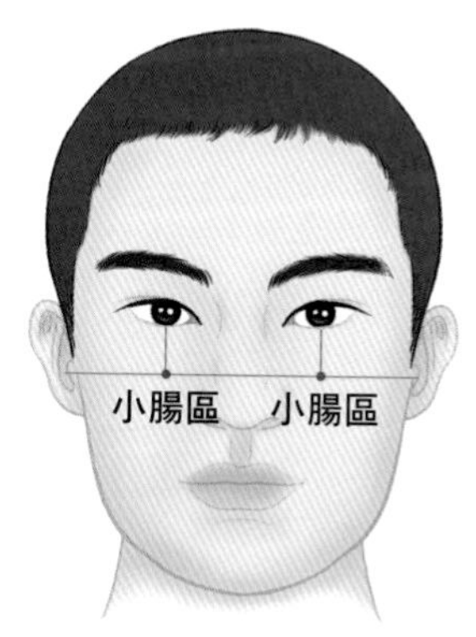

反射區域在顴骨下方偏外側部位。

精準找位

在兩耳中間畫線，與眼尾垂直向下交接處即是。

面色診斷

1. 如果此部位有紅血絲、青春痘、斑或黑痣，代表大腸排泄功能不佳，一般會出現大便乾燥、便祕或稀便的症狀。

2. 如果此處的斑呈半月狀，則有便祕或是痣瘡的狀況。

3. 如果此部位發紅或有白點，則要留意直腸癌變。

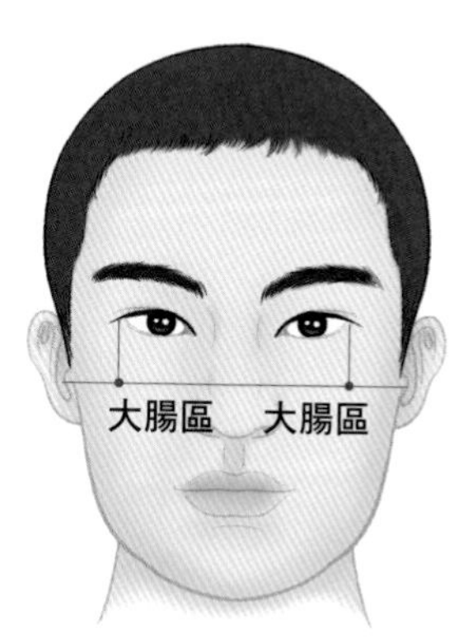

生殖系統區

反射區域在人中及嘴唇四周部位。

精準找位

嘴唇周圍即是。

面色診斷

1. 女性若是嘴唇下方突然長痣且下巴發紅，但腎區較光潔者，則可能有子宮後傾、腰部酸痛的症狀。若是嘴唇四周有痣且腎區色診不佳，或嘴唇四周發青、發黑或發白，並伴隨腎區色診有異者，以上此兩種情況一般都是性冷感的表現。

2. 如果女性人中異常長黑痣，則應留意子宮疾病；若是男性有黑痣，且腎區色診亦不佳，則代表生殖系統可能出現問題。

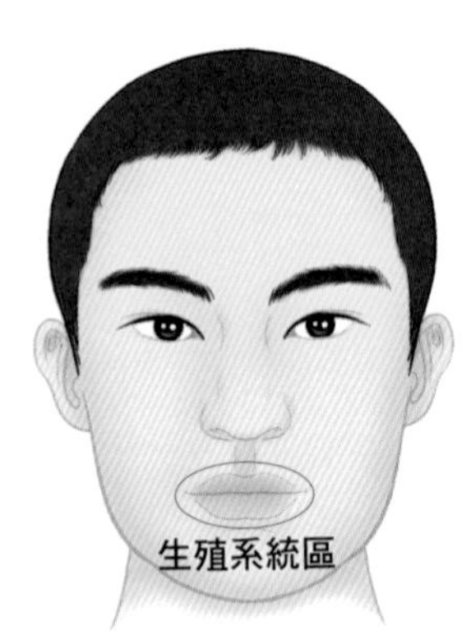

02 眼睛的五輪八廓

五臟六腑之精氣，皆上注於目而為之精。——《靈樞 · 大惑論》

眼睛在中醫又稱為「精明」，有賴於肝經、肝血的滋養才能視物。《靈樞 · 大惑論》曰：「五臟六腑之精氣，皆上注於目而為之精。」由此可知，「目為肝之官，心之使，陰陽之所會，宗脈之所聚，營衛魂魄之所常營，神氣之所生，氣之清明者也。」

因此，眼睛與五臟六腑的經絡筋骨與體內的精神氣血，都有密切關聯。從中醫的「望神」來說，眼睛不但具有重要的診斷價值，還可藉此觀察五臟六腑的變化，對病證的診斷，有「見微知著」的效果。

眼部五輪

《靈樞 · 大惑論》認為：「精之窠為眼，骨之精為瞳子，筋之精為黑眼，血之精為絡，窠氣之精為白眼，肌肉之精為約束（眼皮的古稱，在中醫上稱胞瞼），裹擷筋骨血氣之精而與脈並為系，此系上屬於腦，後出於項中。」由於筋骨、肌肉、氣血又分屬於五臟，故後世醫家據此發展為「五輪學說」。

而中國最早的眼科專著《秘傳眼科龍木論》將眼睛分為「肉輪」、「血輪」、「氣輪」、「風輪」、「水輪」，而宋朝仁醫劉完素所著之《河間六書》指出「眼通五臟，氣貫五輪」。因此，根據不同眼目部位的形色變化，可推知相應臟腑的病變。

依據《黃帝內經》所述，因為肝屬風，主筋。所以黑睛稱為「風輪」，屬肝與膽。因心主血脈，所以內外眥的血絡稱為「血輪」，屬心與小腸。因為脾主肌肉，所以眼瞼稱為「肉輪」，屬脾與胃。肺主氣其色白，所以白睛稱為「氣輪」，屬肺與大腸。腎屬水，主骨生髓，所以瞳子稱為「水輪」，屬腎與膀胱。

眼部八廓

除了眼部「五輪」之外，尚有眼部的「八廓之說」，意即中醫在外眼分為八個部位，並與體內臟腑對應。其命名多來自八卦名稱或自然界的八種物質現象，即天廓（乾廓）、地廓（坤廓）、風廓（巽廓）、雷廓（震廓）、澤廓（兌廓）、山廓（艮廓）、火廓（離廓）、水廓（坎廓）。

然而，因其對應臟腑與臨床表現至今仍未統一，故普及度不如五輪學說，所以中醫目前仍以「五輪」為主。

眼部五輪示意圖

眼睛的五輪與五臟相對應，因此「臟有所病，必現於輪」。在中醫的臨床應用上，亦經常藉由「五輪學說」觀察患者眼部各輪的外顯症狀，以推斷相應臟腑的病變情形，此為中醫尤為獨特的五輪辨證，但仍須配合患者的其他症狀對應，方能判斷準確。

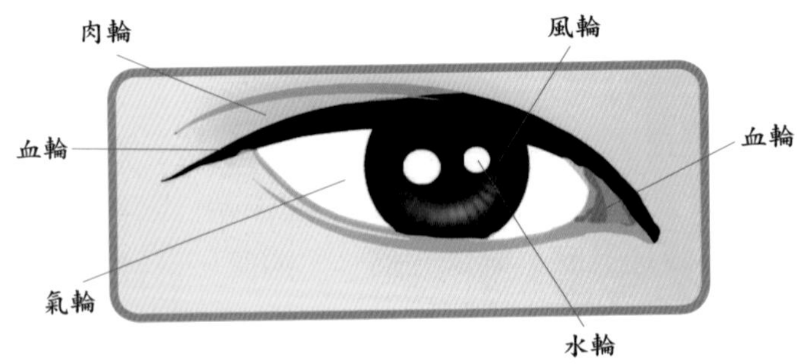

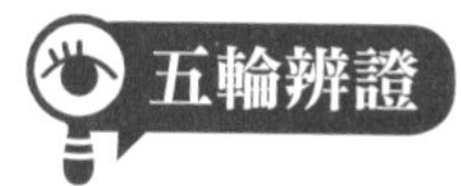

五輪辨證

風輪

位於「黑睛」，屬肝與膽。若黑睛出現混濁，或有過多血絲，多屬肝膽濕熱，兼有瘀滯；而黑睛上生翳且久未消失，或忽隱忽現，多指肝陰不足或氣血不足。

血輪

位於「內外眥」，屬心與小腸。若眼眥紅赤，多為心火上炎；若是出現淡紅血絲且乾澀不適，則多為心陰不足，虛火上炎。

肉輪

位於「眼瞼」，屬脾與胃。若是眼瞼出現紅腫，則多為脾胃積熱；而上眼瞼下垂，則代表中氣不足。

氣輪

位於「白睛」，屬肺與大腸。若白睛紅腫，多屬肺熱亢盛；乾澀少津液滋潤者，則多屬肺陰不足。

水輪

位於「瞳子」，屬腎與膀胱。若瞳子緊縮變小，且眼珠疼痛難耐不能按者，多為肝經風熱；而瞳子變色，則多屬肝腎不足，或心脾兩虧。

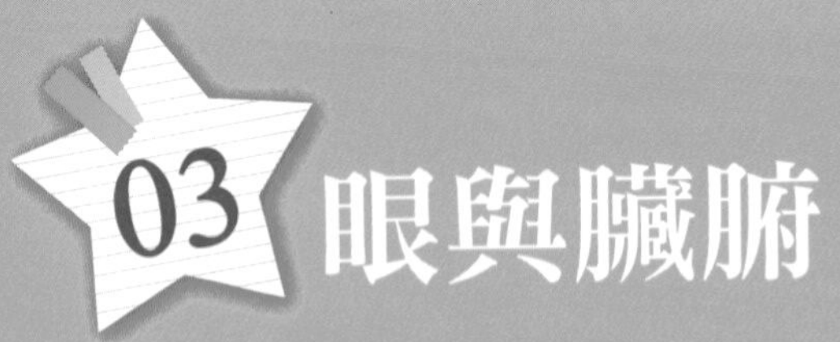

03 眼與臟腑

赤脈從上向下者，屬太陽病；從下走向上者，屬陽明病，從外走向內者，屬少陽病。——《靈樞 · 論疾診尺》

根據《黃帝內經》記載，直接與眼目有聯繫的經脈有：足太陽、陽明、少陽，手太陽、少陽，手少陰、足厥陰，任脈、督脈、陰陽蹻脈。經筋則有：足太陽、陽明、少陽，手太陽、少陽。足太陽屬於上眼瞼，陽明屬於下眼瞼，少陽結於目眥為外維。

經絡之氣讓眼神明亮

據《靈樞 · 論疾診尺》記載：「赤脈從上向下者，屬太陽病；從下走向上者，屬陽明病，從外走向內者，屬少陽病。」又據《靈樞 · 熱病》指出：「目赤從內眥始者，屬陰蹻病。」《靈樞 · 大惑論》認為，瞳子黑眼法於陰，白眼赤脈法於陽。

由於眼瞳屬腎，黑睛屬肝，兩者為其陰臟精氣所滋養；而白睛屬肺，眼球赤脈屬心，兩者亦為陽臟的精氣所滋養，並由此延伸出眼瞼上為陽，下為陰；左為陽，右為陰；外眥為陽，內眥為陰。因此，眼睛有了陰陽精氣的調和，才能擁有明亮的眼神，也才能清晰視物。

眼部八區對應臟腑

而中醫也根據《黃帝內經》將眼部與其經絡結合的理論，把眼部分成八區。以瞳孔為中心畫出十字線，即通過瞳孔下所延伸的中垂線，再向左右畫出平行線通過眼眥，之後再將眼睛的四個象限各等分兩區，以成為八個經區：

一區

屬肺與大腸。

二區

屬腎與膀胱。

三區

為上焦（包括橫膈以上的部位，內含心、肺、食道等）。

四區

屬肝與膽。

五區

為中焦（膈下、臍部以上的部位，內有脾、胃等臟腑）。

六區

屬心與小腸。

七區

屬脾與胃。

八區

屬下焦（肚臍以下到骨盆腔裡的器官，包括腎、小腸、大腸、肝、膀胱等）。

此外，由於左眼屬陰，所以其臟腑分區為逆時針排序；而右眼屬陽，所以其臟腑分區為順時針排序，但兩眼的各區所屬臟腑分布，皆是左右對稱的。

中醫在觀察眼部時，會透過眼區的各個表徵，如血絲顏色、眼睛形態等來推測臟腑異狀，並參照其他顏面徵兆以進行更精準的診斷。

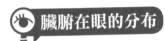

臟腑在眼的分布

眼睛之所以能辨識萬物，是受五臟六腑的精氣所滋養。如果臟腑功能失調，精氣無法充分的流注眼睛，便會影響眼睛外觀及神色。以下為臟腑在眼睛的分區，可藉此推知臟腑異狀。

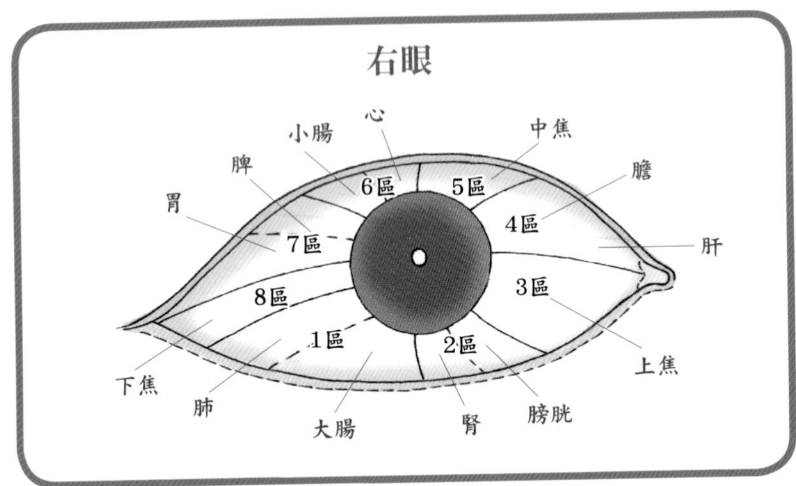

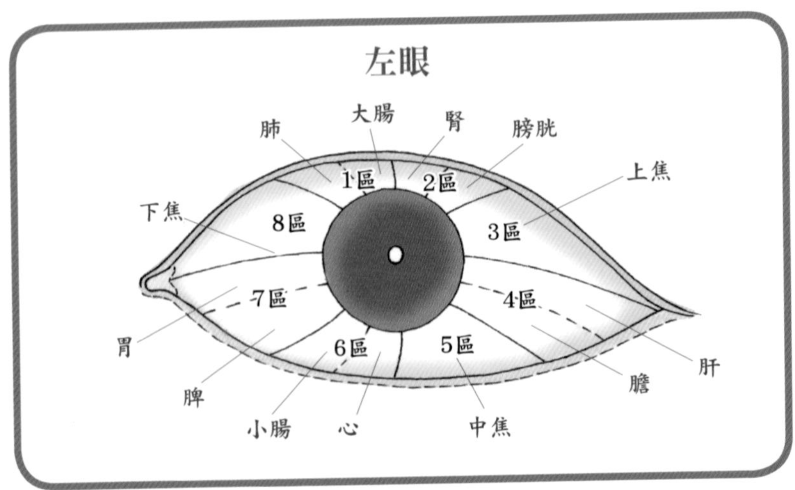

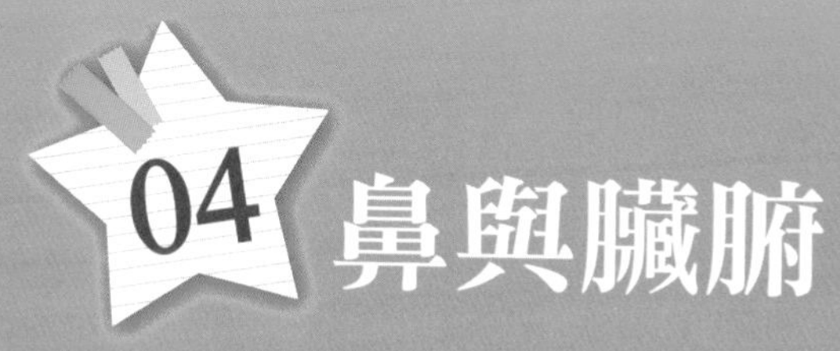

04 鼻與臟腑

肺氣通於鼻，肺和則鼻能知香臭矣。——《靈樞 · 脈度》

《素問 · 金匱真言論》中提到：「開竅於鼻，藏精於肺。」《靈樞 · 脈度》又指出:「肺氣通於鼻，肺和則鼻能知香臭矣。」由此可知，鼻與臟腑中的「肺」相對應。但依據鼻部全息圖來看，其與人體各臟腑均有聯繫，故若鼻部出現異狀，如長痘、出現病色等，皆代表與其對應的器官有異樣。

自古以來，中醫學便認為鼻雖是體表的呼吸器官，但與人體的五臟六腑皆有著密切的生理與病理關係，尤其與肺、脾、膽、腎、心等臟腑。所以，當中醫進行望診時，鼻部周圍的顏色觀察便是重要的診斷依據。而正常人的鼻部是明亮紅潤的，若出現灰暗、青紫等病色，就表示身體出了問題。以下介紹分布在鼻子的重要穴位與肺、脾、膽、腎、心的對應關係，以供「望鼻」時參考對照。

肺的鼻部反射區

肺分布於兩眉頭連線之中點。肺主鼻，鼻為肺之竅，肺之官；肺氣上接氣管通於鼻，構成肺系。若肺氣充沛則能與鼻共司呼吸，可助發音、聞香臭；而肺系是否出現異狀，亦可根據鼻部狀態來觀察，藉此判斷肺系的健康。

脾的鼻部反射區

脾分布於鼻頭上緣正中線上，即心穴與外生殖器穴連線之中點。由於鼻為血脈聚集之處，而脾臟具有統率血、化生血的功能，因此脾可影響鼻的生理功能。而水穀精微等營養物質須藉由脾氣升清的作用，故透過脾的吸收可將營養散布全身。由此可知，倘若脾經異常，則「九竅」（指人體的兩眼、兩耳、兩鼻孔、口、前陰尿道和後陰肛門等九個孔道）均會失去正常功能，故脾不健康便是對九竅不利。

膽的鼻部反射區

膽分布於眼頭之下、肝穴外側。如果鼻樑出現疼痛、火氣大的症狀，且伴隨臉頰兩側或前額疼痛，又有流膿鼻涕、呼吸不暢、頭昏腦脹、火氣大等，此多為膽經鬱熱的徵兆，由於膽經之氣上通於腦，若膽熱移腦將會影響鼻道，導致鼻竇炎。

腎的鼻部反射區

腎分布於脾與外生殖器連線之中點。鼻司呼吸，依靠腎氣協助，其中肺主呼出而腎主納入，腎不納氣則會引發成氣喘；而腎氣不足或腎陽虛弱，則鼻容易受風寒所襲，其主要症狀為噴嚏多。另外，中醫針對現代人最常罹患的過敏性鼻炎，都會從主司呼吸的「肺」、消化的「脾」、控制內分泌的「腎」開始治療，並且根據「冬病夏治」的原則，積極在夏天時調養體質，以減輕冬季發病時的不適症狀。

心的鼻部反射區

心分布於兩目內眥連線之中點。鼻主嗅覺，需要心經的功能協助參與，所以也可以說「心主嗅」；此外，心主脈，而鼻為血脈聚集之處，故心的健康程度與鼻部的外在表徵甚有關聯。如心臟腫大的患者，則鼻頭會有紅腫症狀，此為鼻部反映心臟的特徵。

鼻部臟腑示意圖

《黃帝內經》認為面色取決於明堂，而鼻就是明堂。由於鼻部可與人體五臟六腑及四肢相對應，再加上鼻為肺之竅，是人體的呼吸之門，且五臟精氣均上達於鼻，故人們可藉此推斷身體的健康變化。

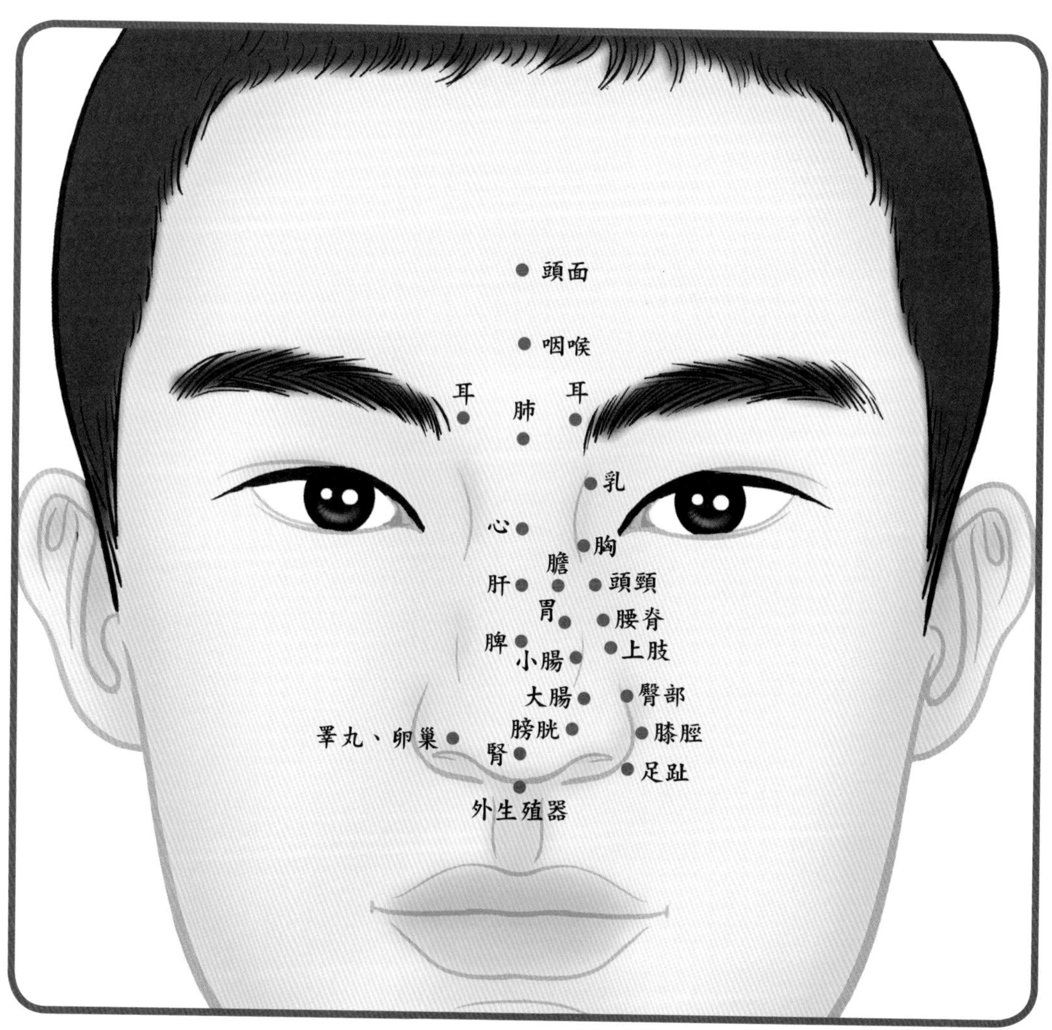

鼻部的顏色與徵象

根據鼻部與臟腑的對應可知，當鼻子出現怪異顏色時，代表身體出現異常，故了解鼻部不同顏色的變化與所代表的徵象，可隨時掌握自己的健康狀態。

顏色	徵　　象
鼻色青	①鼻部青黃：多為肝病。 ②鼻頭色青：主腹中痛。 ③鼻頭青黃：多為淋病。
鼻色赤	①鼻頭色赤：主肺脾二經有熱。 ②鼻孔外緣紅：腸內有病。 ③婦女鼻翼色赤：多為月經不調、閉經。
鼻色黃	①鼻部黑黃而亮：有瘀血。 ②鼻部黃黑乾燥：脾火津涸。 ③鼻頭色黃：內有濕熱，或主胸中有寒。
鼻色白	①鼻部潔白：為氣虛、血虛的徵兆，或主脾胃虛寒。 ②鼻部淡白：主肺病，如慢性支氣管炎。
鼻色黑	①鼻部色灰黑：多為血虛、血瘀之疾。 ②鼻頭黑且呈乾枯狀：為房事過多應有所節制。 ③婦女鼻翼微黑：膀胱及子宮出現病痛。 ④男性鼻頭色黑且延伸至人中：主陰莖睪丸痛。

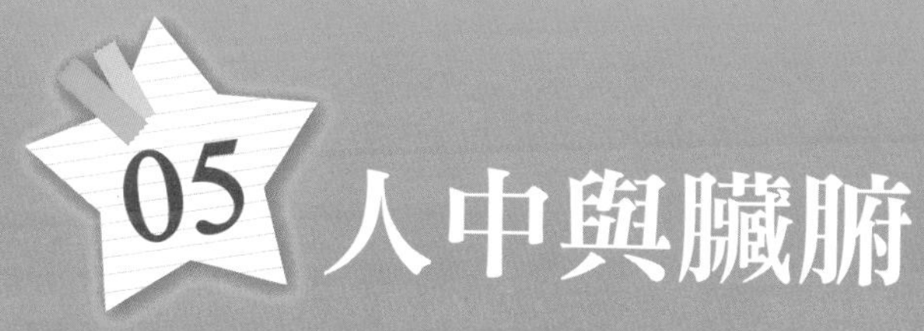

05 人中與臟腑

面王（鼻）以下者，膀胱、子處也。——《靈樞・五色》

自古以來，面相術就有一句非常有名的話：「一凸起，一凹進。」「凸起」就是指人的鼻子，而「凹進」當然就是指人中了。另有一句話：「古人觀壽，先觀人中。」由此可知，「觀人中」便能一眼明白此人的健康狀況。人中亦稱為「水溝」，是任脈和督脈的匯聚之所，故可藉此看出人的氣血健康。另外，人中作為連接鼻與口唇的重要部位，是多條經絡循行必經之處，故當人體出現病變時，都會從人中的色澤、表徵及異狀之中顯露。

中醫——人中為許多經脈匯聚之所

「人中」內應脾胃，下應膀胱子宮，主要為人體生殖系統分布區。《靈樞・五色》中說：「面王（鼻）以下者，膀胱、子處（子宮）也。」

意指人中主男女泌尿及生殖系統的健康狀況。但其實人中對人的生命也有著重要意義，即當病患昏厥時，掐人中可使其復甦，在臨床醫學上常用此法急救。

「人中」也是經絡交錯、經氣灌注的重要匯聚之地，尤其又是主血的任脈和主氣的督脈交會處，並且與眾多經脈的關係非常緊密，如手陽明大腸經、足陽明胃經、手太陽小腸經、足厥陰肝經等經脈都直接循行至人中。

由於經脈的絡屬關係，將人中與經脈及其相應臟腑連結起來，所以，人體臟腑功能和氣血津液的變化，可透過人中的形態與色澤反映。

西醫——人中與生殖系統有密切關係

從西醫的角度來分析人中，就會察覺其與子宮的關係相當密切，具有一定的「發生」聯繫。根據臨床醫學發現，子宮出現異常與中腎旁管發育不當有關。在胎兒的發育過程裡，人中與中腎旁管為同一發育時期，故兩者影響甚深。

由於子宮是由中腎旁管發展而來，且在中腎旁管發育的時期，剛好是上唇（人中）形成之時（胚胎生長的第六至七週），故此時期胚胎若受到不良因素的影響，則中腎旁管和上唇的發育將會有所變異，而人中便會透過形態與色澤反映。因此，觀察人中的改變，可進一步了解男女泌尿系統及生殖器官的健康狀況。

人中與所主病證

有關人中所主病證，可藉由以下古代醫書了解。《黃帝內經》曾說：「足太陰氣絕者，則脈不榮肌肉，……舌萎，人中滿。人中滿，則唇反，肉先死也。甲篤乙死。」

《脈經》中說：「病患鼻下平者，胃病也；微赤者，病發癰；微黑者，有熱；青者，有寒；白者不治。凡急痛暴厥，人中青者，為血實，宜決之。」又說：「凡中風，鼻下赤黑相兼，吐沫而身直者，七日死。」

除此之外，當人的胃中與前陰，因病濕熱而潰爛，或瘀血凝積而出現疼痛者，往往人中也會出現紅色的小粟瘡，或有如煙煤晦暗的黑斑，由此可知其氣絡與人中相應。故透過人中的色澤和形態，能進一步判斷身體臟腑的病變。

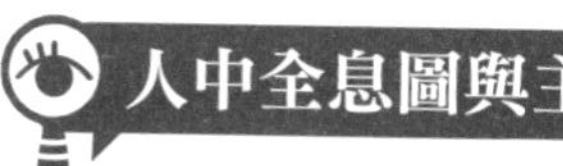

人中全息圖與主治病證

人中全息圖就像一個頭朝下的人體。可將人中沿其溝分為上、中、下三處，分別可分為三穴，共九穴。而九穴各有代表的主治臟腑，可藉此判別臟腑的健康功能。

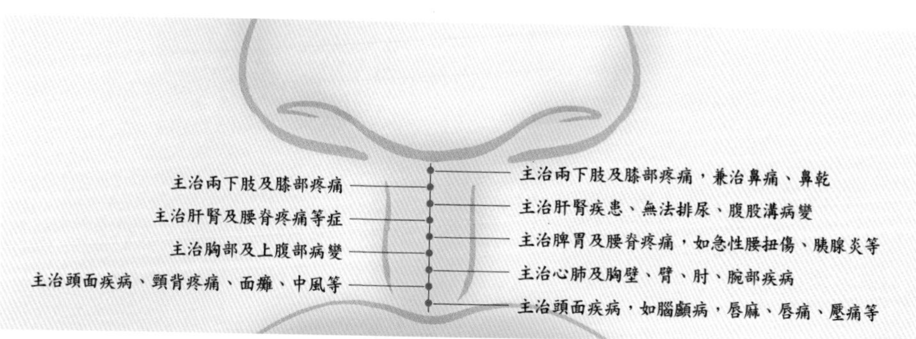
主治兩下肢及膝部疼痛，兼治鼻痛、鼻乾
主治兩下肢及膝部疼痛
主治肝腎疾患、無法排尿、腹股溝病變
主治肝腎及腰脊疼痛等症
主治脾胃及腰脊疼痛，如急性腰扭傷、胰腺炎等
主治胸部及上腹部病變
主治心肺及胸壁、臂、肘、腕部疾病
主治頭面疾病、頸背疼痛、面癱、中風等
主治頭面疾病，如腦顱病，唇麻、唇痛、壓痛等

人中與生殖系統

由於胎兒在母體的發育期間，其人中與生殖系統的發展正好是同一時期，故藉由人中的外形便能間接了解當時的發育狀態，但後天的不良因素也會造成人中變化，以下簡短介紹之。

人中形態	生殖系統健康狀況
人中短淺且溝色淡	小子宮，或睪丸先天發育不良。
人中偏長且溝色深	子宮頸短或陰莖小。
人中隆起	留意子宮有腫瘤、息肉。
人中出現疹子	女性為子宮頸糜爛，男性則多是前列腺炎等徵兆。
人中出現瘀斑	子宮內膜結核，附睪結核等症。
人中凹陷	骨盆異常或是骨盆狹窄，易出現難產。

06 唇與臟腑

脾、胃、大腸、小腸、三焦、膀胱者，倉廩之本，營之居也，名曰器，……其華在唇四白。——《素問 ‧ 六節臟象論》

中醫認為，脾開竅於口。如《黃帝內經》所云：「脾之合肉也，其榮唇也。」由於脾之華在唇，且足陽明胃經環繞口唇，故望口唇便可知脾胃病變。《素問 ‧ 六節臟象論》中說：「脾、胃、大腸、小腸、三焦、膀胱者，倉廩之本，營之居也，名曰器，……其華在唇四白。」

口以開闔為用，為心之外候，飲食均從口入，四通八達，為臟腑之要衝。由於大腸之經脈挾口而交人中，肝脈絡環唇內，衝脈絡唇口，任脈至承漿，督脈上頤環唇。所以，唇診之形與其色澤變化、皮肉榮枯、皮之薄厚等都可推測臟腑功能的狀態。

唇部八卦與五臟

如果從臟腑在唇部的分布來看，它其實是一個翻轉（由上翻下）的八卦圖，臟腑與唇是對應關係，而臟腑在八卦方位上所占區域就是唇的對應部位。

首先，將口微閉，自兩口角畫一橫線，再從鼻頭中間經上、下唇中央畫一垂直，形成四個象限，這時再畫兩條穿過此象限中心點的斜線，將口唇分成八等分，每一等分為一八卦方位，人體的臟或腑便分別在某一方位上。進行口唇的望診時，可根據方位上的形態、色澤來判斷臟腑的病理變化。其具體對應關係如下：

乾一

屬肺、大腸。肺熱發燒病人，多在口唇下方起皰疹。

坎二

屬腎、膀胱。此處呈紅紫色為急性腎炎的徵兆，而慢性腎炎者則呈暗黑。

艮三

屬上焦、膈以上，包含胸背部、胸腔內臟器、頸項、頭顱、五官等。凡是上焦火旺的病人此處易起皰疹、口角潰爛。

震四

此為肝膽區。凡是肝膽有濕熱、瘀熱、肝膽火旺者，均會出現皰疹或腫脹、痛癢等。

巽五

此區屬中焦，包括膈肌以下，肚臍以上，上肢部、腰背部及其內臟器官。凡是中焦疾病，此處均有脹腫、皰疹等表徵。

離六

此區屬心、小腸。凡心經、小腸經有熱，則鼻唇溝右側會起皰疹。

坤七

此區屬脾和胃。凡是脾、胃有病者，均會出現皰疹或紅腫。

兌八

此區屬下焦，包括肚臍以下之小腹部、腰　部、骨盆腔、泌尿生殖系統，下焦有濕熱、瘀血者，此處均易長皰疹、腫脹、爛口角等。

健康的唇應為淡紅色，且圓潤飽滿而不乾燥，無潰瘍、龜裂等，此為體內脾胃之氣充盛、血脈調和之故。然而，當身體發生病變時，口唇便會於第一時間反映，故掌握口唇的顏色變化，便能初步檢視自身的健康。

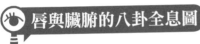

唇與臟腑的八卦全息圖

根據唇部與八卦的對應，可劃分唇的臟腑分區，如下圖所示。

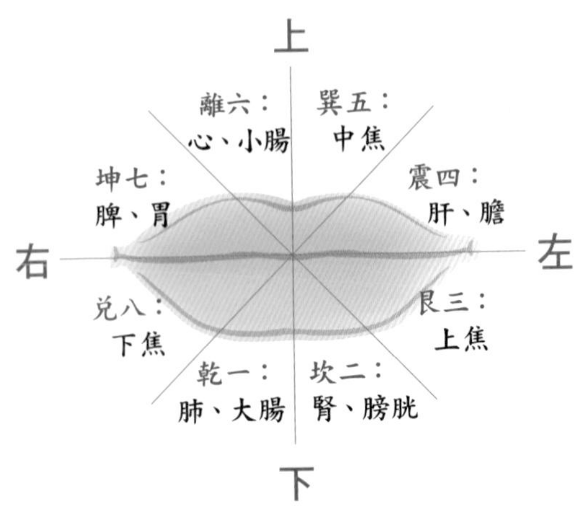

唇是身體健康的標誌

口唇顏色	徵　象	防治方法
嘴唇為紅色、深紅色或紫紅色	體內火氣大。顏色越深，則代表火越大。常見不適有牙痛、頭痛、頭暈、便祕、尿黃等。	少吃辛辣食物、糖類、雞肉、羊肉等。
嘴唇為青黑（紫）色	代表體內有明顯血瘀氣滯的情況。常見不適有胸悶、經常嘆氣、胸部偶有刺痛、作惡夢等。	每天喝點醋，有活血化瘀和改善心情的功效。
嘴唇為淡白色	代表此人體內氣血匱乏。常見不適有乏力、困倦、背痛、性慾低下等。	多吃魚肉、雞肉、牛肉、雞蛋等高營養物質，切忌過度熬夜。
嘴唇周圍皮膚泛起一圈黑色	代表身體內有濕氣，也意味著腎和脾胃都開始虧虛。常見不適有食慾下降、消化差、下肢有沉重感、小便頻多。	避免吃各種甜食、油膩、生冷食品。飯後不要急於躺臥或睡覺，每天用熱水泡腳。

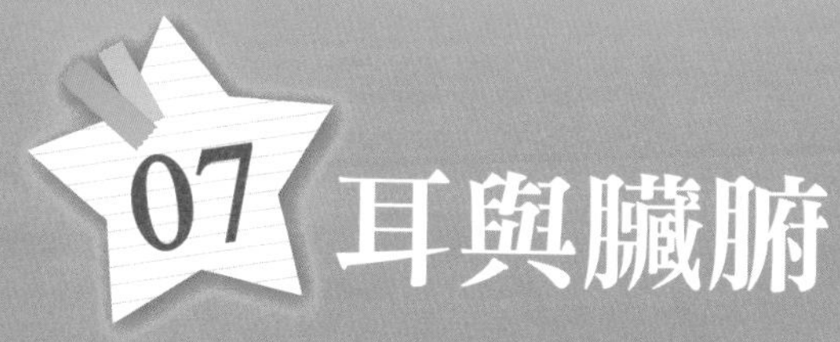

07 耳與臟腑

南方赤色，入通於心，開竅於耳。——《素問 · 金匱真言論》

耳為腎之竅，手足少陽經之脈分布於耳，手足太陽經、陽明經亦行於耳前後，且十二經脈皆通行於耳，故《靈樞 · 口問》云：「耳者，宗脈之所聚也。」而《素問 · 金匱真言論》說：「南方赤色，入通於心，開竅於耳。」由此可見，耳診能察知心臟功能健康與否。

身體健康的耳朵，其色紅潤而光澤，是氣血充足的表現。故觀察耳的顏色、位置、厚薄圓扁等能得知其先天體質，並從形態和長相預知後世病理。《靈樞 · 本臟》中指出：「（耳）黑色小者則腎小，粗者則腎大，耳高者腎高，耳後陷者腎下，耳堅者腎堅，耳薄者腎脆。腎小既安難傷。堅則腎不受病。腎大，大則虛，虛則腎虛，耳聾或鳴。」此外，耳與五臟六腑、四肢都有密切聯繫，故在耳廓上有全身臟器與肢體的反應點，尤與腎、膽的關係更為密切。

耳為人體縮影

依據現代的「耳針療法」研究發現，耳朵與臟腑有其相關部位的區域劃分，且人體內臟在耳部的分布是有規律的。中醫認為，人體各部位在耳朵上的分布就像一個倒置的胎兒，頭在下，腳在上。例如，耳垂相當於面部；正對耳孔開口處凹陷為「耳甲腔」，相當於胸腔的內臟器官；耳甲腔上方的凹陷處為「耳甲艇」，相當於人的腹腔；而耳廓的外周耳輪則相當於軀幹四肢。因此，當身體出現不適時，若能按摩與臟腑相應的耳朵區域並對症取穴，便能達到舒緩保養之效。

當內臟、肢體、器官等部位發生病變時，在耳廓的相應部位有壓痛點（或反應點），可作為取穴根據。例如胃病取胃穴、踝關節扭傷取踝關節穴等。

耳部與臟腑取穴

根據中醫臟腑學說指出，肝與膽、心與小腸、腎與膀胱、脾與胃互為表裡，因而肝病又取膽穴、心臟病取小腸穴、腸炎取肺穴。此外，《黃帝內經》提出「肝開竅於目，心開竅於舌，脾開竅於口（唇），肺開竅於鼻，腎開竅於耳」的說法，因而眼病又取肝穴、中耳炎取腎穴、鼻炎取肺穴。而中醫的另一理論為「肝主筋，心主血，脾主肌肉，肺主皮毛，腎主骨」，由此可知皮膚病又取肺穴、骨科病取腎穴、肌肉病痛又取脾穴。從上述說法可了解，穴位治療並非只有臟腑對症穴才能按摩，其互為表裡的穴道亦可。

以下介紹耳輪最常出現的三種異常顏色，供讀者對照，以便及時察覺身體異狀：

耳輪色白

常見於暴受風寒，或寒邪直中者。

耳輪青黑

常見於身體劇痛的患者。

耳輪紅腫

則為少陽（為半表半裡證，其表現為口苦咽乾、目眩、不思飲食、心煩嘔吐）相火（與君火相對，寄藏於下焦肝腎，有溫養臟腑、主司生殖的功能，與君火相配，共同維持人體正常的生理活動。但相火過盛則有害）上攻，或為肝膽濕熱。

耳與臟腑的對應

人的耳朵與全身各部分都有一定的對應關係，所以了解耳朵各部分區並經常按摩，對身體具有保健效果。

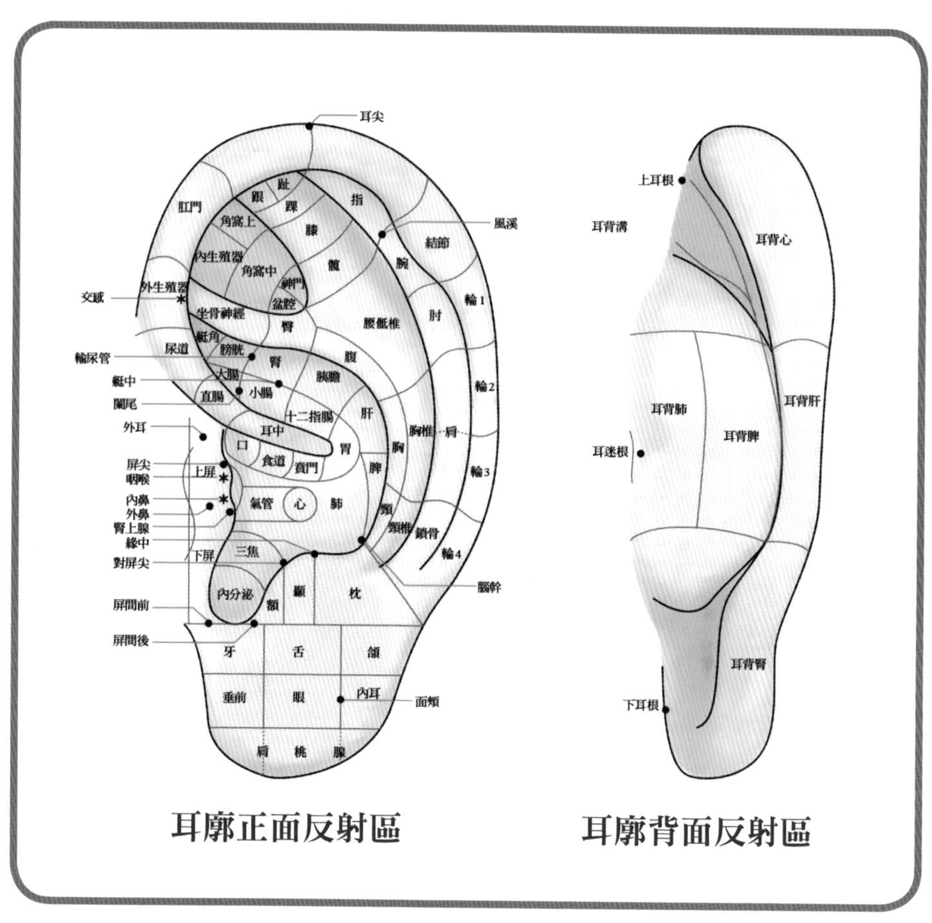

耳廓正面反射區　　耳廓背面反射區

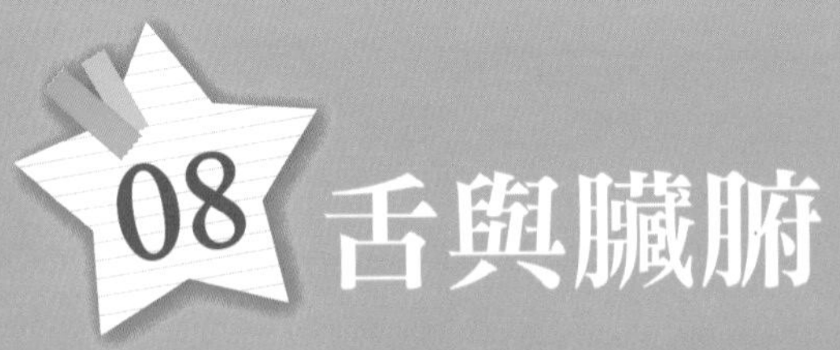

08 舌與臟腑

足太陽之筋，其支者，別入結於舌本。——《靈樞 · 經筋》

中醫認為，舌為心之竅，脾胃之外候。人體的五臟六腑透過經絡和經筋的循行，直接或間接地與舌有聯繫。《靈樞 · 經脈》說：「手少陰之別……循經入於心中，系舌本。」「厥陰者，肝脈也……而脈絡於舌本也。」「脾足太陰之脈，上膈挾咽，連舌本，散舌下。」「腎足少陰之脈……循喉嚨，挾舌本。」《靈樞 · 營衛生會》提到：「上焦出於胃上口……上至舌，下足陽明。」《靈樞 · 經筋》指出：「足太陽之筋，其支者，別入結於舌本。」以上皆指出臟腑透過經絡的運行傳送精氣至舌，故觀察舌質、顏色與舌苔時，便可以看出此人健康與否。

舌是人體系統中資訊最豐富的儲存槽

由上述古代醫書可知，舌透過經脈、經別或經筋，與心、肝、脾、腎、胃、膀胱、三焦諸臟腑有著直接聯繫。因為心主舌，心氣通於舌，所以心與舌的聯繫最為密切。至於肺、膽、小腸、大腸等，雖與舌無直接聯繫，但由於手太陰肺經起於中焦，絡於脾胃；足少陽膽經絡於肝；手太陽小腸經與心互為表裡；手陽明大腸經又聯絡於肺，故肺、膽、小腸、大腸等臟腑之精氣，亦間接聯繫於舌。

舌擁有分支眾多的「網絡」，因此可以客觀反映人們的體內生理與病理變化，顯示人體的外在表現和健康狀態。舌蘊含了生命活動的內在訊息，並成為反映人體內在健康的觀察平台，故被認為是人體系統中健康訊息最豐富的儲存槽。

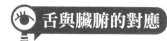

舌與臟腑的對應

舌可分為舌尖、舌中、舌根、舌邊四部分。中醫將舌體又劃分為上、中、下三焦，其舌尖部為上焦；中部為中焦；根部為下焦。其臟腑分屬為：因心肺居上，故舌尖代表心和肺；脾胃居中，舌中則代表脾胃；肝膽之脈分布於脅肋，故舌之兩邊代表肝膽；腎居下焦，則舌根代表腎。

然而，透過針刺測量儀的結果發現：人體在舌的投影中，其上部相當於舌體前部，其下部相當於舌體的後部，故與中醫將舌體的前、中、後部，分別對應上、中、下三焦的基本理論是一致的；意即舌尖主心肺、舌中主脾胃、舌邊主肝膽、舌根主腎。透過以「舌區候臟腑」之理論，可觀察舌的變化情況，測得五臟六腑、四肢九竅的病理情形，反映氣血、津液的輸布狀況，觀測疾病的性質及病位所在，對臨床診斷具有重要的參考價值。

舌部臟腑分區圖

在中醫的望診裡，舌是重要關鍵之一。在了解舌的分區，以及與臟腑的對應關係後，便能藉由觀舌的色澤與形態推知臟腑健康。

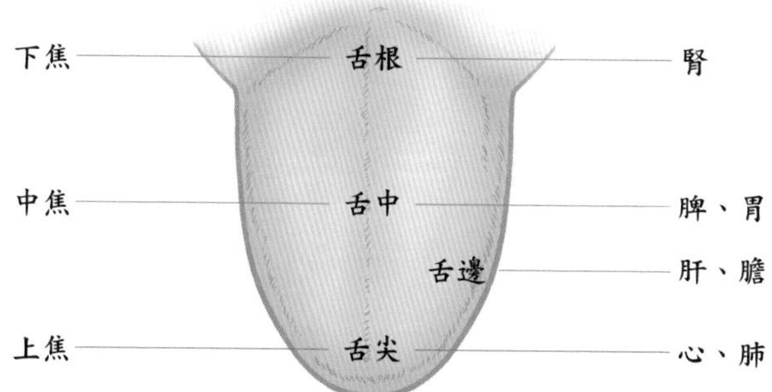

舌色與健康

舌色即舌質的顏色，一般可分為淡紅、淡白、紅、絳、紫、青等，除了淡紅色為正常舌色外，其餘都是主病之色。

舌色	徵　　象
淡紅舌	舌色白裡透紅，不深不淺，淡紅適中，乃氣血上榮之表現，說明心氣充足，陽氣布化，為正常舌色。
淡白舌	舌色較淡，甚至全無血色，是由於陽虛生化陰血的功能減退，以致血液無法營運於舌中，主虛寒或氣血雙虧。
紅舌	舌色鮮紅，較淡紅舌為深。是因熱盛致氣血沸湧、舌體脈絡充盈，故主熱證。可見於實證，或虛熱證。
絳舌（指舌深紅）	舌色深紅，較紅舌顏色更深之舌。主病有外感與內傷之分，若是外感病，則為熱入營血；若為內傷雜病者，則為陰虛火旺。
紫舌	紫舌是由血液運行不暢，瘀滯所致，主寒或熱。熱盛傷津，氣血壅滯，多表現為絳紫而乾枯少津；寒凝血瘀或陽虛生寒，舌呈淡紫或青紫、濕舌潤。
青舌	舌色如皮膚的「青筋」，全無紅色。是因陰寒邪盛，導致陽氣鬱而不宣，血液凝而瘀滯，故舌色發青。主寒凝陽鬱，或陽虛寒凝，或內有瘀血。

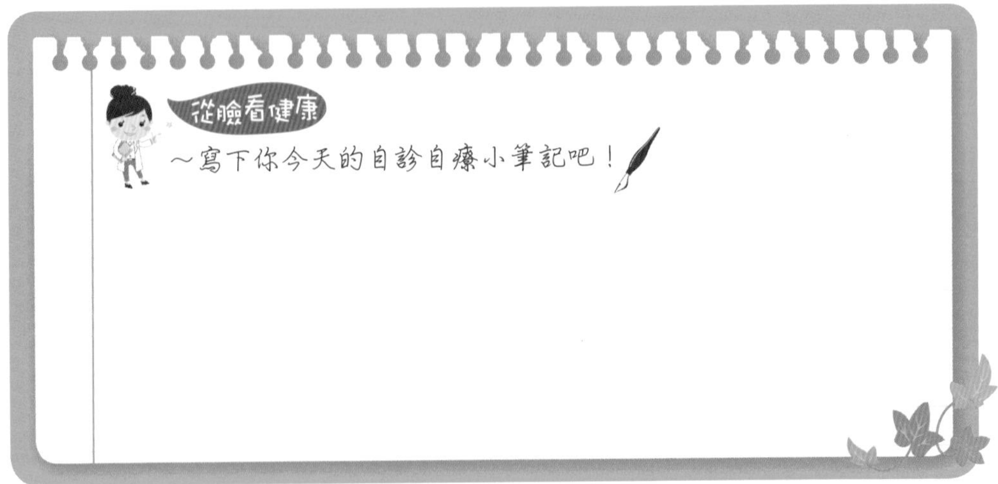

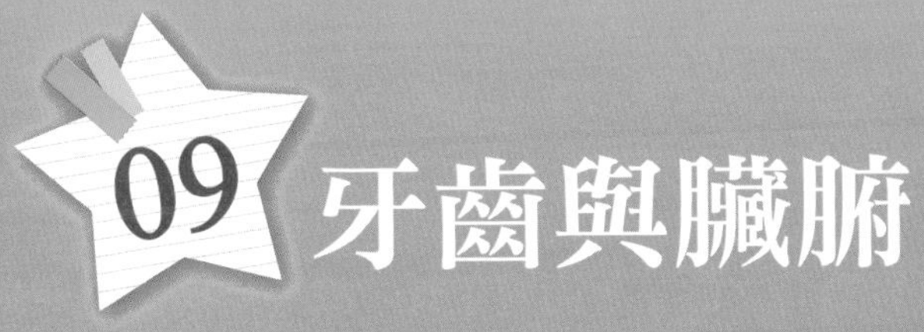

09 牙齒與臟腑

欲知其內者，當觀乎外；診於外者，斯以知其內，蓋有諸內者形諸外。——《丹溪心法》

現代解剖學將牙齒分為切牙（又稱門牙）、尖牙（又稱虎牙）、前磨牙、磨牙（又稱臼齒），其形態和功能決定了各部位牙齒所屬臟腑：上切牙屬心，下切牙屬腎；上尖牙及前磨牙屬胃，下尖牙及前磨牙屬脾；上左磨牙屬膽，下左磨牙屬肝；上右磨牙屬大腸，下右磨牙屬肺。

當對齒診的臟腑部位有了明確分屬後，便可在臨床的診斷上賦予重要的意義。

牙齒與胃和大腸密不可分

身體健康者的牙齒應是潔白潤澤，代表其津液內充，腎氣充足；而牙齦則是淡紅潤澤，為胃氣充足、氣血調和的表現。對於牙齒與臟腑的聯繫，《黃帝內經》認為：「大腸手陽明之脈……其支者，從缺盆上頸，貫頰，入下齒中……胃足陽明之脈，起於鼻，上交齒中，旁納太陽之脈，下循鼻外，入上齒中。」由此可知，胃與大腸二經和牙齒具有緊密的關係。

中國學者張穎清在《生物全息律》中也表示：「生物體每一相對獨立的部分，在化學組成的模式上與整體相同，是整體成比例的縮小。」由此可推知，牙齒是人體相對獨立的部分，更是人體臟腑等比例的縮小對應圖。因此，牙齒不僅和胃、大腸有密不可分的關係，也與人體其他臟腑緊密連結。

望齒齦而知病理

正所謂「腎為骨之餘」，而腎主骨，故《雜病源流犀燭》曰：「齒者，腎之標，骨之本也。」說明腎與齒關係密切。而《黃帝內經》不僅肯定了齒與腎氣、精髓、手足陽明經脈等臟腑經絡在生理上的關係，並觀察到胃火牙痛、腎虛齒鬆齒脫落等牙齒與臟腑在病理上的聯繫。

溫病學家葉天士更發展了一套特別診法：「牙齒上半截潤，胃津養之；下半截燥，因腎水不能上滋其根，而心火灼。」由此可知，透過牙齒的狀態亦能反映其內在臟腑的健康情形。

以下介紹六種牙齒所代表的人體健康狀態，供讀者參考對照。

牙齒乾燥

為熱盛傷津的徵兆。

牙齒鬆動脫落且齒根外露

多屬腎虛，或虛火上炎。

牙床腐爛及牙齒脫落

為「牙疳」（在中醫上意指齒齦紅腫、腐爛的病症。或稱為「齒槽膿漏」）的兇候（指死亡的徵兆）。

牙齦淡白

多為血虛徵兆。

牙齦肉萎縮而色淡

多屬胃陰不足，或腎氣虛乏。

齒齦紅腫

多是胃火上炎，薰灼齒齦所致。

牙齒與臟腑分區

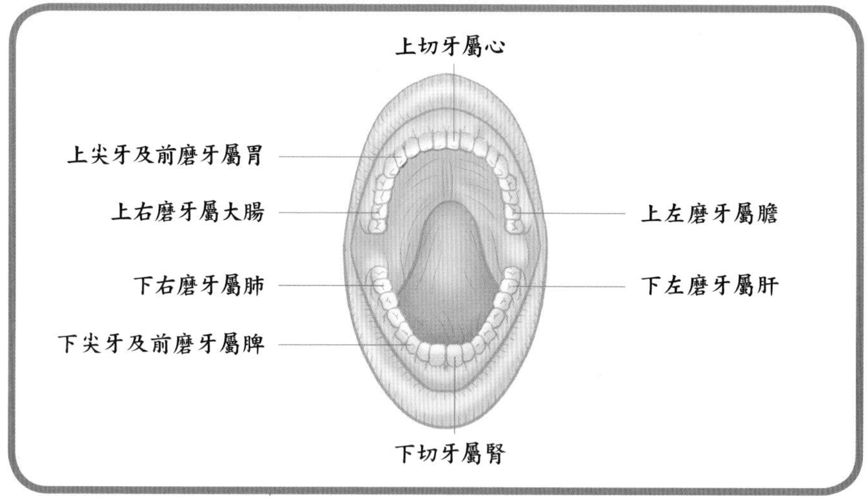

牙齦反射區

牙齒與臟腑的關係主要靠牙齦聯繫，下圖所示的牙齦反射區與全身器官聯繫。若能了解人體在牙齦的反射區域，便可以有效掌握身體的健康。

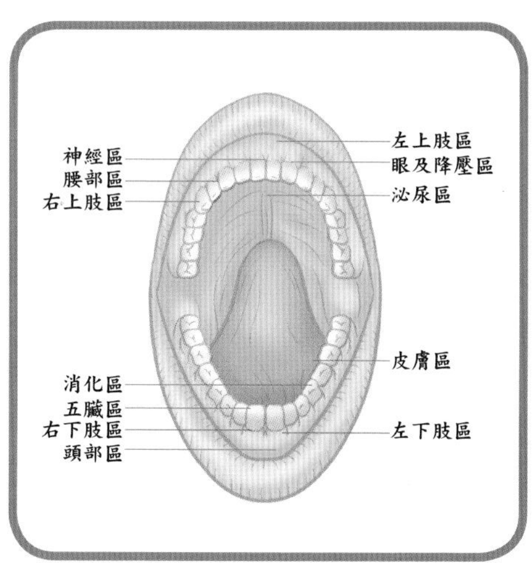

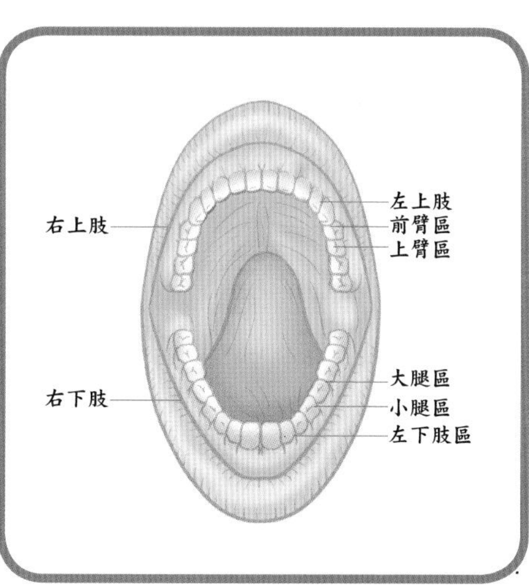

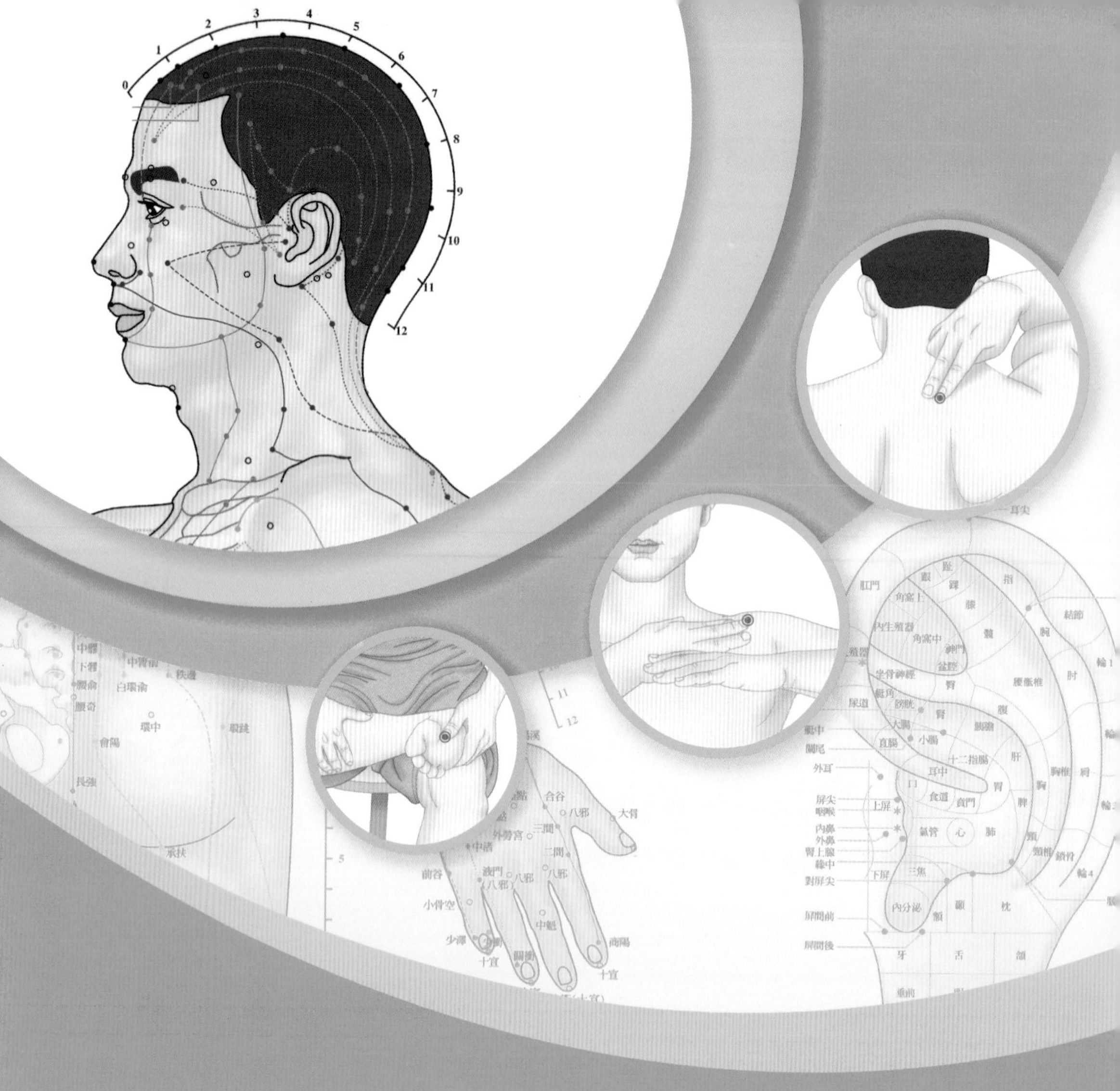

「面色紅赤」一般主熱，是人體內部有熱的象徵。「面色青」是指疾病較為嚴重的病色。其主寒證、痛證、瘀血證、驚風證、肝病。「面部黃色」為濕土之色、脾胃之色、足太陰經之色，亦為風、為熱，故主虛證、濕證。

面部白色為燥金之色，手太陰經之色，肺與大腸之色。主寒證、虛證、脫血、奪氣。面部發黑可分為正常黑和異常黑。前者是與生俱來且終生不變的，為其先天因素；而因陽光照射致使皮膚晒黑者的後天因素亦屬正常。

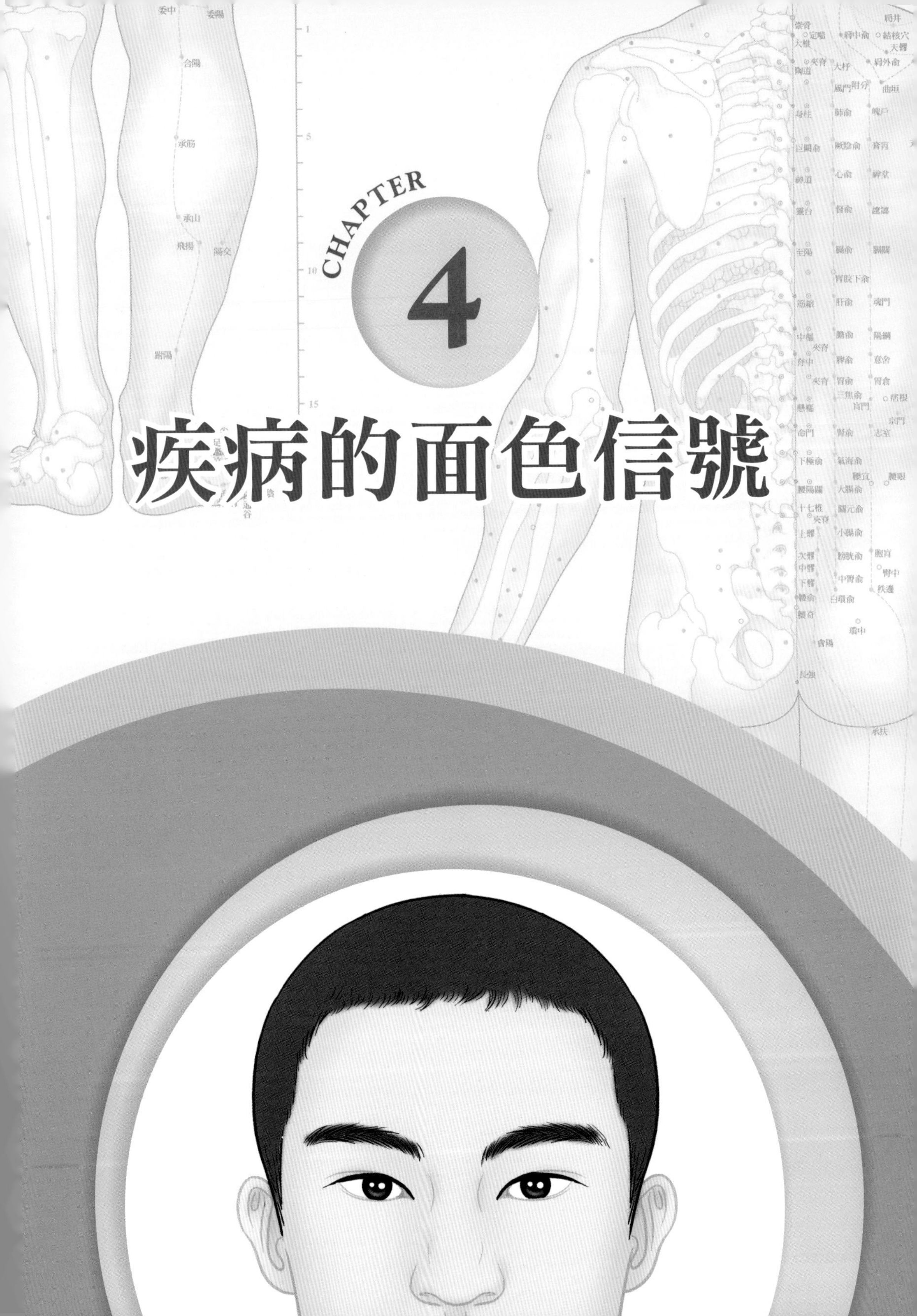

CHAPTER 4 疾病的面色信號

01 面部紅赤：主熱

赤色屬火，主熱，乃手少陰心經之色。——《證治準繩 · 察色要略》

「面色紅赤」一般主熱，是人體內部有熱的象徵。《證治準繩 · 察色要略》提到：「赤色屬火，主熱，乃手少陰心經之色。」而手少陰心經屬心絡小腸，主治心、胸、精神病與其經絡循行部位，並因氣血得熱則行，熱盛而血脈充盈、血色上榮，所以面色赤紅。

而熱證有實虛之別，在面部表現可分兩種：嚴重赤色為實熱，微赤為虛熱。實熱證的表現為滿臉通紅，多為陽盛之外感發熱（意指四季氣候不正常，感染到風、寒、暑、濕、燥、火等六種外邪所引起的發燒），或臟腑實熱；虛熱證則表現為兩顴潮紅嬌嫩，屬陰虛火旺的虛熱證。

此外，若在病情危重之時，面色蒼白，卻時而泛紅如妝、嫩紅帶白、游移不定，則多為虛陽浮越的「戴陽證」，此症屬於真寒假熱之危重證候，是精氣衰竭、陰不斂陽、虛陽上溢所致。

以下為《望診遵經》特別提出的面赤主病條目，並將其各自面色表現詳細列之。

兩頰微赤

若兩頰微赤，但眼睛、鼻子周圍發青者，則為惡寒發熱。而頰赤面青者，則為惡寒與發熱輪流發作。面赤而光者，為上熱下寒（意指患者在同一時期內，上部表現為熱性、下部表現為寒性的證候）。面赤而憂鬱者，為下熱上寒。面赤如酒醉者，則為胃熱。

小兒面赤

小兒發熱若出現面赤氣粗、涕淚交流，並只有四肢末端發冷，身體惡寒且發抖，是痘疹（天花）將發的預兆。另外，若小兒夜啼出現面赤唇紅，並伴隨身腹俱熱、小便不暢且情緒煩躁，此為心熱；但鼻部紅而乾燥者，為脾熱。

孕婦面赤

孕婦準頭（將鼻脊至兩眼中間處，稱「山根」；鼻頭則稱「準頭」）赤者，生產時必定困難。若產後發燒出現面正赤、喘息且頭痛者，有中風危機。而古代醫家也認為，中風者若面赤如妝，則病情相當嚴重，無法治療。

面赤咽乾

若出現面赤咽乾，頻頻咳嗽且痰黃黏稠、氣髒者，為熱嗽表現。若是太陽穴紅黑、面如桃色，多為痢疾徵兆。

而年壽（即鼻樑之上）為紅色光亮者，則為多生膿血。年壽目堂赤者，多為疝氣。顴上長出如火焰般的紅點，則男性為痔瘡，女性容易難產。

此外，面色若忽赤、忽白、忽黑者，多為狐惑病（相當於現在的「白塞氏病」，其症狀為心志不舒、多疑善妒、口臭泛噁、舌紅苔黃膩、大便乾燥等症）。而面赤斑斑如錦紋者，合併出現咽喉痛、吐膿血，則為陽毒之病。

面赤目白

面赤目白兼見氣喘者，意即火克金，可見肺病為赤色，多屬難治之疾。《望診遵經》中提到：「陰火上乘，虛損勞疾也。兩顴鮮赤，如指如縷者，陰虛也。兩顴鮮赤，或作或止者，戴陽也。兩頰炎赤者，骨蒸勞症也。赤而索澤者，氣虛也。面赤目白，憂恚思慮，心氣內索，面色反好者，不過十日死。」《脈經》也提到：「十日定存亡。」故有此面色者，多屬難治之症。

古代醫家也認為「耳目顴頰皆赤者，死在五日中」、「赤黑色出於顴，且大如拇指者，雖病少癒，必卒死」。由此可知，顴頰出現異常赤色時，代表此人命不久矣，但仍須搭配其他診斷方能下定論。

此外，若臉上忽見紅點；或熱病汗不出，顴骨發赤而乾嘔；或久病極虛而出現的面赤者，若伴隨氣喘痰多、身熱腳背腫、輕度腹瀉、食慾不振，且脈緊者，皆為死證表現。所以，我們應多加留意面赤時的色澤與形態。

面赤主症

面色紅一般主熱症，有虛證和實證之別。而不同病症，其面色發紅程度與表現也會各異。

病症	表現
高血壓	其患者會因面部微血管擴張而顯得「紅光滿面」。
結核病	由於低熱（體溫在37.3～38℃），表現為面色蒼白，兩頰呈現緋紅色，特別以午後為甚。
紅斑性狼瘡	臉頰出現對稱的蝴蝶斑。
心臟有異狀	赤色見於臉頰及腮上。
煤氣中毒	臉部泛出如櫻桃紅般的顏色。
面色通紅，伴隨口渴甚至抽搐	常見於急性感染所引起的高熱（體溫在39.1～41℃）病患者。

推薦養心食物

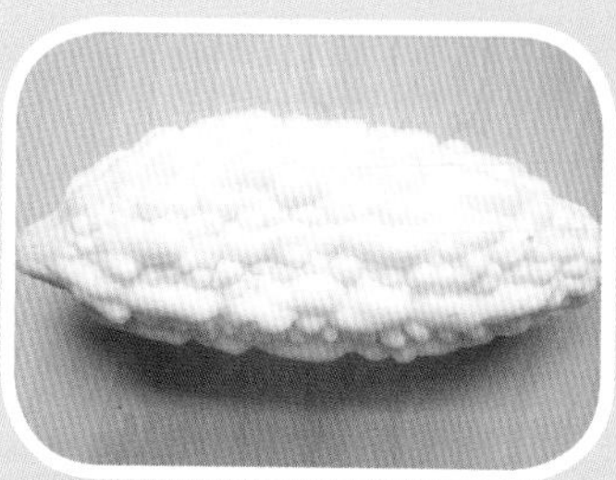

苦瓜

所含的苦味素能增進食慾，健脾開胃。

中醫觀點：苦瓜可清熱解毒、消暑，舒緩中暑、口乾舌燥、皮膚生瘡等熱證；並且有助降低血壓、血糖，活化胰臟及刺激免疫細胞的活性。

蓮子

所含鐵質具有活化人體造血機制的功效。

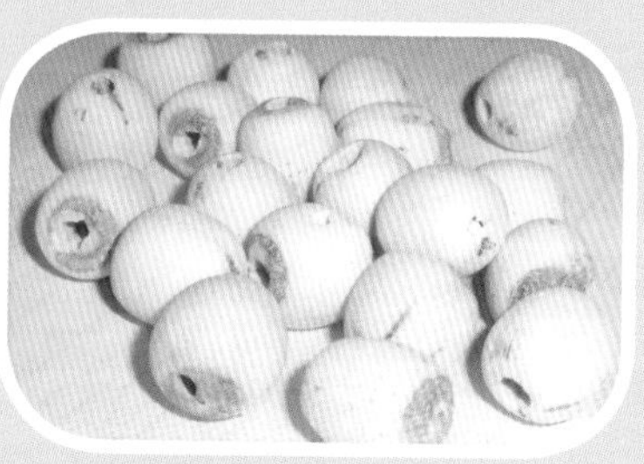

中醫觀點：蓮子具有舒張血管的效用，有助增加血液流量、強化心臟收縮力道、調降血壓。富含維生素C、花青素、胡蘿蔔素等抗氧化成分，能提升人體免疫機能、強化心臟血管等作用。

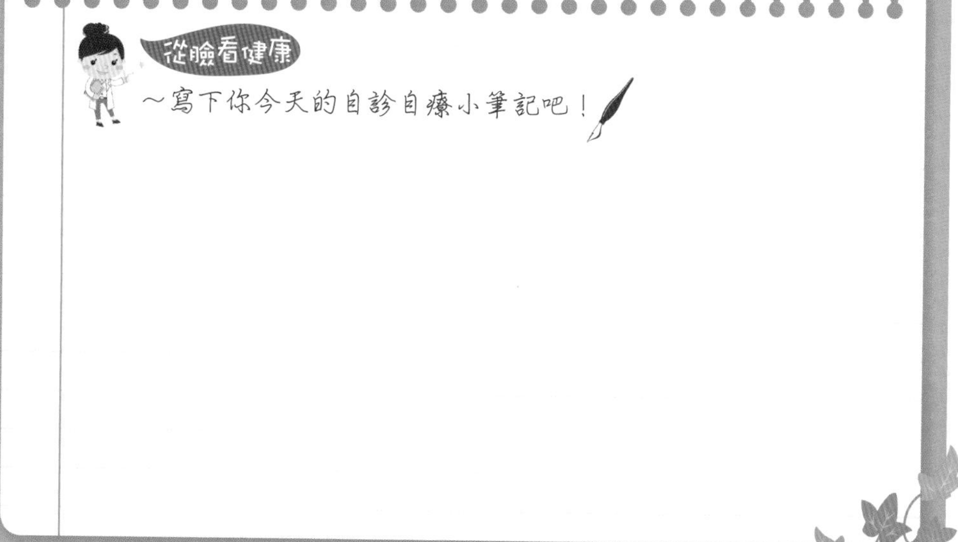

02 面部青色：主寒痛、主瘀血、主驚風、主肝病

凡面青唇青者，陰極也。——《形色外診簡摩 · 傷寒面部五色應證》

中醫認為，「面色青」是指疾病較為嚴重的病色。其主寒證、痛證、瘀血證、驚風證、肝病。青色為經脈阻滯、氣血不通的表現。寒主收引、主凝滯，故寒盛時會留於血脈中，導致氣滯而血瘀，致使面色發青。由於經脈氣血不通，不通則痛，故痛也可見於青色。此外，肝病氣機失於疏泄，導致氣滯血瘀，此種症狀也常見面部發青。而肝病者，由於血不養筋，則肝風內動，故出現驚風（出現四肢抽搐或意識不清的症狀），其臉色亦青。

由此可知，面色發青除了於經脈受阻時表現外，亦會因肝病而有面青現象，通常臉部出現青色時，大多是危急之症，應多加留意。

頭痛發青

頭痛者若出現面頰青黃、眩暈欲吐，則屬厥陰、太陰之病，通常會因痰氣上逆而頭痛。

血行不暢發青

若出現心陽不振、血行不暢、心血瘀阻，以致心胸刺痛或悶痛，可見面色青灰、口唇青紫。《形色外診簡摩 · 傷寒面部五色應證》曰：「凡面青唇青者，陰極也。」《望診遵經 · 青色主病條目》中也說：「青而紫者，惡血也。瘀血上沖，中心悶亂，色青者，死證也。」

此外，厥陰、熱厥之症者，會因體內血熱而壅滯，導致氣迫並塞而不通，唇面、指甲亦會出現青紫色。由此可知，青也主瘀血，並非皆寒。

瘧病發青

由於風為寒邪，少陽為風藏，此時瘧病（瘧疾，為一種按時發冷發燒的急性傳染病，病原體是瘧原蟲，由瘧蚊染到人體）便會出現寒熱輪流交替、臉部色青而頰赤的情形。《望診遵經 · 青色主病條目》表示：「瘧病色蒼蒼然，太息者，肝瘧也。」目青為肝病，若顏色稍微有點白，並有咽乾、善悲善怒、多汗惡風、目下色青等現象，此為「肝風」。如果面目青黑，最終導致聲傳啞、無法蹲坐、四肢軟弱與腹瀉，此為厲風所損，稱為「肝虛寒」。

風冷入肺發青

若是小兒面青，且咳喘氣逆、晝夜不息，意即風冷入肺。若小兒面青肉冷、眼眶下凹且出現乾嘔、排出如水似的稀便，是夏月積冷、胃氣虛弱的現象。此外，小兒夜啼若出現面色青白、四肢發冷、不想喝奶、腰不能伸直的情形，是為脾寒。而面青或兼白者，多陽虛陰盛；面青白身形消瘦如柴者，則元氣衰弱；脈澀面青者，則為營氣不足。另外，目下色青者，有可能是胃寒，或多憂驚，或房事過度而勞傷身體，或精神不爽，或失眠等。

肝強脾弱發青

婦女面青，必肝強脾弱、少食多怒，或月經不調。總之，色青主肝病，將會「兩脅下痛引少腹」。由於肝位於脅部，故當肝臟受損時便會引起肋部疼痛。此外，肝病者善怒；故若是主虛者，則目無所見、耳無所聞，每天就像害怕別人逮捕他般疑神疑鬼；但氣逆者，則會出現頭痛、頰腫等症狀，應仔細分辨。

面青主症

根據面色發青的程度，分別有不同的含義。因此，掌握面色的細微變化，可隨時檢視自己的健康狀況。

面色	徵　　象
面色青白	多見於陰寒內盛、氣血凝滯。常見風寒頭痛或裡寒腹痛。
面色發青	以鼻柱、眉間、口唇為甚，在小兒高熱時為驚風之兆。
面色青紫	多見於血液循環降低、心力衰竭，因呼吸系統所引起的缺氧及如心絞痛和膽絞痛等內臟劇痛疾病。

推薦養肝食物

柳丁

含維生素A，能保護細胞、抗氧化、抗發炎。

中醫觀點：柳丁能促進肝臟解毒，加速脂肪代謝，防止動脈阻塞、硬化。然而，胃腸、腎、肺功能虛寒的年長者不宜多吃柳丁，以免誘發腹痛、腰膝痠軟不適。

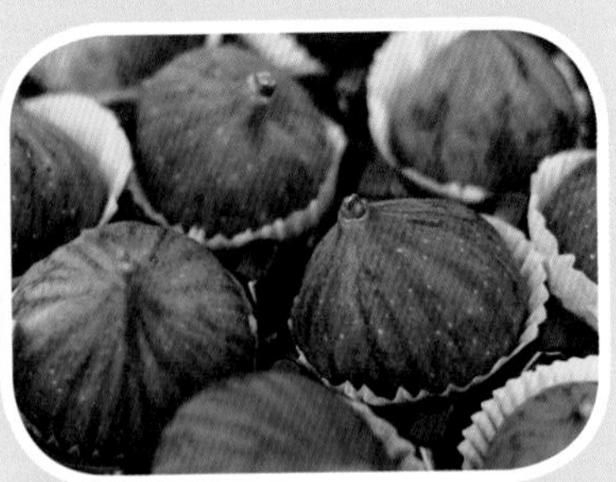

無花果

富含果膠和纖維能吸附有毒物質。

中醫觀點：無花果富含有機酸和酶，可清熱潤腸、幫助消化、保肝解毒。但脂肪肝與心血管疾病患者不宜食用。

03 面部黃色：主熱、主濕、主虛

黃色乃脾虛濕蘊之徵象，故脾失健運，水濕停留體內，致使肌膚失於氣血充養，所以才會面色發黃。

「面部黃色」為濕土之色、脾胃之色、足太陰經之色，亦為風、為熱，故主虛證、濕證。黃色乃脾虛濕蘊之徵象，故脾失健運，水濕停留體內，致使肌膚失於氣血充養，所以才會面色發黃。

面色淡黃、憔悴稱為「萎黃」，多屬脾胃氣虛，導致營血無法上榮面部所致；面色發黃且虛浮，稱為「黃胖」，多屬脾虛失運、濕邪內停所致；黃而鮮明如橘皮色者，屬「陽黃」，為濕熱薰蒸所致；黃而晦暗如煙熏者，屬「陰黃」，為寒濕鬱阻所致。

久病色黃屬內熱

面目皆黃、有潮熱者為胃熱。面黃目赤、季脅（脅下小肋骨。又名「季肋」、「軟肋」。相當於側胸第十一、第十二肋軟骨部位）痛滿，或色黃而肉蠕動者，為脾熱。此外，鼻端色黃，且肌肉紋理張開、汗大出，身體發癢並走路有如老鼠般畏首畏尾者，此為脾有異狀所造成的肌痹不已。另外，出現面色黃而枯燥，多為熱傷津液。若是黃而晦暗，多是津液消耗過度。黃而色淡，多是胃病虛寒。黃而兼白，則是脾胃虛寒。黃而兼青，多為脾虛泄瀉。黃白無澤，多是脾肺氣虛。

面黃發熱屬濕邪在表

面黃潤而微者，多為濕熱。黃而昏滯者，多為寒濕。臉、眼睛、指甲，一身俱黃，稱為「黃疸」。面紅黃，且其色鮮明如橘子者，屬陽黃，為濕熱薰蒸之故。面呈暗黃且如煙熏者，屬陰黃，為寒濕鬱阻，膽汁外溢之故。面黃白且眼皮腫，食穀即頭昏者，為「穀疸」（黃疸之一。因於飽食失節，飢飽不均，濕熱、食滯遏止中焦所引起。主要症狀有食即頭暈、煩悶、胃中不適等症）。此外，黃而昏黑、目睛黃者，為女勞疸、酒疸，此兩者亦屬黃疸之一。

面黃肌瘦屬虛脹

若面蒼黃且腹筋起而脹，或面萎黃且臉出現如蟹爪般的紅點、血絲者，其體型多為腹大但四肢瘦。或因脾虛肝鬱；或因食物不消化、體內有寄生蟲；或因血瘀致使水分蓄積等。

而面黃且大便黑者，其記憶力差；或腹部有硬塊，且頻尿或腹瀉，此為內有蓄血而發黃的症狀。此外，面黃兼青紫者，其瘀血在胃，肋內有塊。

由此可知，黃色主脾胃病，可見身重、肌肉萎縮、行動不便且腳下痛等；而虛則腹滿，亦會出現腸鳴腹瀉且食物未消化完全的症狀，並伴有腹膜脹、胃脘當心而痛、食慾不振等現象。

面黃主症

根據面黃程度，其所代表的病症含義又有所不同，故掌握面色的細微變化，才能隨時了解臟腑的健康狀態。

面色	徵　　象
黃色鮮明	面色如金屬濕熱，為陽黃。多見於急性黃疸型傳染性肝炎、急性膽囊炎、膽石症及中毒性肝炎。
黃色晦暗	色黃如土但少光澤，屬寒濕，為陰黃。多見於肝硬變、肝癌、胰頭癌等。
面色淡黃	面黃乾枯或虛腫同時見口唇蒼白，但鞏膜不黃，為「萎黃」，是脾胃氣虛之象，也是黃腫病的表現。多由於失血或大病之後氣血虧耗，或因寄生蟲病等原因所致。

推薦養脾食物

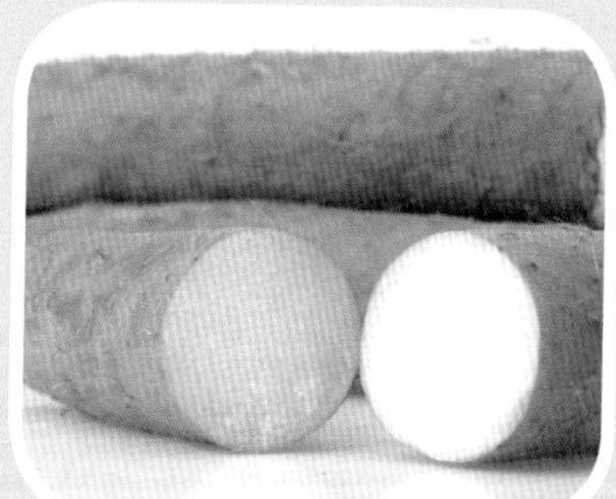

山藥

大量黏液可提高新陳代謝、降低血糖。

中醫觀點：山藥含豐富纖維素，可調節腸胃機能，改善便祕及腹瀉情形，使有毒物質不易滯留人體內而產生危害。

南瓜

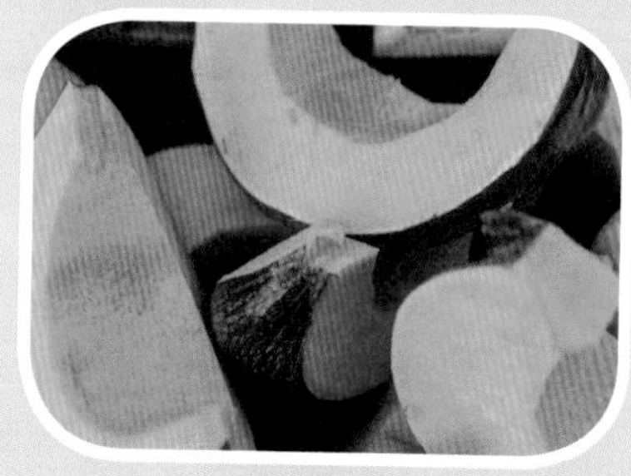

富含β-胡蘿蔔素與維生素A，可保護臟器黏膜。

中醫觀點：南瓜中的果膠物質可保護腸胃黏膜，降低膽固醇和血糖，並可改善排便情形，將致癌物質排出體外，有助預防大腸癌。

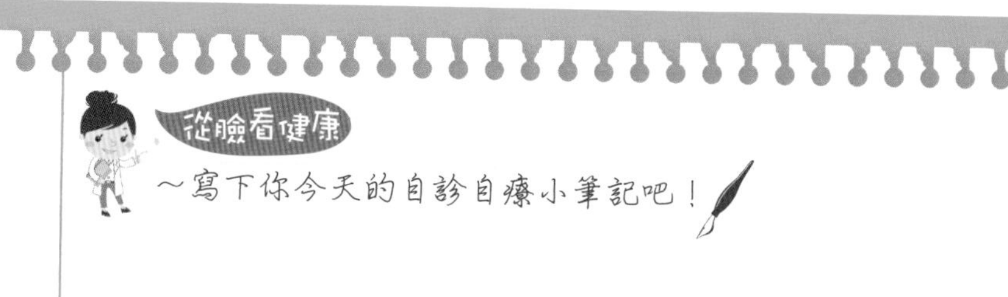

04 面部白色：主寒、主氣血虛

白色為氣血虛弱無法涵養人體的表現，因此陽氣不足、氣血運行無力，或耗氣失血，致使氣血不充，均會呈現臉色發白。

面部白色為燥金之色，手太陰經之色，肺與大腸之色。主寒證、虛證、脫血、奪氣。白色為氣血虛弱無法涵養人體的表現，因此陽氣不足，氣血運行無力，或耗氣失血，致使氣血不充，血脈空虛，均會呈現臉色發白的現象。

面色白主寒

面色白，為裡寒證（指傷寒陰證，即中寒。裡寒證主要指裡實寒證，而裡虛寒證多稱為陽虛證），當劇烈腹痛或身體發抖時，可見面色蒼白；而肺胃虛寒，亦可見面色淡白。此外，若當面色皎白虛浮，或蒼白，或晦暗者，則多為陽虛。

然而，突然面色蒼白，或色白但無光澤，伴隨冷汗淋漓，多為陽氣暴脫。而面色淡白，腸鳴腹脹，大便澄澈但清冷無臭，腹雖痛卻四肢發冷者，為中寒泄瀉（即脾胃虛寒證，是指脾陽虛衰，陰寒內盛所表現的證候。其症狀為瀉下稀水，色白無臭，或食物消化不完全）。另外，面色皎白、痰多清稀、鼻流清涕者，是為寒嗽。

面色白主虛

面白但缺少光澤、淡白或皎白者，多為氣虛，或氣血俱虛；而色白且無光澤、氣不足者，此為失血失氣，無津液之兆。另外，面白卻帶點淡黃、氣不足者，或白而微青，或臂多青脈，或鼻頭色白，或面無血色，皆為失血、血脫的表現。

若男性出現面色發白、脈虛沉弦、短氣裡急、小便不順暢，有時還會頭暈目眩再加上流鼻血，且小腹脹滿者，此為「癆」，即結核菌所引起的傳染病。而婦女若面無光色、食慾降低且腹部冷痛、月經不調，並伴隨呼吸少氣無力者，則為勞冷虛損。

面色淡白主肺病

當出現面色淡白時，並有咳嗽短氣、多汗惡風的症狀，為「肺風」，即肺受風邪所致的疾病。而當「肺風」發作時，則會出現面色淡白、咳唾膿血與上氣急促等症。

除此之外，因表皮受邪入侵至肺的病症，稱「肺痺」，其臨床表徵為色白脈喘而浮，上虛下實，有積氣在中，氣喘而虛。除了藉由面色發白可知肺臟有異之外，亦可觀察兩眉，若其中間出現白色，則是肺臟有病的徵兆，故可從此兩處看出肺臟健康與否。

面白主症

根據面部發白的程度，可推知肺臟的健康與否，並且可合參其他部位的望診以更準確地診斷發病根源。

面色	徵　　象
面色發白且虛浮	多屬陰虛，見於慢性腎炎、氣喘、甲狀腺功能減退者。
面色淡白無光澤	多屬血虛，可見於貧血患者。
面色蒼白	多見於急性病的陽氣暴脫。如大出血、休克所引起的血容量急速下降，與劇烈疼痛等。
面色灰白	多見於鉛中毒、腸內寄生蟲病（面部灰白兼見白點或白斑）。

推薦養肺食物

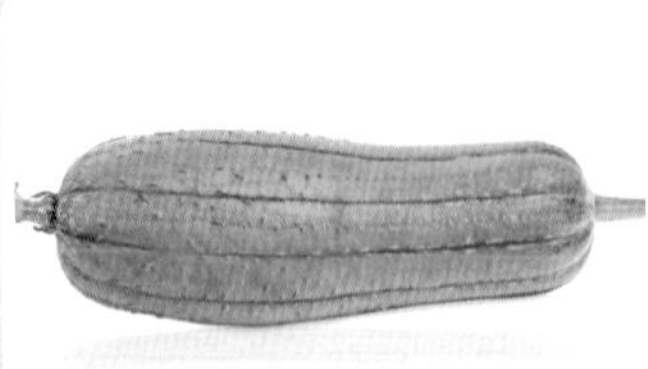

絲瓜

可以抑制體內發炎情形，有清燥熱、降火氣的功效。

中醫觀點：絲瓜所含的皂素，具有鎮咳、祛痰功效，對於肺炎球菌也有抑制作用，能有效治療支氣管炎、肺炎疾病。

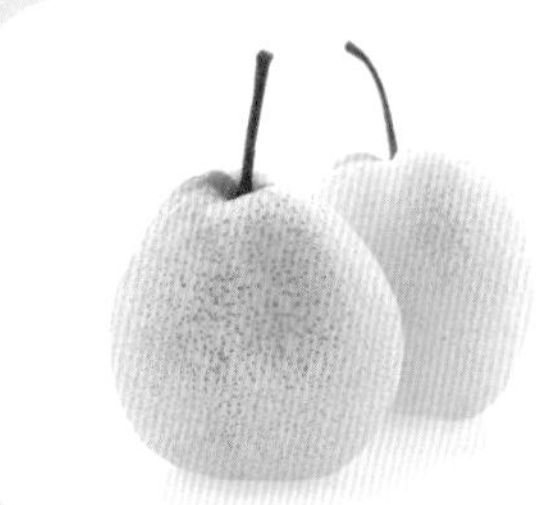

梨子

具有清肺化痰、改善咳嗽的功效。

中醫觀點：梨子可以降火潤肺，適量食用可改善咳嗽、多痰，並有助於維護肺臟的健康。

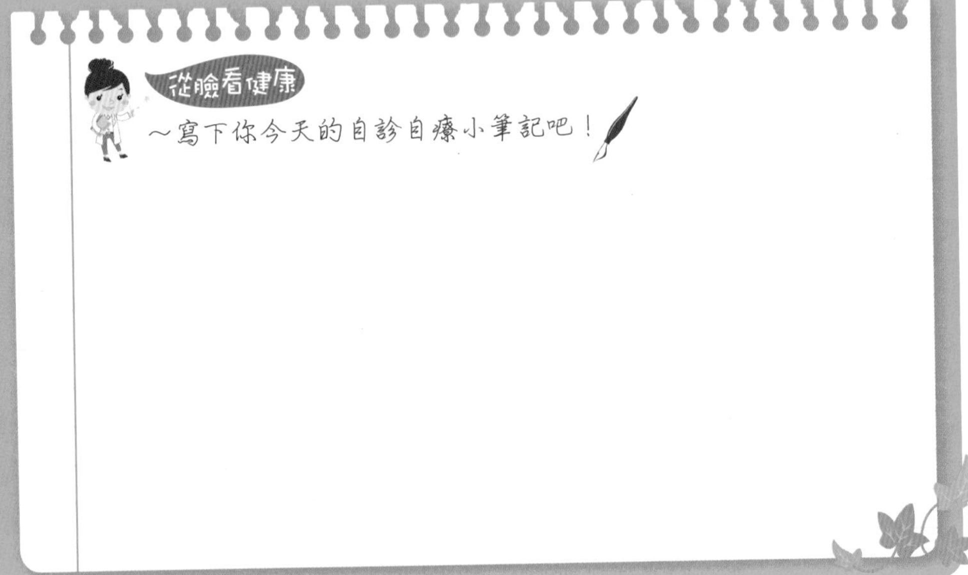

05 面部黑色：主虛、主寒、主痛、主瘀血

常人若出現眼下發黑，面色有如灰塵覆蓋般晦暗，為身體將出現病痛的警示，其多為病色。

面部發黑可分為正常黑和異常黑。前者是與生俱來且終生不變的，為其先天因素；而因陽光照射致使皮膚晒黑者的後天因素亦屬正常。

除此之外，常人若出現眼下發黑，面色有如灰塵覆蓋般晦暗，為身體將出現病痛的警示，其多為病色。面部發黑，所主之證為腎虛證、寒證、痛證、瘀血證及水飲證（體內水分代謝失常）等。

臉頰黑為腎虛

面黑乾焦而齒槁，多為虛火灼陰，致使消耗腎精過久。凡面黑且暗淡者，無論是新病或舊疾，都屬於陽氣不振。而面黑目白，或面黑目青者，則屬於腎氣內傷。

此外，若男性出現吐瀉後，伴隨面黑氣喘、四肢厥冷冒冷汗，且睾丸抽縮並昏迷不省人事，元氣無法上接，則為脫陽（指陽氣耗傷太過，以致神氣不藏而出現幻覺、神志異常、或大汗淋漓、手足逆冷、踡臥神疲等症狀。另外，亦可指男性因性交出現虛脫的症狀）之證。

還有，若面部不僅暗黑，且身形消瘦、皮膚乾燥，尿液有如帶油脂般的混濁，則多為「下消症」，意指多尿。中醫認為，此因腎虛而不能滋養化源所致。

面色慘然青黑為體內寒

當身體發冷卻又感到燥熱，並伴隨唇青面黑、腹瀉，雖口渴但一喝水就吐，且脈伏或沉細而疾者，此為傷寒陰盛格陽（指體內陰寒過勝，陽氣被拒於外，出現內真寒而外假熱的症候）。

若面色慘黑帶紫，則為因當時疫病入侵過盛導致。此外，面色出現慘然青黑，則多為寒毒侵體，其症狀為四肢顫抖、身體僵硬等。

若身體出現腎陽虛衰之症，導致體內水分不能代謝，腎無法氣化運行，致使陰寒內盛、血失溫養、四肢抽搐、氣血不暢等症，則面部會出現發黑，此為陰寒水盛之色。

面黑主症

根據面色黑的程度，其所主的病症也不一樣，故善於觀察面色變化，才能隨時保持臟腑健康。

面色	徵　　象
面色黧黑	多為長期慢性疾病導致腎精虧損。如腎上腺皮質功能減退、慢性腎功能衰竭等。
面色青黑	多見於寒凝瘀阻、劇烈疼痛。
面色灰黑有紫斑	常見於心肺瘀滯，如肝硬變、肝癌、慢性心肺功能不全等疾病。婦女若出現此種面色，則多代表腹中有腫塊，或痛或脹滿等症狀。

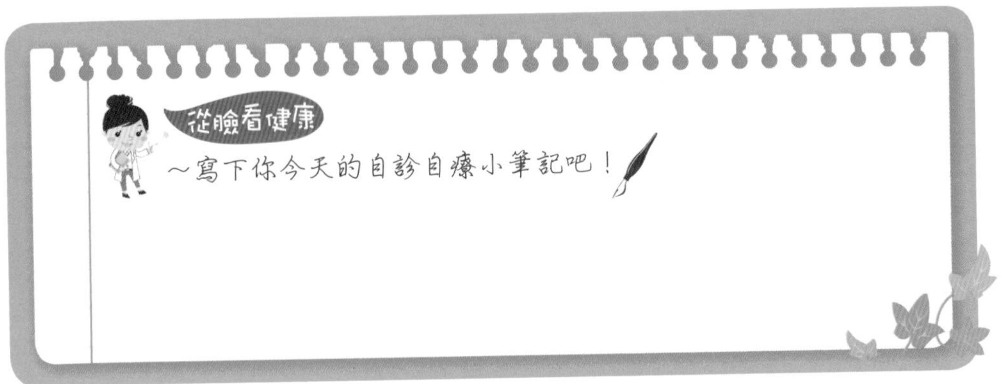

推薦養腎食物

黑芝麻

富含對人體有益的不飽和脂肪酸，維生素E含量為植物食品之冠。

中醫觀點：黑芝麻可清除體內自由基，抗氧化效果顯著，對於延緩衰老、治療消化不良和治療白髮亦有良好效果。

蘋果

可抗氧化、活化細胞。

中醫觀點：蘋果含礦物質鉀，可以排除體內過剩的鉀及水，具有調降血壓、維護腎臟健康的功能。

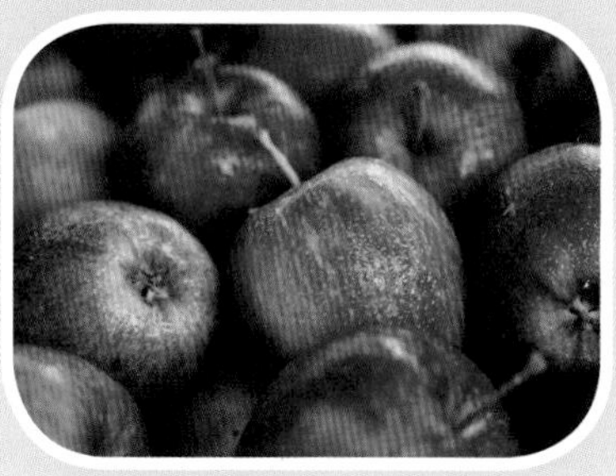

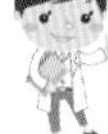

從臉看健康

～寫下你今天的自診自療小筆記吧！

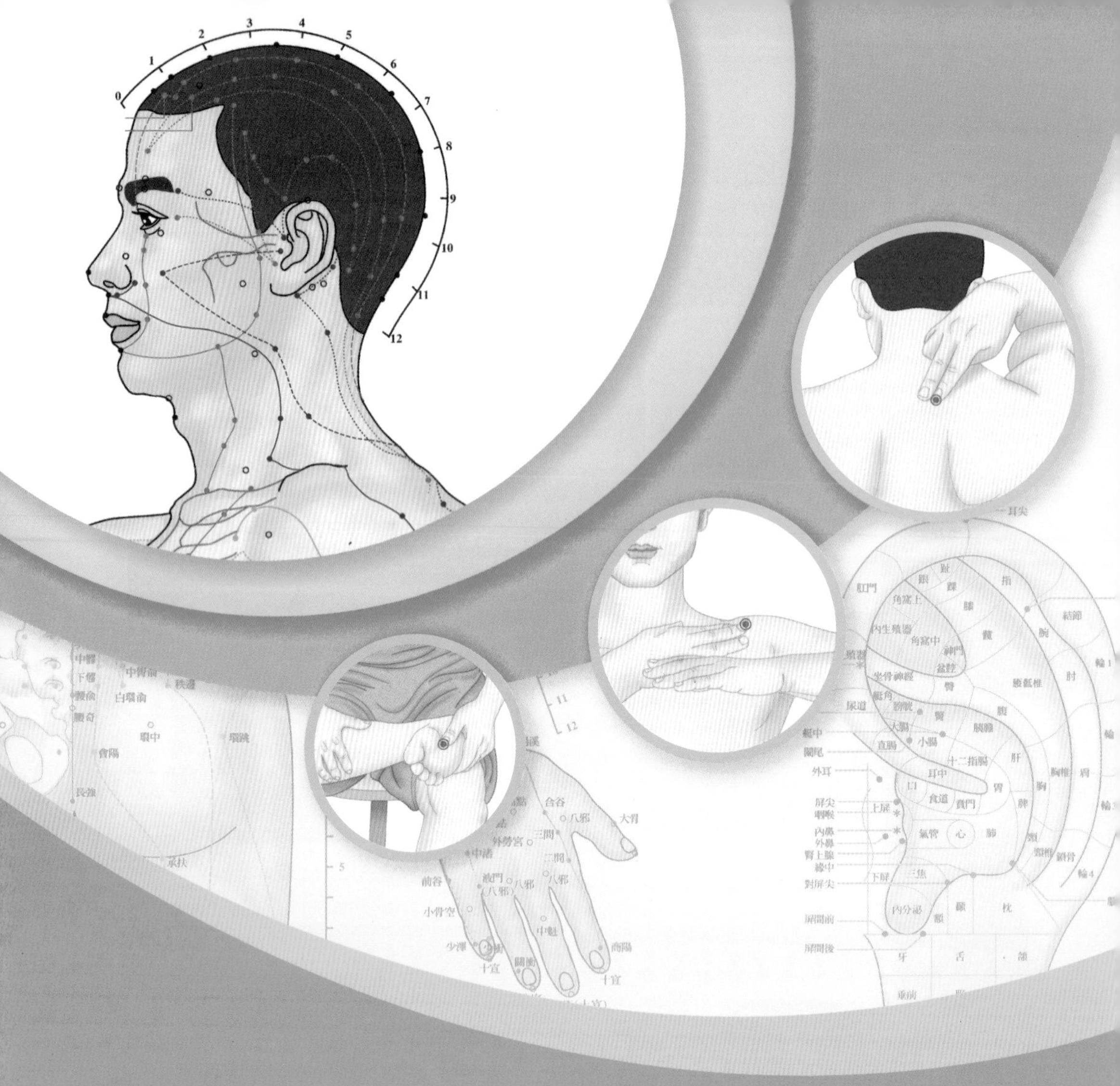

頭位於人體最高位，掌管人的思考行為，為五體之尊，百骸之長。中醫認為，人體十二經脈，三百六十五絡，其血氣皆上於面而走空竅，故頭為「諸陽之會」。因此，觀察頭部便能推知體內氣血的虛實。

清代陳士鐸在《石室秘錄》中說：「看病必察色，察色必觀面，而各有部位，不可不知。」因此，望面在診斷疾病的過程中有其指標性。而古人依五行將面部分為青、紅、黃、白、黑五種顏色。望面主要是觀察面部的顏色、形態與光澤的變化，以此推測人體內部精氣的盛衰。

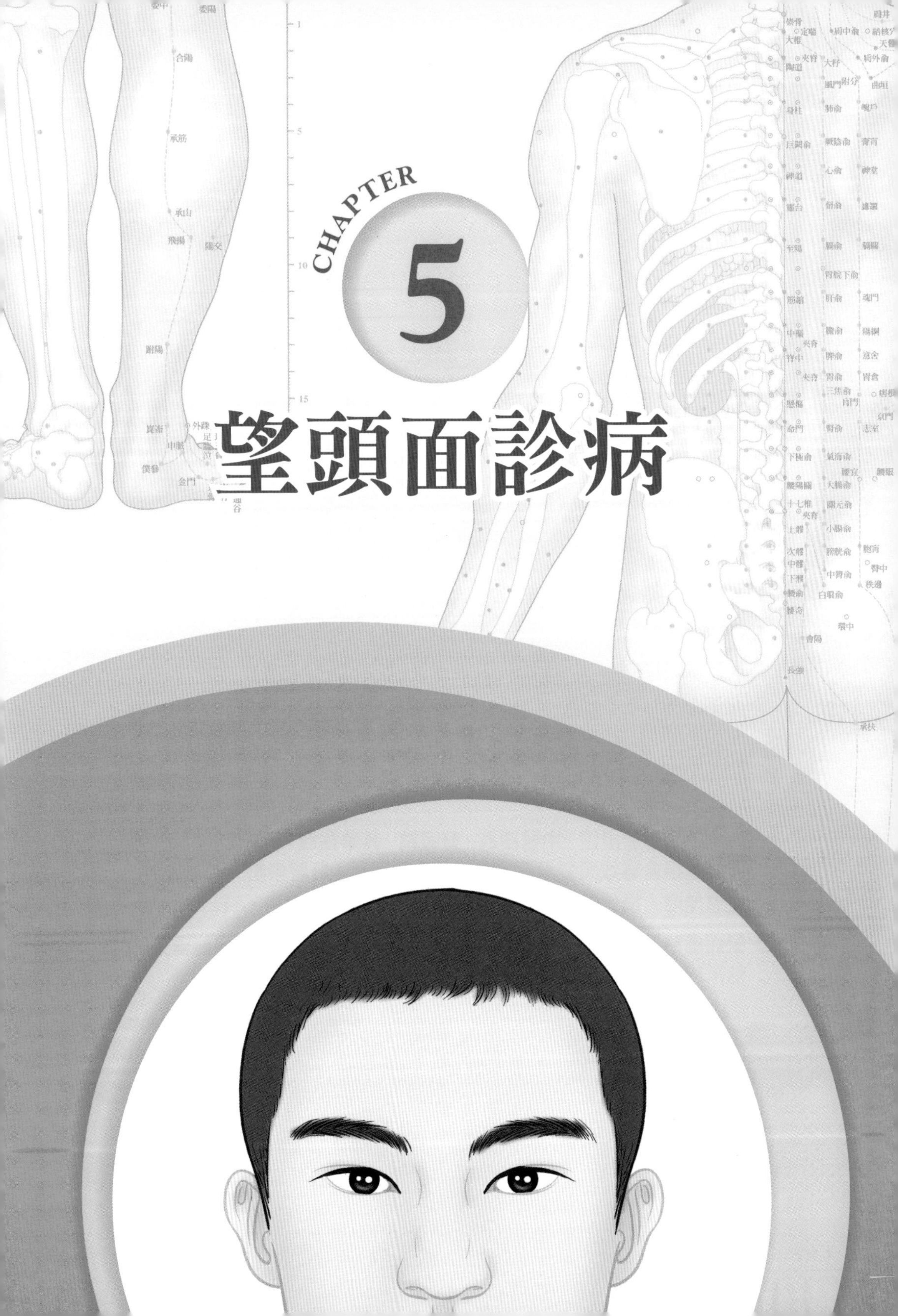

CHAPTER 5

望頭面診病

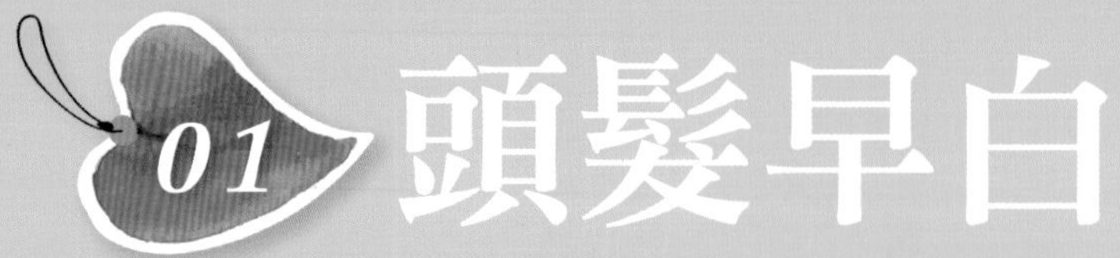

01 頭髮早白

腎氣不足／情志不舒導致肝鬱氣滯

頭髮早白，是指青少年或中年時期頭髮過早變白的症狀，一般稱之為「少年白」。正常人從三十五歲開始，毛髮中的色素細胞便開始衰退。所以，中年人出現少量白髮，老年人頭髮變白，屬於正常的生理現象。

肝腎虧損

頭髮由花白逐漸至全白，有些人甚至稀疏脫落。此外，常頭暈眼花、耳鳴重聽、腰膝酸軟、夜尿頻繁、舌質淡紅、脈沉而細弱。

營血虛熱

大多會引起頭髮花白，頭皮產生較多白屑脫落；或見身體消瘦、心悸心煩、失眠多夢、記憶力減退、舌質紅、脈細且跳動急速。

找準病根

① 肝腎虧損屬於虛證。中醫認為，腎藏精，其華在髮；肝藏血，髮為血之餘。肝腎虧損會導致頭髮早白，或由於先天不足，肝腎素虧，或因房事不節，縱慾無度，損傷肝腎精血，導致頭髮不榮，過早變白。

② 營血虛熱屬於虛證。多是因為思慮過度，勞傷心血，導致血虛生熱，虛熱熏灼，最後就出現頭髮失養的狀況。

對症調養

1. 對於肝腎虧損引起的少年白，治療時應滋腎補肝，益精血，烏鬚髮。
2. 屬於營血虛熱者，治療時應補血養營，滋陰烏髮。

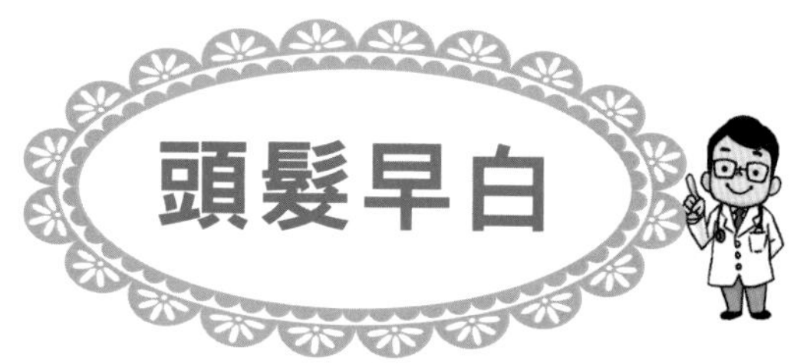

頭髮早白

面部臨床表現

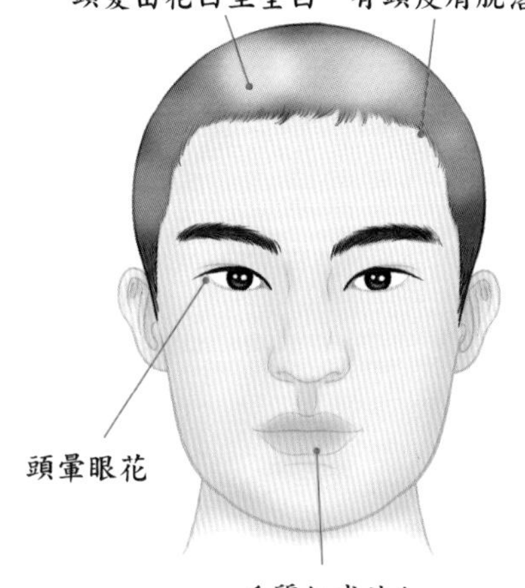

診斷流程圖

頭髮變白伴有頭暈眼花，腰膝酸軟  是 → 肝腎虧損

 否 ↓

頭髮花白，有較多白屑脫落  是 → 思慮過度導致營血虛熱

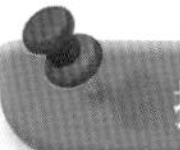

按摩關元穴，還你烏黑亮麗的秀髮

少年白是腎氣不足所致，按摩關元穴可產生培腎固本的作用。經常按摩，對改善陽萎、早洩、月經不調、不孕、腎炎等有較好療效。

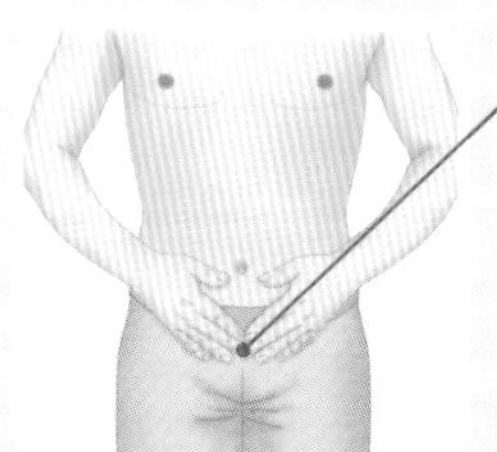

▶ 取穴技巧

正坐，雙手置於小腹，掌心朝下，左手中指指腹所在位置即是。

▶ 自我按摩

以左手中指指腹按壓穴道，右手中指指腹按壓左手中指指甲上，同時用力揉按穴道，有酸脹感。每次左右手中指在下，各揉按1~3分鐘，先左後右。

程度	指法	時間
重	中指壓法	1~3分鐘

02 頭皮屑增多

新陳代謝過於旺盛

頭皮屑是因頭皮細胞過度代謝，導致角質化不完全的黃白色鱗屑，中醫稱「白屑風」，西醫則稱「頭部脂漏性皮膚炎」。其產生原因不外乎頭皮過乾或過油，有時也是頭皮發出的異常警訊，如毛囊炎、乾癬等。

頭皮過乾

乾性頭皮屑大多鬆散地分布在頭皮上，當梳頭或搔抓頭皮時，其多呈鱗屑狀脫落，且顏色多為白色或灰白色者。

頭皮過油

油性頭皮屑多附著在頭髮上，且呈油脂狀、帶黏性，以淡黃色屑片的形式存在，且不容易脫落。

找準病根

① 當皮脂腺分泌過多時，常會發展為「脂漏性皮膚炎」。而頭皮屑亦為「輕度脂漏性皮膚炎」的症狀之一。

② 經常處於精神緊張、壓力巨大的狀態，或受感情因素困擾者，往往也會出現頭皮屑增多、頭皮發癢的狀況。

③ 頭皮屑的增加，甚至是頭髮脫落者，通常也與體內缺乏維生素 A 有關。

對症調養

1. 精神緊張是頭皮屑發生的主因之一，故解除焦慮情緒、放鬆心情便能緩和症狀。
2. 調整飲食習慣，多補充維生素 A 和維生素 E，避免吃辛辣等刺激性食物。
3. 經常洗頭，並按摩頭皮；避免使用肥皂，因會與頭皮的油垢產生皂化作用，若沒沖洗乾淨會使症狀加劇。

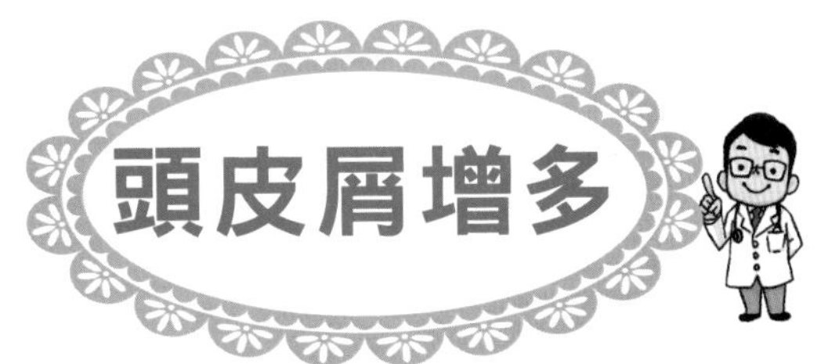

頭皮屑增多

面部臨床表現

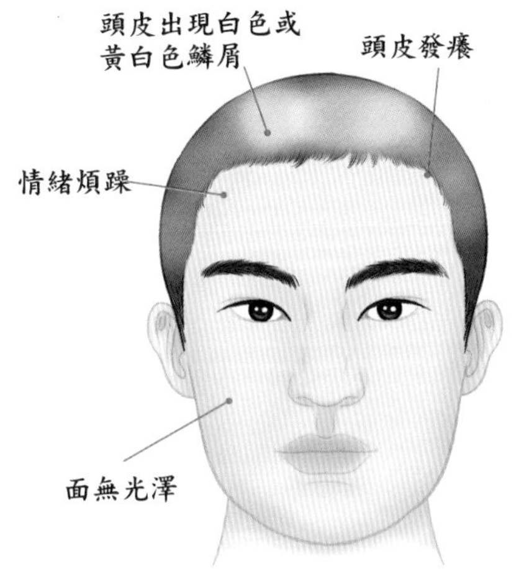

診斷流程圖

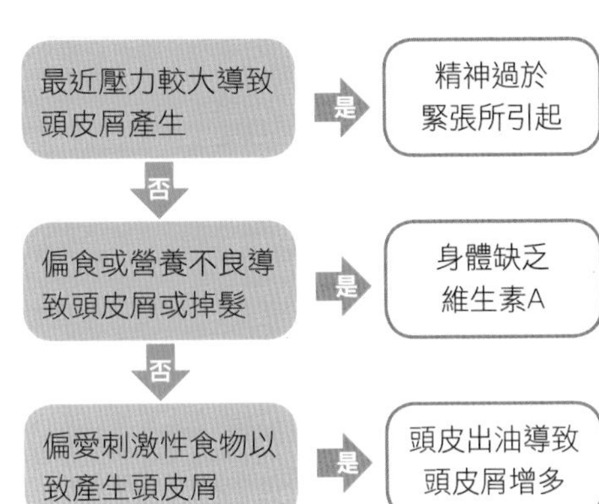

按摩三陰交，告別飄落雪片

經常按摩三陰交，可排除瘀血，產生新血，有效促進頭部的血液循環，加強皮脂代謝。

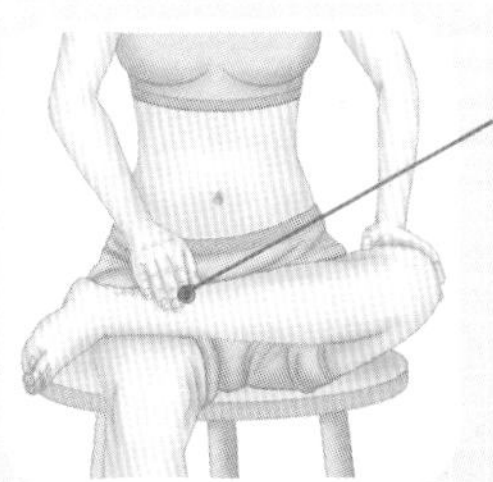

▶ 取穴技巧

正坐，抬腳置另一腿上，以另一手之四指（除大拇指外）併攏伸直，並將小指置於足內踝上緣處，則食指下、踝尖正上方脛骨邊緣凹陷處即是。

▶ 自我按摩

以大拇指指尖垂直按壓穴位，每天早晚各一次，每次左右足各揉按1~3分鐘。

程度	指法	時間
適度	拇指壓法	1~3分鐘

03 不自覺搖頭

肝火過盛

不自覺搖頭或搖擺無法自制的症狀，中醫稱「頭搖」或「搖頭風」。頭搖有時會合併暈眩、頭重等症。《證治準繩 · 雜病》：「頭搖，風也，火也。二者皆主動，會之於巔，乃搖也。」說明頭搖是因風火交會所致。

風陽上擾

可解釋為「肝火上亢」。其症狀為頭部出現搖動而無法自制，臉色與眼睛出現紅赤，並伴隨眩暈、肢體震顫、口中發苦、咽喉乾燥、舌紅苔黃、脈象弦且跳動急速等症。

虛風內動

通常在熱病後期往往會有虛風內動的情形，此時頭會不由自主地搖動，身體出現煩熱盜汗、失眠、神態疲憊、渾身乏力、舌紅少苔、脈細且跳動急速等症。

找準病根

1. 風陽上擾引起的頭搖為實證，是由於情志失調，或惱怒，或長時間心情抑鬱，使得肝鬱化火，甚至是肝陽一直處於亢盛所致。因肝為風木之臟，風性動搖，故風陽上擾，致使頭部不自覺搖動。
2. 虛風內動的頭搖較緩，為虛證。其症狀兼有五心（指兩手心、兩腳心、心臟）煩熱、失寐盜汗、舌紅少苔等陰虧之症。

對症調養

1. 對於風陽上擾導致的頭搖，應以平肝息風為治療關鍵。
2. 對於虛風內動所導致的頭搖，治療時應以育陰柔肝、息風為主治方向。

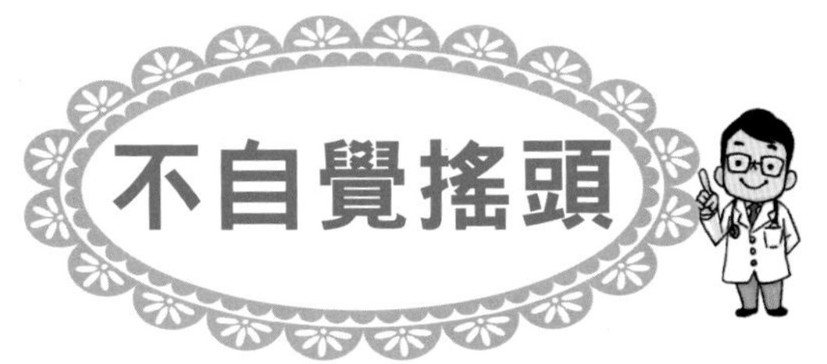

不自覺搖頭

面部臨床表現

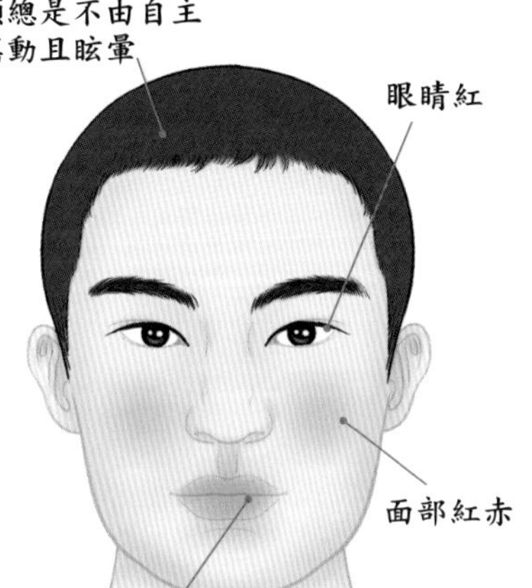

診斷流程圖

不由自主搖頭，眩暈，口苦咽乾

情志失調導致風陽上擾

身體有熱病，煩熱盜汗，神疲乏力

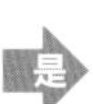

身體陰虛導致虛風內動

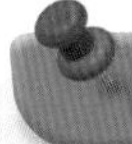

按摩期門穴，讓不自覺的「搖頭」喊停

「搖頭」是因肝氣鬱滯，肝火上炎所致。故按摩期門穴可產生疏肝利氣的效果。此外，按摩此穴時搭配肝俞、膈俞兩穴，還有疏肝活血、化瘀的功效。

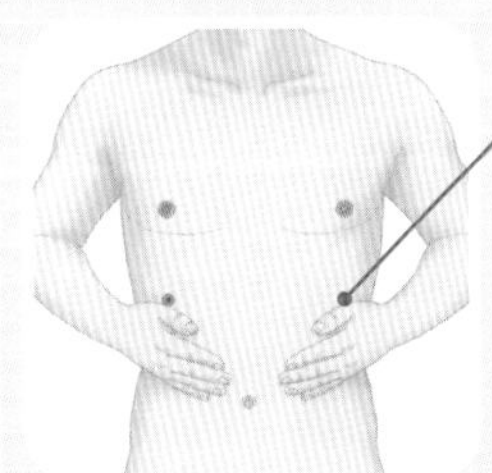

▶ 取穴技巧

正坐，舉雙手，掌心向下，指尖相對，放在雙乳下方，肋骨上方；大拇指、食指直下掌根魚際處所按穴位即是。

▶ 自我按摩

用大拇指、食指直下掌根魚際處按摩，有脹痛感。每次左右（或雙側同時）各揉按3~5分鐘。

程度	指法	時間
輕	拇指壓法	3~5分鐘

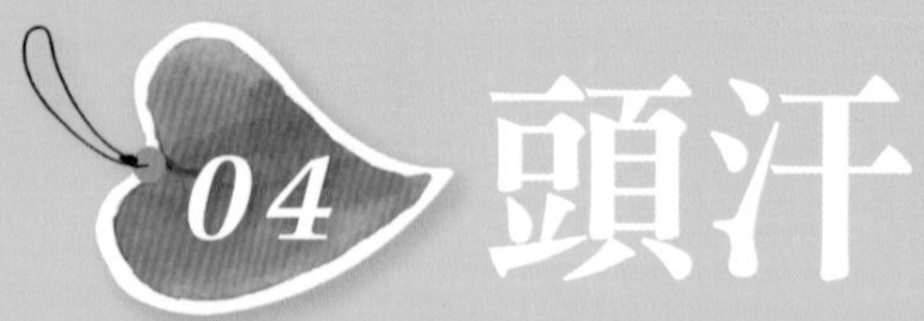

04 頭汗

體內濕熱／陽氣不足

一般情況下的頭汗，如進餐或小兒睡眠時頭臉汗出，且沒有其他不適症者，都屬正常。異常的頭面出汗多因邪熱內鬱、熱蒸於上所致，無論是實證、虛證均會出現，但實證多以濕熱所致，虛證則多因陽氣不足。

濕熱薰蒸

會引起頭面汗出，小便不利，身目發黃，雖怕冷卻身體發熱，舌苔黃膩，脈搏細軟無力但跳動急速。

陽氣不足

會引起頭面多汗，其面色皎白或蒼白，四肢不溫，氣短，畏寒，神疲乏力，舌淡嫩，脈虛弱。

找準病根

1. 濕熱薰蒸是由於濕邪侵襲、體內鬱阻化熱後，致使濕熱薰蒸，無法散熱，故只能循經上行，迫其津液外泄，所以頭面汗出。此外，若濕熱薰蒸肝膽，則膽汁將外溢至體表，隨病情輕重，可見身目發黃之狀。而諸如怕冷卻身體發熱與舌苔黃膩、脈搏細軟無力但跳動急速等，前者是因濕熱內阻導致體內的營氣與衛氣不和，後者則為濕熱皆盛的徵象。
2. 陽氣不足大多是由於病後、產後或年老，津液外泄，導致頭面部汗出較多；另因陽氣不足，陰血隨之虛弱，不能上榮於面，故面色呈現皎白或蒼白；若出現畏寒則是因陽氣虛弱，不能散布於外而使四肢不溫。

對症調養

1. 對於濕熱薰蒸引起的頭部出汗，治療時應以清利濕熱為宜。
2. 對於陽氣不足引起的頭部出汗，治療時應以溫陽益氣、固表斂汗為宜。

頭汗

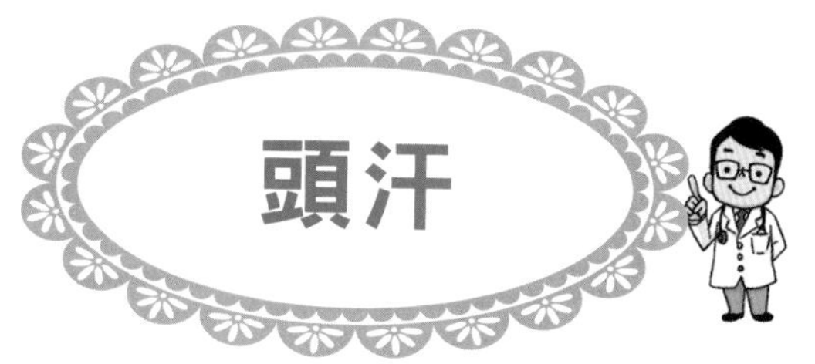

面部臨床表現

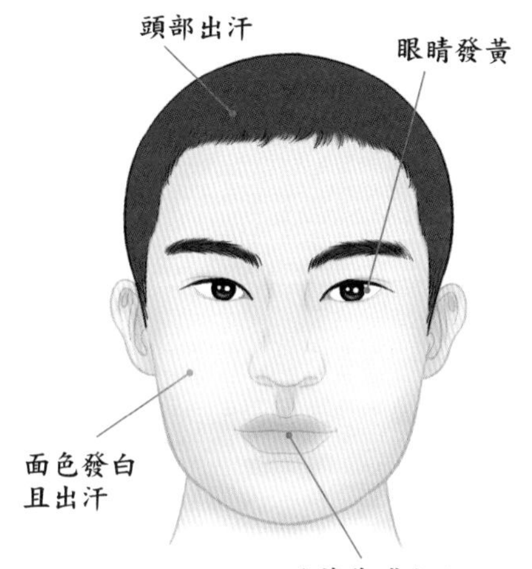

診斷流程圖

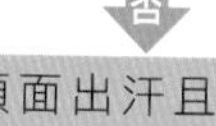
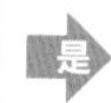
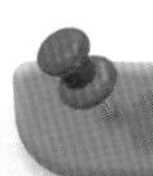

頭面出汗，身目發黃，雖怕冷卻身體發熱	是	濕熱薰蒸
否 ↓		
頭面出汗且臉色白，四肢不溫，神疲乏力	是	陽氣不足

按摩肩髃穴，滿頭大汗不再來

按摩肩髃穴，可以舒筋通絡，祛風活血，對緩解頭面多汗的症狀有良好效果。此外，長期按摩此穴，可舒緩肩膀酸痛，甚至對關節炎也具有療效。

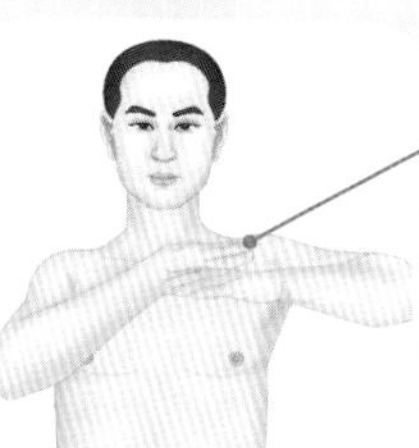

取穴技巧

正坐，屈肘抬臂，約與肩同高，以另一手中指按壓肩尖下，肩前呈現凹陷處即是。

自我按摩

中指和食指併攏，以指腹垂直按壓穴位，兩肩按摩方法相同，每日早晚，左右各按揉約1~3分鐘。

程度	指法	時間
適度	二指壓法	1~3分鐘

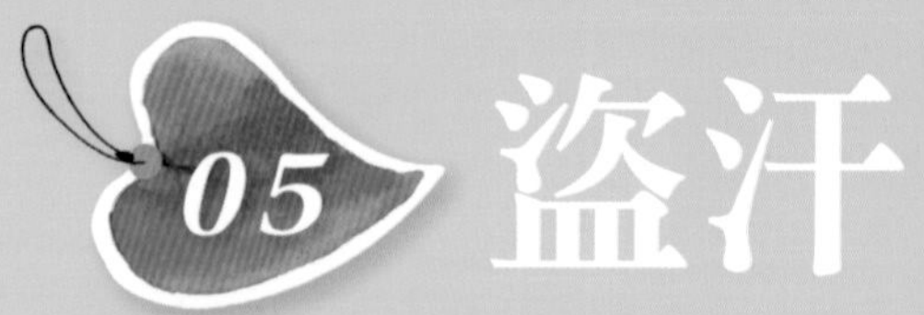

05 盜汗

心血不足／陰虛內熱

盜汗是指睡覺中出汗，醒來即止的症狀，在《素問 · 六元正紀大論》中稱為「寢汗」，後來在《金匱要略 · 血痹虛勞病脈證並治》中則稱為「盜汗」。此為一種常見的臨床症狀，多出現於慢性病患或體質虛弱者。

心血不足

盜汗且心悸少寐、面色無光澤、氣短神疲、舌淡苔薄、脈虛。

陰虛內熱

盜汗頻作、午後潮熱、兩顴發紅且五心煩熱、形體消瘦；女性月經不調，男性夢遺滑精，舌紅少苔，脈細且跳動急速。

找準病根

① 心血不足是因勞傷血虧，心血過耗所致。由於汗為心液，若心血不足便會心氣浮越，致使心液不能納藏而外泄。

② 陰虛內熱者是因失血失精或肺癆久咳，導致陰血虧損而產生內熱，最後致使虛火盛而陰液不能斂藏，使盜汗頻發。

對症調養

1. 心血不足引起的盜汗，治療時應補血養心斂汗；而陰虛內熱，則以滋陰降火斂汗為佳；而脾虛濕阻，宜化濕和中，宣通氣機。

盜汗

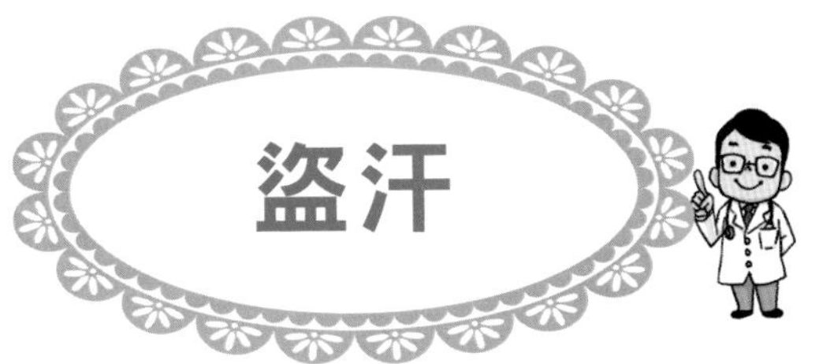

面部臨床表現　　診斷流程圖

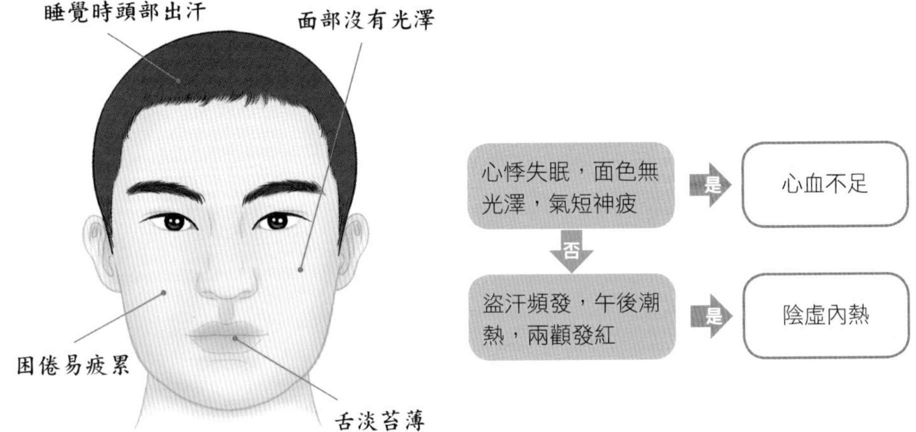

按摩少商穴，解除夜間盜汗

按摩少商穴有活血通絡的作用，可治療盜汗。此外，經常按摩還可預防感冒，治療齒齦出血等症。

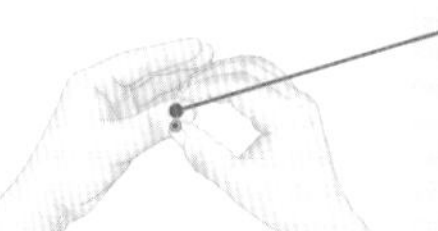

取穴技巧

將大拇指伸出，以另一隻手的食指、中指輕輕托住，並彎曲其大拇指，以指甲尖端垂直掐按拇指甲角邊緣即是。

自我按摩

一手大拇指彎曲，以指甲尖垂直掐按，每次輕輕掐按左右手各1~3分鐘。

程度	指法	時間
輕	拇指壓法	1~3分鐘

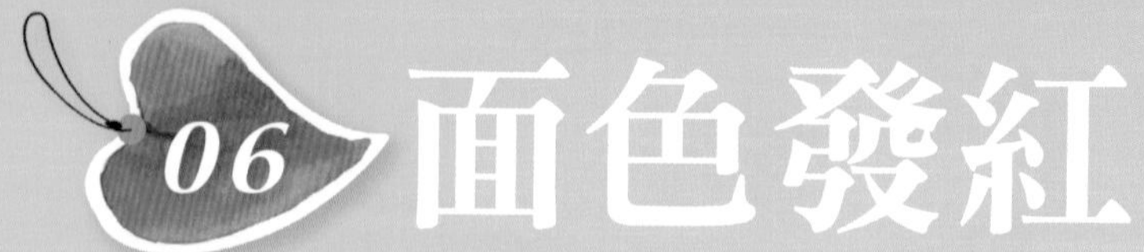

06 面色發紅

身體有熱

面色發紅是指面部顏色比正常人紅，通常是體內有熱。《靈樞・五色》：「以五色命臟，……赤為心。」又說：「黃赤為熱。」故面色紅與身體發熱有密切關聯，《傷寒論》中也將面色紅稱為「熱色」。

外感風熱

表現為面紅，身體發熱嚴重但怕冷的情形較輕；口渴且易出汗、咽喉紅腫疼痛、舌邊舌尖紅、舌苔薄黃、脈浮且跳動急速。

陰虛內熱

其表現為午後兩顴紅赤、形體消瘦、口燥咽乾、眩暈失眠、潮熱盜汗、五心煩熱、舌紅少苔、脈細但跳動急速。

虛陽浮越

其面色發白但兩顴泛紅如妝，身熱但卻又穿衣蓋被，口渴卻喜歡喝熱飲；並且呼吸短促，出冷汗，四肢發冷，尿清且大便不成形。

找準病根

1. 外感風熱是由於風熱襲表，肺中衛氣受阻所致，屬於表證。
2. 陰虛內熱為陰虛不能制陽，虛火上炎所致的虛熱證。
3. 虛陽浮越一般都是罹病日久，正氣已衰，導致陽虛而陰盛。

對症調養

1. 對於外感風熱，治療時應辛涼解表。
2. 對於陰虛內熱，治療時應滋陰斂陽之法。
3. 對於虛陽浮越，治療時應抑陰回陽，通達內外。

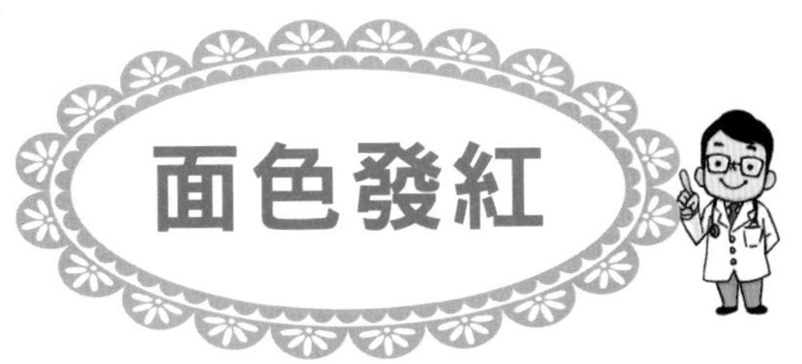

面部臨床表現　　診斷流程圖

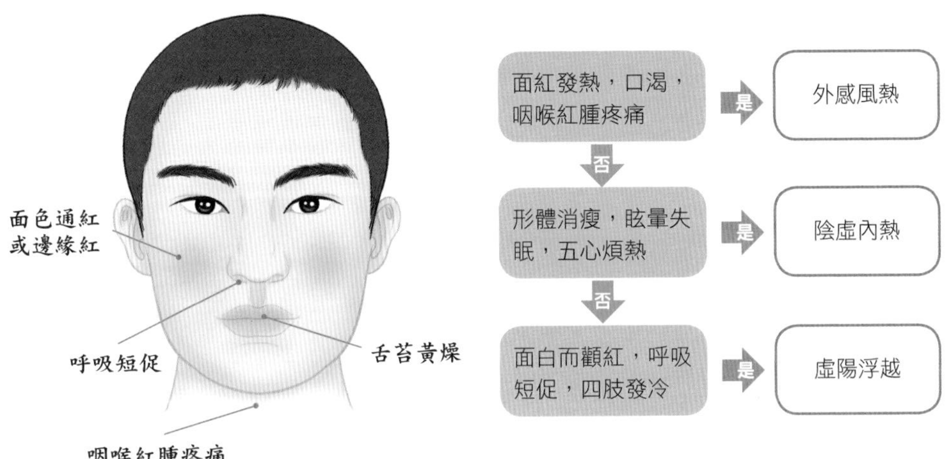

按摩大杼穴，冷卻發熱身體

按摩大杼穴，具有清熱除燥、止咳通絡的功效。長期按壓此穴，還能有效治療咳嗽、發熱、肩背痛等疾病。

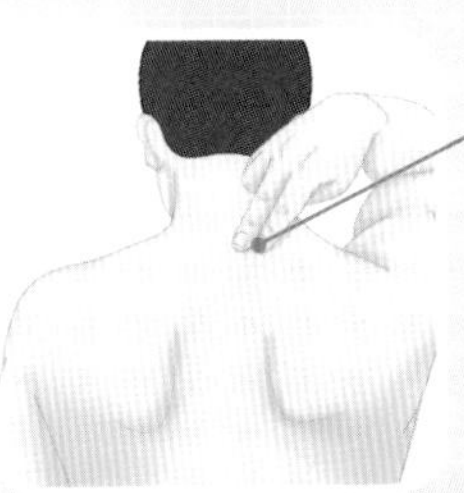

▶ 取穴技巧

正坐，頭微向前俯，掌心向後，併攏食中兩指，越肩伸向背部；將中指指腹置於頸椎末端最高的骨頭尖（第七頸椎）下棘突（第一胸椎棘突）下方，其食指指尖所在處即是。

▶ 自我按摩

舉手抬肘，用中指指腹按壓，每次左右（或雙側同時）各揉按1~3分鐘。

程度	指法	時間
適度	中指壓法	1~3分鐘

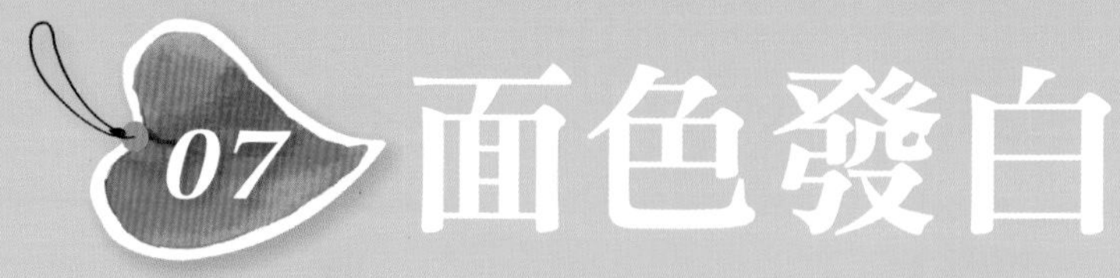

07 面色發白

氣血不足／體內寒氣過盛

面色白是因面部缺乏血色而發白，此為營血不榮於面所致。面色白又有面色淡白、面色無光、面色蒼白等區別。白而明潤含蓄是正常面色，白而枯槁則是無胃氣。故觀察面色時，必須將其顏色和光澤結合診斷。

體內血虛

面色淡白、形體消瘦、頭暈目眩、心悸失眠、手足發麻；且婦女行經量少、唇舌色淡、脈弱。

陽氣虛弱

面白無光、倦怠無力、少氣懶言、身體四肢感到寒冷且自己冒汗、口淡且不易口渴、尿清且大便稀薄、唇舌色淡、脈虛弱。

陰寒內盛

面色蒼白、腹痛劇烈、怕冷喜歡溫暖、口淡不易口渴、四肢冷、喜歡蜷臥、尿清且大便稀薄、舌淡苔白而滑潤、脈沉遲。

找準病根

① 血虛大多由於脾胃虛弱、新陳代謝不佳，或失血過多造成面色發白。

② 陽氣虛弱是由於體內陽氣不足，無法促進血液循環所致。

③ 陰寒內盛屬於裡寒症。由於寒主收引，故經脈凝滯，所以伴有腹痛劇烈、尿清、大便稀薄、脈象沉遲較不易摸到。

對症調養

1. 體內血虛時，應以補血為主；陰寒內盛者應溫中散寒。
2. 陽虛應溫補陽氣。若水濕不化者，則應以溫陽與代謝水分為治療目標。

面色發白

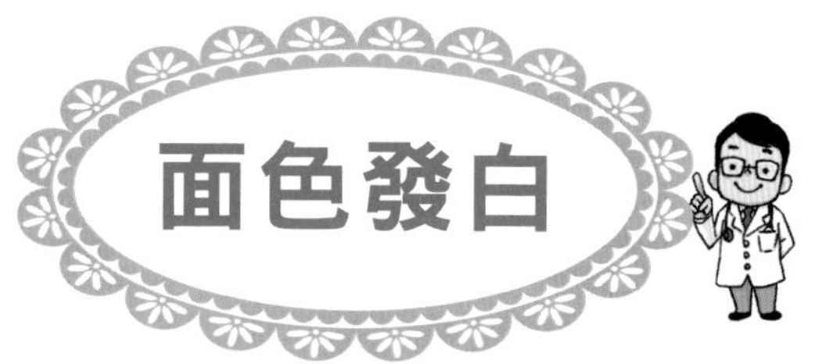

面部臨床表現　　診斷流程圖

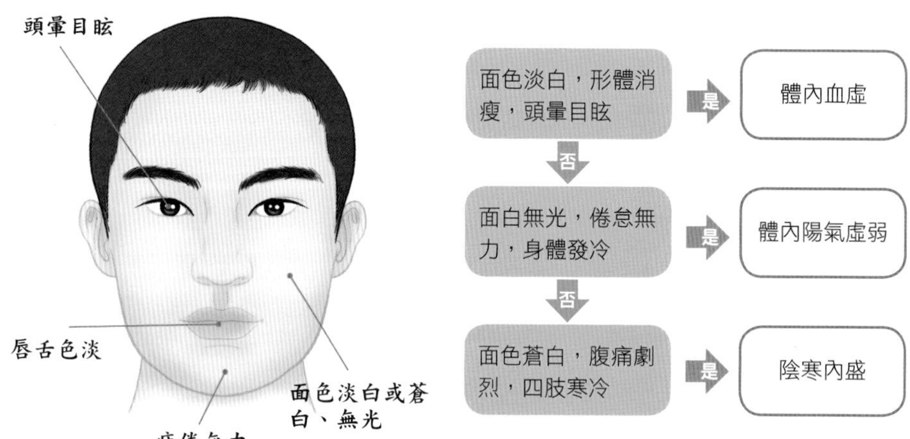

按摩小海穴，使臉色紅潤

小海穴具有潤腸補氣、活血通絡的功效。經常按摩此穴，可以改善氣血不足的症狀，不僅可以使面色變得紅潤，也更有體力。

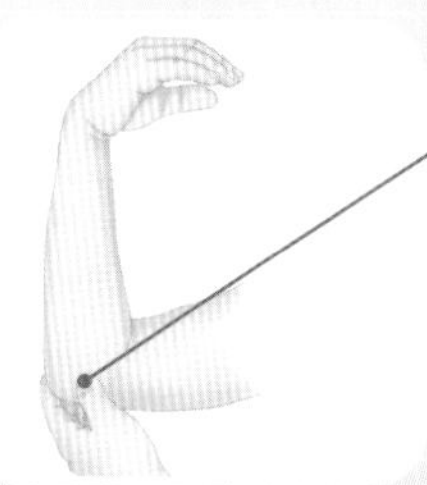

▶ 取穴技巧

伸臂屈肘，掌心向頭，上臂與前臂約成九十度。另一手輕握肘尖，大拇指指腹所在的兩骨間即是。

▶ 自我按摩

以大拇指的指腹垂直觸壓揉按穴位，每次左右各1~3分鐘。

程度	指法	時間
適度	拇指壓法	1~3分鐘

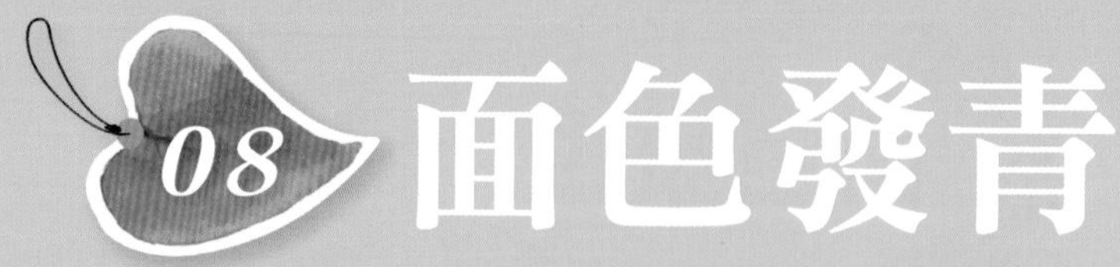

08 面色發青

身體有寒氣／陽氣虛弱

面部顯露青色者，多因寒凝氣滯、脈絡鬱阻、氣血運行不暢所致。而面雖青但明潤含蓄屬正常；面青卻枯槁者通常為胃氣敗傷，因其病症不同，故面色又有青白、青灰、青紫等區別。

寒邪外束

面色青白、雖怕冷卻身體發熱、頭痛、無汗、舌苔薄白而潤。

陰寒內結

面色青白；出現急性腹痛者，得暖後疼痛減緩但遇冷加劇；手足寒冷、口淡不容易渴、小便清長且大便稀薄、舌苔白、脈沉緊。

心腎陽衰

面色青灰、口唇青紫、心悸氣短、胸部憋悶、身體四肢寒冷、尿少卻身體浮腫、舌呈暗紫苔白滑、脈象微弱或脈象時有間歇。

找準病根

① 寒邪外束是由於身體外感風寒，衛氣的固護作用被遏阻所致。

② 陰寒內結是由於外寒侵入臟腑或過食生冷，導致陽氣耗傷，陰寒內盛。

③ 心腎陽衰是由於心腎之陽衰弱，導致運血無力而氣虛血瘀、失去溫煦作用，使得水濕無法化解所致。

對症調養

1. 對於寒邪外束，治療時應辛溫解表為佳。
2. 陰寒內結者，應以溫中散寒為好。
3. 心腎陽衰者，應溫補心腎。

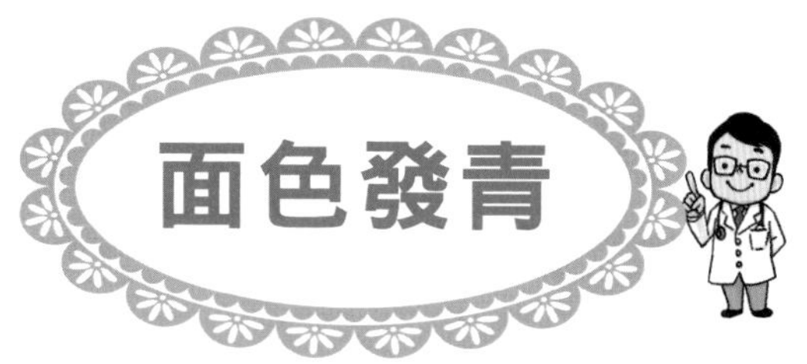

面色發青

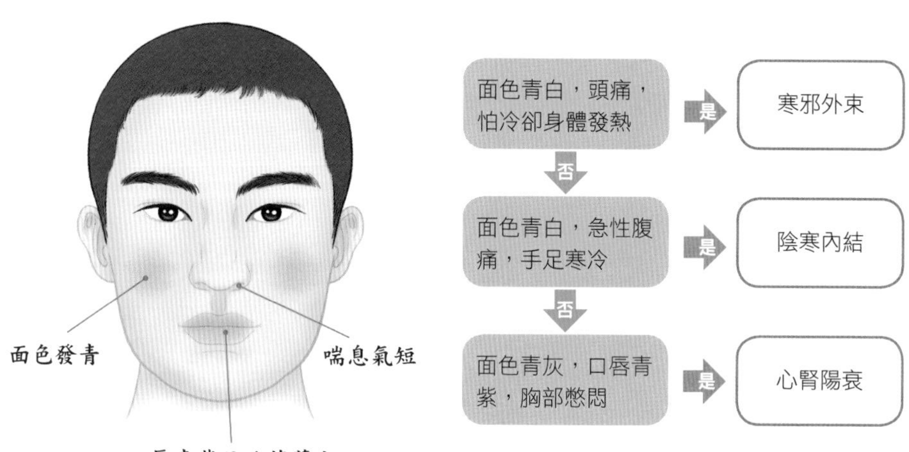

按摩風門穴，一掃體內寒氣

風門穴有宣通肺氣、調理氣機的功效。經常按摩可祛除體內寒氣，改善面色發青的現象。

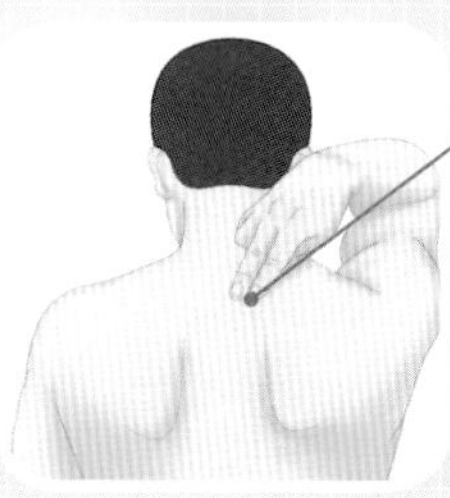

▶ 取穴技巧

正坐，頭微向前俯，掌心向後，併攏食中兩指，其他手指彎曲，越肩伸向背部，將中指指腹置於大椎下第二個凹處的中心，則食指指尖所在處即是。

▶ 自我按摩

舉手抬肘，用中指指腹揉按穴位，每次左右（或雙側同時）各1~3分鐘。

程度	指法	時間
適度	中指壓法	1~3分鐘

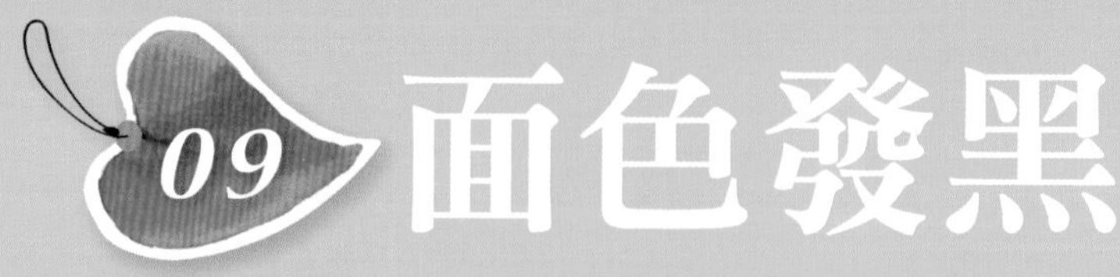

09 面色發黑

腎氣不足／瘀血內阻

《證治準繩 ‧ 察色要略》：「黑色屬水，主寒，主痛，乃足少陰腎經之色也。」面色發黑多為陽氣不足、寒濕太盛；或血運不暢、瘀血阻滯所致。但因種族、先天差異，或日晒所致的面色黑，則屬於正常範圍。

腎陽不足

面色黑且晦暗，並有腰膝酸軟，耳鳴耳聾，身體四肢發冷，尿清、大便稀薄、或尿少等。此外，男子陽萎，婦女因子宮寒而不孕。

腎精虧耗

面色黑，耳輪焦乾，腰膝酸軟，頭暈耳鳴，遺精早洩，掉髮且牙齒鬆動，口燥咽乾，腳心發熱，舌質紅，脈細弱。

找準病根

1. 腎陽不足是由於久病勞損或房事不節制，導致腎氣虛弱，使腎陽漸漸不足，最後不能溫養血脈，氣血凝滯所致。
2. 腎精虧耗是由於房事過度而勞傷身體，或熱病傷及肝腎之陰，致使腎精虧損，精氣不能上榮於面所致。

對症調養

1. 腎陽不足者應用溫補腎陽之法；如果腎虛水泛，應用溫腎利水之法。
2. 腎精虧耗引起的面色發黑，治療時應補腎益精。

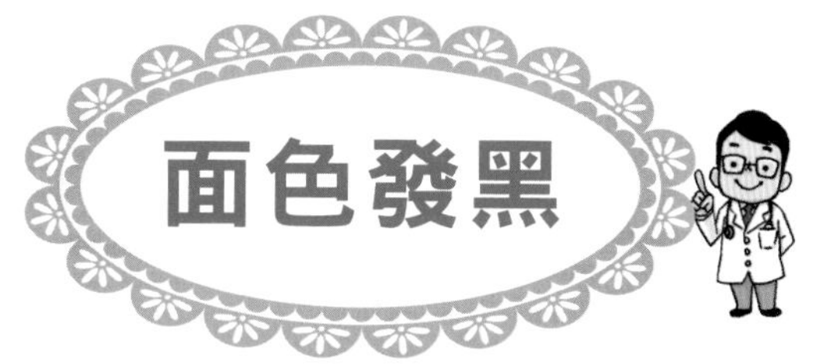

面色發黑

面部臨床表現　　診斷流程圖

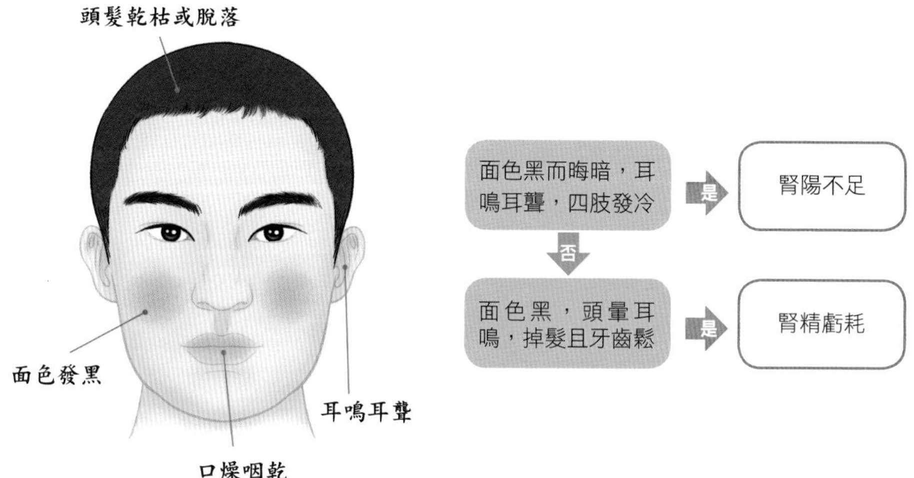

按摩**湧泉穴**，告別灰暗面色

湧泉穴具有清熱益腎的功效。經常按摩可改善腎氣不足所導致的面色發黑，還能治療咽喉腫痛、頭痛、中暑等病症。

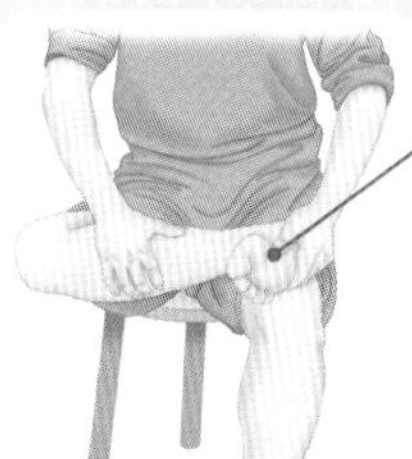

▶ 取穴技巧

正坐，翹一足於另一膝上，足掌朝上，用另一手輕握，四指置於足背，彎曲大拇指的下壓處即是。

▶ 自我按摩

以大拇指指腹由下往上推按，每日早晚，左右足心各1~3分鐘。

程度	指法	時間
重	拇指壓法	1~3分鐘

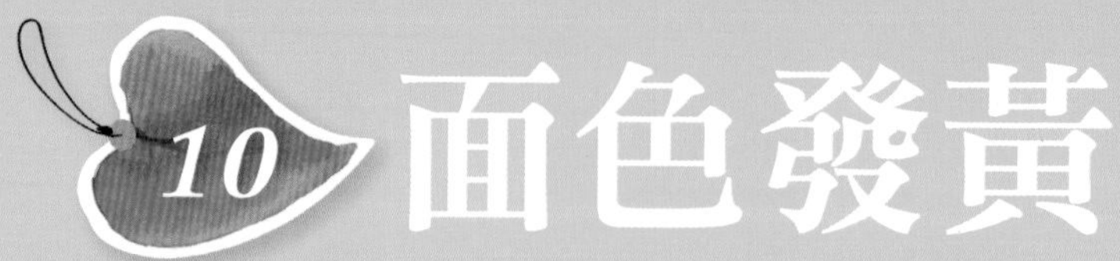

10 面色發黃

氣血不足／水濕停滯

面部顏色比常人黃而無光彩者，一般多主虛證和濕證。《素問 · 五臟生成》：「色味當五臟：黃為脾甘。」《證治準繩 · 察色要略》：「黃色屬土，主濕，乃足太陰脾經之色。」以此道出異常面黃與脾病相關。

脾胃氣虛

面色黃、食慾不振、進食後易腹脹；並且倦怠乏力、少氣懶言、大便稀薄、舌淡苔白、脈緩弱。

脾虛濕阻

面色黃、浮腫，且四肢腫脹、活動不易。食量少卻常腹脹，倦怠乏力，聲音多重濁，尿少、大便稀薄。

營血不足

面色黃，唇舌色淡，頭暈目眩，心悸失眠，肢體麻木，婦女月經量少、經期延遲或閉經，氣短聲低，脈細無力。

找準病根

1. 脾胃氣虛導致運化作用失能，使氣血化生不足，進而肌膚失養。
2. 脾虛濕阻是由於脾虛，水濕停滯所致。
3. 營血不足通常是因失血過多；或脾胃虛弱，生化不足；或七情過傷，營血暗耗所致。

對症調養

1. 對於脾腎氣虛者，治療時應益氣健脾；對於脾虛濕阻者，治療時應健脾利濕；對於營血不足者，治療時應益氣養血。

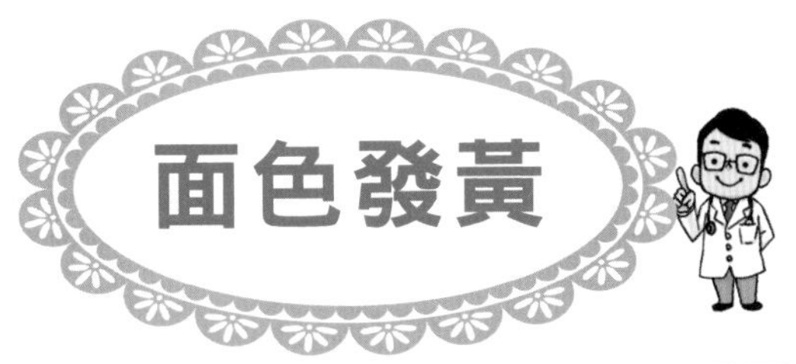

面色發黃

面部臨床表現　　診斷流程圖

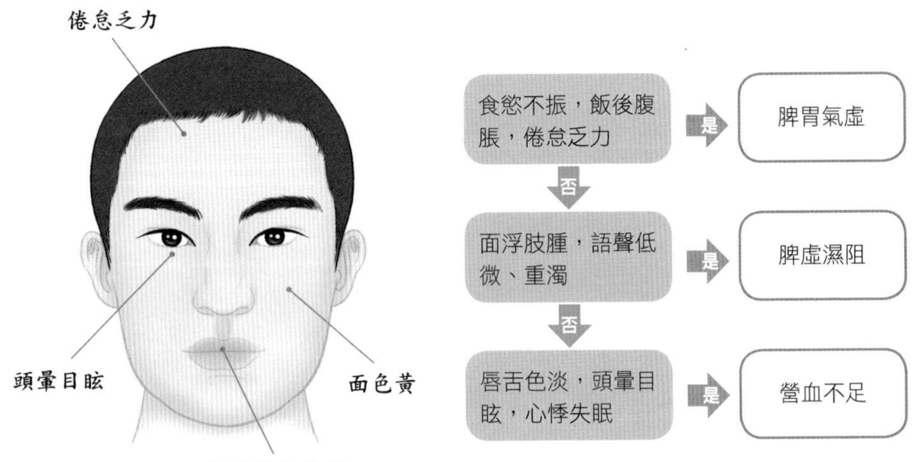

按摩血海穴，體內氣血暢行流通

血海穴是人體脾血的歸聚之所，按摩此穴具有祛瘀生新血的功能，對於因脾血不足所導致的面色發黃具有療效。

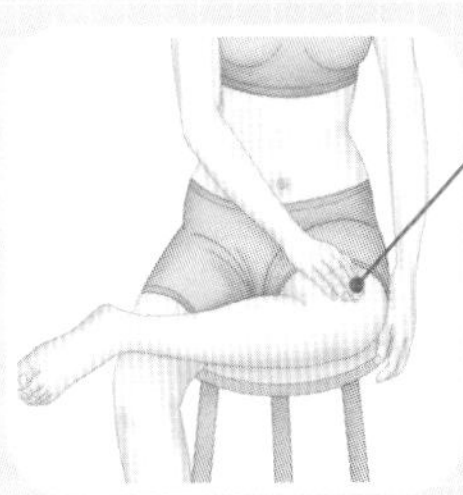

▶ 取穴技巧

正坐，翹左足置放在右腿膝上，將右手拇指以外的四指併攏，小指尖置於膝蓋骨內側的上角，則食指所在位置即是。

▶ 自我按摩

四指在膝蓋上，小拇指在膝蓋內側之上方。彎曲大拇指，以指尖按揉穴位，每天早晚各一次，每次左右腳各按壓3~5分鐘。

程度	指法	時間
適度	拇指壓法	3~5分鐘

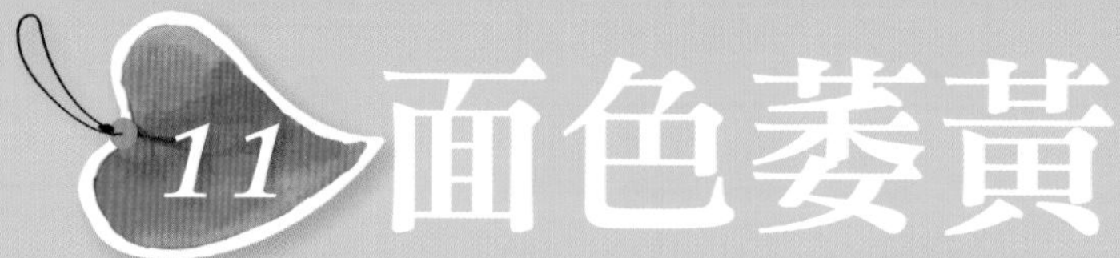

11 面色萎黃

身形消瘦

在正常的生理狀態下，若形體較瘦，而精神飽滿，面色明潤，舌脈如常，且沒有身體不適的感覺，則屬於正常。但若是在未控制身形的情況下，肌肉逐漸瘦削，體重過輕，甚至骨瘦如柴者，則為疾病表現。

氣血虛弱

會引起面色萎黃無光澤、身形消瘦、倦怠乏力、少氣懶言、頭暈目眩、心悸失眠、舌淡苔薄、脈細弱等。

胃熱熾盛

會引起面色萎黃且形體消瘦，口中乾渴且喜歡冷飲，雖吃得多卻容易餓，並伴隨心情煩躁、口臭、小便短赤、大便乾結、舌苔黃燥。

體內有蟲

會引起面色萎黃，形體消瘦，胃部出現雜音，臍腹疼痛時而發作時而停止，且食慾不振，或嗜食異物，大便稀薄，舌淡苔白。

找準病根

① 氣血虛弱是由於勞倦內傷，或病後失調，導致氣血不足，全身失養。

② 胃熱熾盛是由於過食辛熱甘肥，或熱邪侵入身體，灼液傷津所致。

③ 體內蟲多是飲食不衛生，導致胃中不和，脾運失司。

對症調養

1. 氣血虛弱的調養，應以益氣養血為主。
2. 胃熱熾盛應清胃瀉火，改善體質。
3. 體內有蟲者應安蛔驅蟲，消除體內寄生蟲。

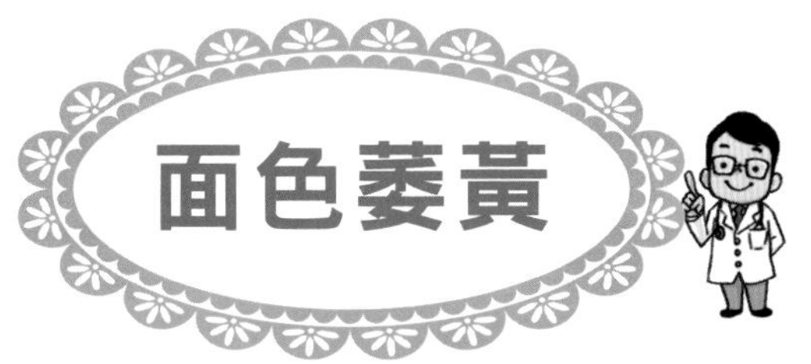

面色萎黃

面部臨床表現

診斷流程圖

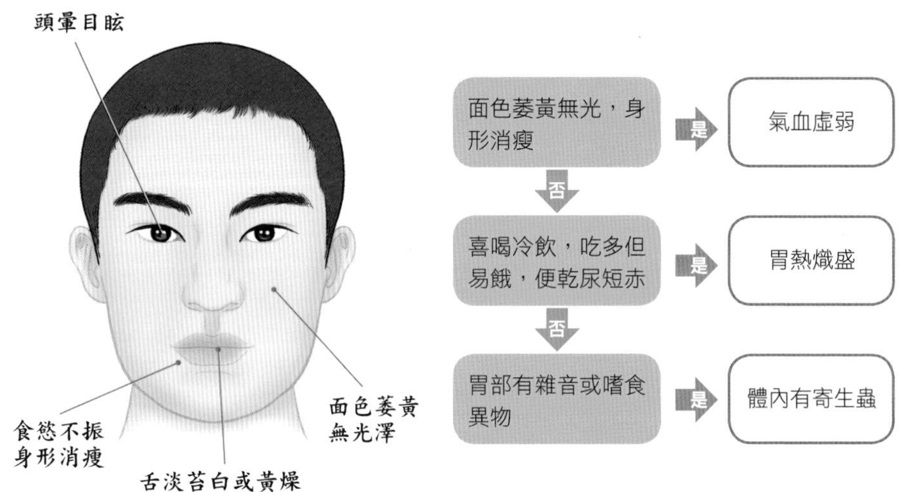

按摩公孫穴，脾胃調理好

按摩公孫穴，可有效調理脾胃，改善食慾不振。此外，亦對胸悶、腹痛、腹脹、女性月經不調等有極佳療效。

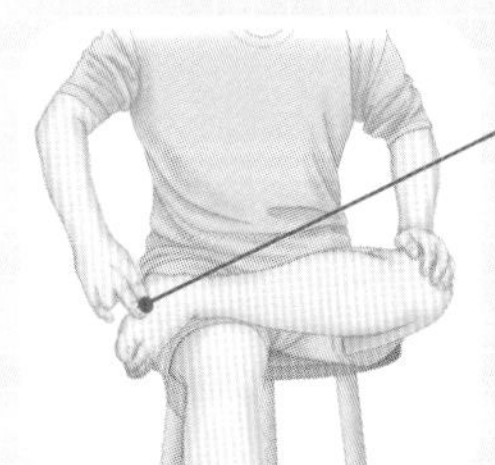

取穴技巧

正坐，將一隻腳放在另一腿上，另一手的食指與中指併攏，中指置於足內側大趾的關節後方，食指所在位置即是。

自我按摩

以拇指指尖垂直揉按穴位，每天早晚各一次，每次左右腳各約1~3分鐘。

程度	指法	時間
適度	拇指壓法	1~3分鐘

12 面部紅腫

體內有熱

面部紅赤腫大，嚴重者連及耳頰。其不同於一般面部浮腫，前者腫起而色赤，多出現在面部，常兼熱痛；後者浮起多呈水色樣，常擴及下肢或全身。面部紅腫多主熱證、實證；水腫則有寒熱、虛實之分。

溫熱時毒

面部發紅腫大，咽喉腫痛，剛開始出現外有寒顫、內有煩熱等症狀；怕冷且會內熱加劇，更甚者則神智不清、胡言亂語、耳聾、口渴喜喝冷飲、舌苔黃、脈洪大且跳動急速。

風熱上擾

面目紅腫，且出現麻痺或發癢，甚至中風頭痛。或出現咽痛、口微渴、舌苔薄黃、脈浮淺且跳動急速等症狀。

找準病根

① 溫熱時毒即外感溫熱，其所引起的面部紅腫又稱「大頭傷寒」或「大頭瘟」，一般發生在冬春兩季。病因是感受溫毒，上攻頭目，而致面部紅腫。由於咽喉為肺胃之門戶，毒火薰蒸於肺胃，所以出現咽喉腫痛。

② 風熱上擾則一年四季都可能發生。病因是風熱入侵，衛氣被鬱，致使風熱上擾面部，造成紅腫；也有因偏嗜膏粱厚味，致使體內積熱，又複感風邪而風熱相搏，上侵面部所致。

對症調養

1. 對於溫熱時毒出現的面部紅腫，治療時宜瀉火解毒。
2. 對於風熱上擾引起的面部紅腫，治療時宜疏風清熱。

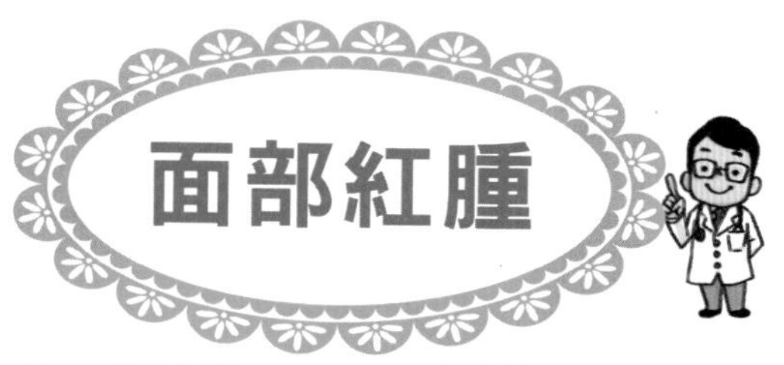

面部紅腫

面部臨床表現 診斷流程圖

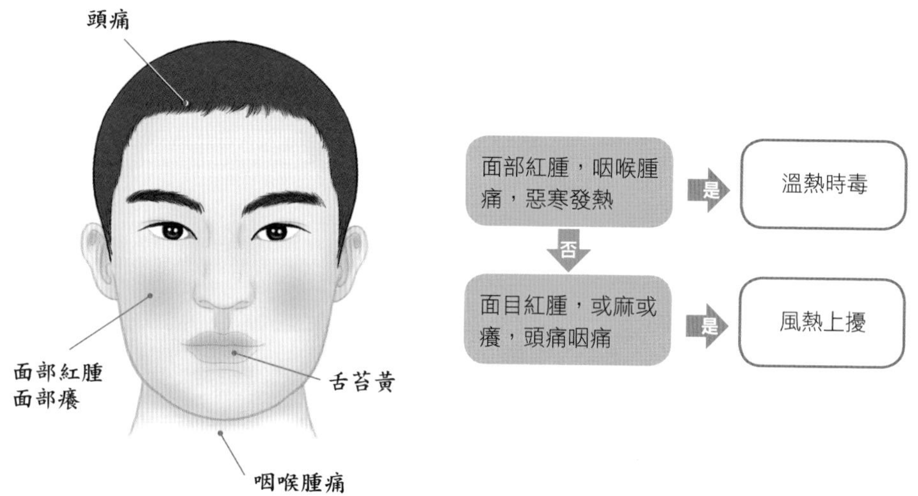

按摩中衝穴，不做紅面關公

中衝穴具有蘇厥開竅、清心泄熱的功效。按摩此穴，可清除體內熱氣，對治療熱病、心情煩悶有較好療效。此穴還可治療中風等症。

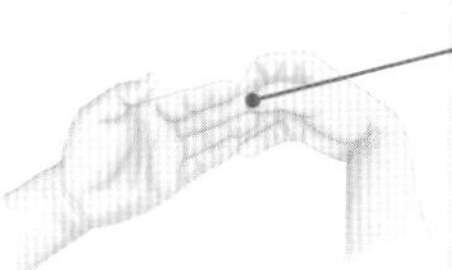

▶取穴技巧

手平伸，掌心向上，微屈45度。用另一手輕握，四指輕扶指背，彎曲大拇指，以指甲尖垂直掐按中指端的正中穴位即是。

▶自我按摩

用大拇指指甲尖，垂直掐按中指端的正中穴位，有刺痛感。每天早晚左右各掐按一次，每次1~3分鐘，先左後右。

程度	指法	時間
重	拇指壓法	1~3分鐘

13 面部浮腫

脾氣不足

面部浮腫是指面部虛浮且腫大，但按之即起。而面部浮腫可分兩種：目下如臥蠶狀且按之凹陷，為水腫；而面浮所致的氣虛，為氣腫，後者較嚴重。

肺氣虛弱

出現面部浮腫、皎白，氣喘息短，說話無力，稍微活動便容易氣急，身體寒冷且畏風；自汗且久咳不已，舌質淡，苔薄白，脈搏虛弱無力等。

脾陽不足

會出現面部浮腫、萎黃，四肢不溫且感覺面部發脹，容易倦怠乏力；食量少卻易腹脹，大便稀薄，肌肉消瘦，舌質淡嫩有齒痕且苔薄白，脈象虛弱。

找準病根

① 肺氣虛弱多見於年老體弱或久咳不癒的人，由於肺氣不足，久咳將導致肺氣受損，臟腑功能失常，影響肺的宣通、發散與清除廢物的功能。因肺主氣，而肺虛則氣無所主，所以面目虛浮腫脹。《金匱要略・肺痿肺癰咳嗽上氣病脈證治》：「上氣，面浮腫，肩息，其脈浮大，不治。」可知肺氣虛弱的表現為面浮，且癒後不良。

② 脾陽不足是由於過度疲勞，飲食不正常；或久瀉，甚至其他慢性疾病造成脾陽損傷，使臟腑虛弱與運化失常；並因脾氣不足而導致陽氣不升。

對症調養

1. 對於肺氣虛弱而引起的面部浮腫，治療時應以補肺益氣為主。
2. 對於脾陽不足而出現的面部浮腫，治療時應健脾、益氣升陽。

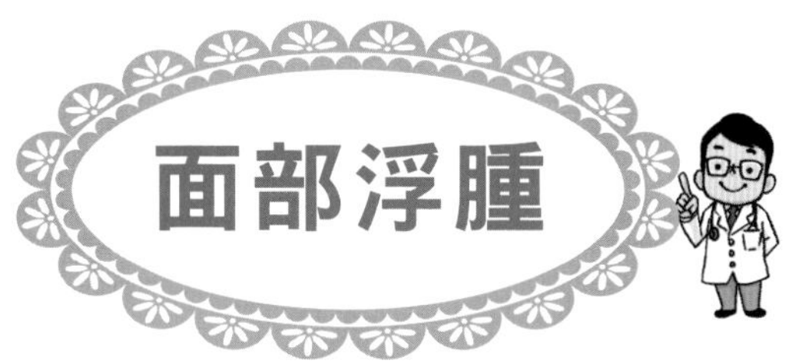

面部臨床表現

診斷流程圖

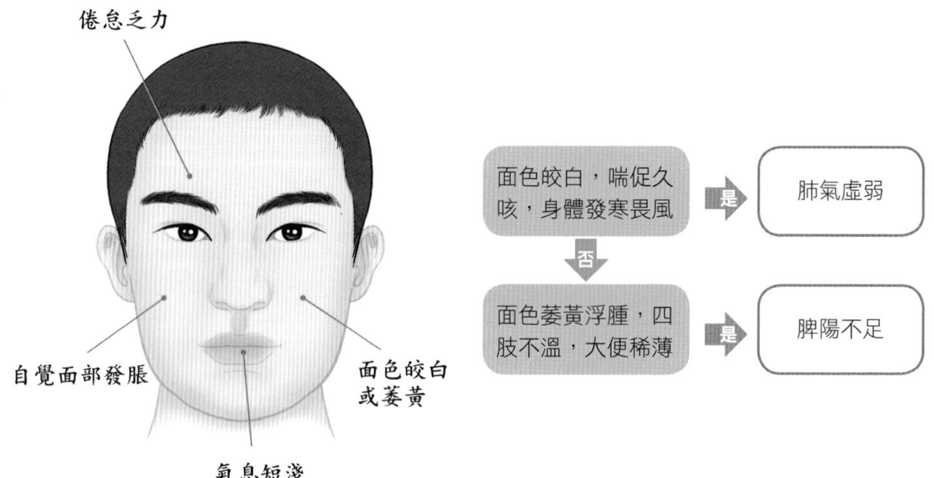

按摩目窗穴，使面部消腫

目窗穴可治療面目浮腫，如能配合陷谷穴，治療效果更佳。此外，還可治療頭痛、目赤腫痛、近視等，具有補氣壯陽的功效。

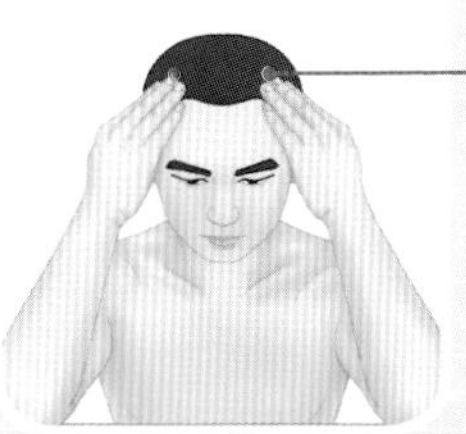

▶ 取穴技巧

端坐於桌旁，略微低頭，臂肘置於桌上，掌心向內，小指平貼於髮際處，中指所在位置即是。

▶ 自我按摩

用食指和中指輕按目窗穴，每天早晚各一次，每次左右（或雙側同時）各按1~3分鐘。

程度	指法	時間
輕	二指壓法	1~3分鐘

14 面浮虛腫

身形肥胖

在正常情形下，若體態豐腴但面色紅潤、精神飽滿、舌脈正常，沒有其他不適，則屬正常；但是面浮虛腫為過胖徵兆，容易引起高血壓、高血脂、高血糖等；且常伴有頭暈乏力、懶言少動、氣短，應多加注意。

痰濕內蘊

面浮虛腫且體形肥胖，食量大且特別喜歡吃些甘美油膩的食物，胸悶、胃不適，平時痰多，肢體沉重易倦怠，怕熱，舌體胖，苔厚膩，脈弦滑有力。

體內氣虛

有時會引起面浮腫、體形胖大，少氣懶言，稍動便出汗且怕冷，食量較小但身體易疲乏，沒精神，喜歡臥睡，舌淡苔白，脈細弱。

找準病根

① 痰濕內蘊所引起的肥胖屬實證，多是由於飲食失調，如長期食慾旺盛，或偏食精緻飲食、重口味等甘美甜膩食品，導致脾運失健而助濕生痰，使痰濕流注機體裡，形成肥胖；其通常與先天體質有關。

② 氣虛所引起的肥胖，多是因為勞倦傷氣，或飲食不節制，導致脾氣受損，屬於虛證。

對症調養

1. 對於痰濕內蘊引起的肥胖，應以祛痰化濕為治療重點，並少吃精緻飲食、重口味等甜膩之品。
2. 對於氣虛引起的肥胖，治療時應補氣健脾，並保持良好的運動習慣，增強體能。

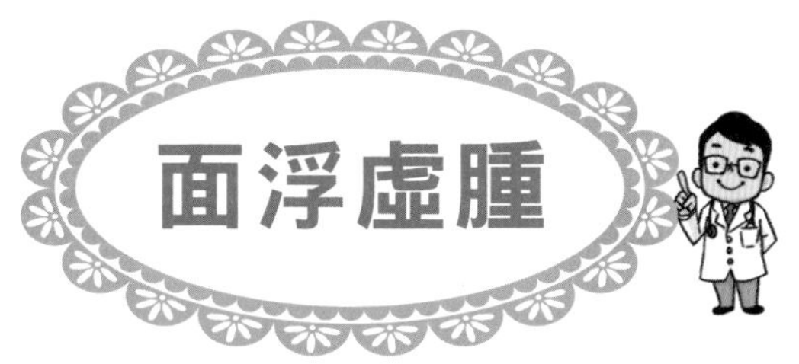

面浮虛腫

面部臨床表現

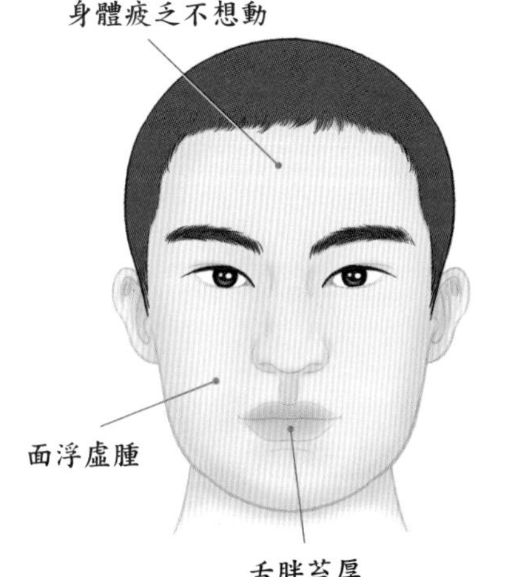

診斷流程圖

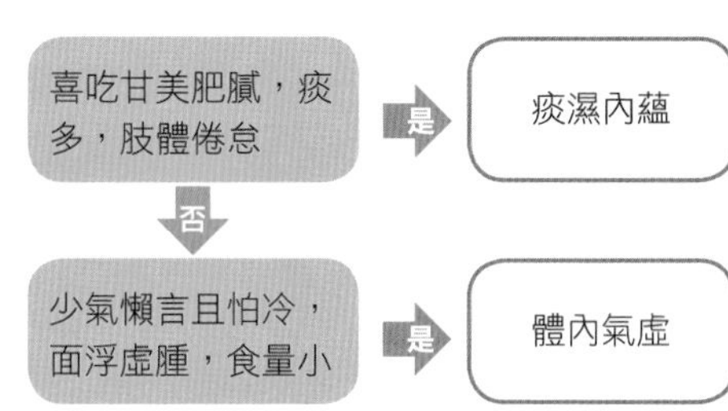

按摩消濼穴，輕鬆消脂又瘦身

消濼穴具有除濕降濁、保健脾胃的功效。每天持續按摩，可降低食慾，具有減肥美容的效果。

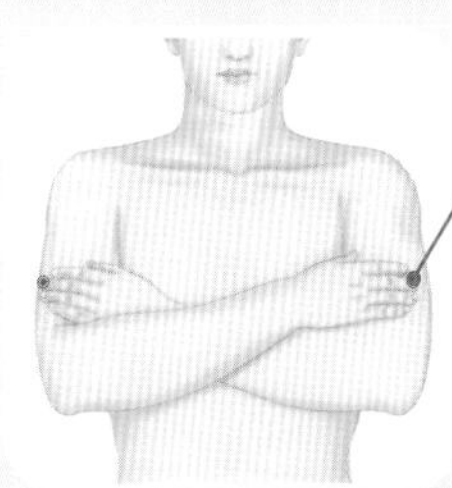

▶取穴技巧

正立，雙手下垂，先用左手手掌置於右手後臂中間位置，再將右手掌置於左手後臂中間位置，左右手四指向手臂施壓，中指所在位置即是。

▶自我按摩

雙手交叉，掌心置於手臂上，四指併攏向消濼穴施壓，一壓一放，每次3~5分鐘，早晚各一次。

程度	指法	時間
重	四指壓法	3~5分鐘

15 顏面抽搐

肝氣抑鬱／絡脈受阻

指眼瞼、嘴角及面頰肌肉的抽搐，通常僅出現於一側。會發生此種症狀多與情緒不穩定有關，且女性好發於男性。此外，若能依其抽搐部位而選用相應治療的藥物，其療效會更好。

肝氣抑鬱

會出現顏面抽搐、頭暈耳鳴，在性情方面，較為急躁或伴有哭鬧。

風邪阻絡

會突然出現顏面抽搐，並伴有頭疼鼻塞、怕冷且眼睛易流淚等；此外，還有脈浮，舌淡紅，苔薄白等現象。

風痰阻絡

會出現顏面抽搐，且患側面肌發麻，並伴有面部虛浮，眩暈，咳痰，口乾但不想喝水，脈弦滑，舌體肥大，苔薄白潤。

找準病根

① 長期肝氣抑鬱會耗損肝血，致使肝氣失調，導致顏面抽搐。

② 風邪阻絡是因風寒外襲，導致陽明絡脈受阻而成。

③ 風痰阻絡多見於口眼歪斜或因風痰（即肝風挾痰）導致眩暈而經久不癒之患者。由於病久氣虛，故風痰長期阻滯經絡，遂見顏面抽搐。

對症調養

1. 對於肝氣抑鬱，治療時應舒肝理氣。
2. 對於風邪阻絡，治療時應疏散風寒，解除痙攣現象。
3. 對於風痰阻絡，治療時應補氣、祛痰、息風。

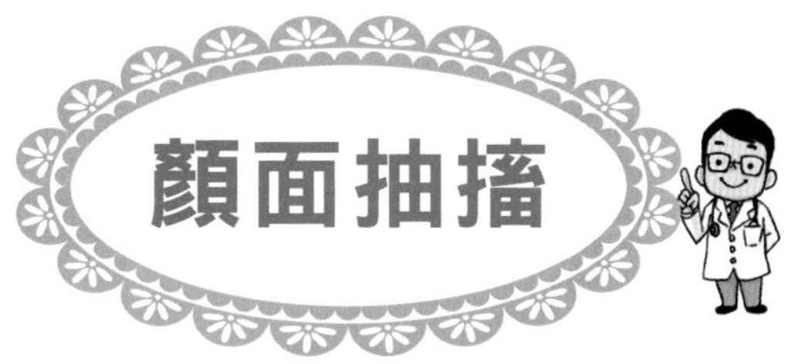

顏面抽搐

面部臨床表現　　診斷流程圖

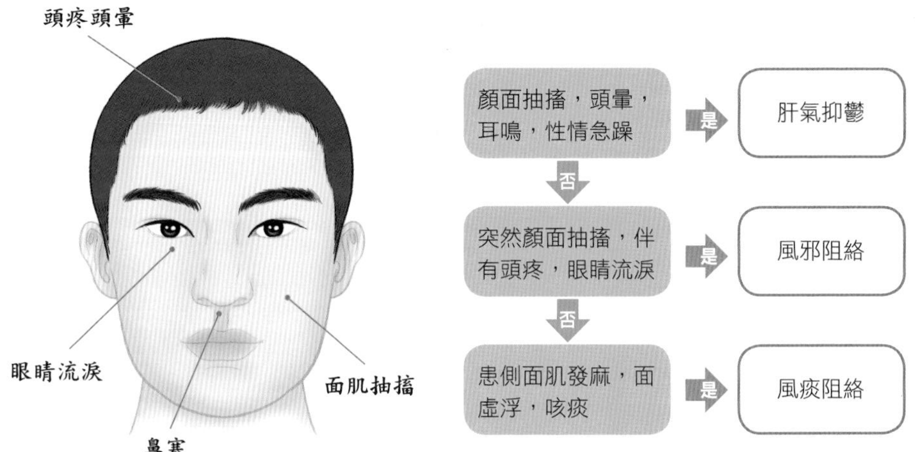

按摩百會穴，臉皮不再抖動

百會穴具有開竅寧神、平肝息風的功效。經常按摩可治療顏面抽搐，還能緩解頭痛眩暈、高血壓、中風失語等不適。

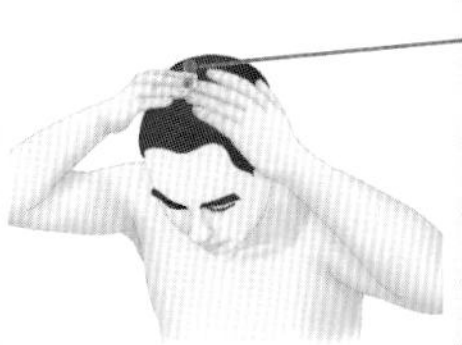

▶ 取穴技巧

正坐，舉雙手，虎口張開，大拇指指尖碰觸耳尖，雙手中指在頭頂正中相碰觸的位置即是。

▶ 自我按摩

左手中指按壓在穴位上，右手中指按在左手中指指甲上，雙手中指交疊，同時向下用力按揉穴位，有酸脹、刺痛的感覺。每次各按1~3分鐘。

程度	指法	時間
輕	中指壓法	1~3分鐘

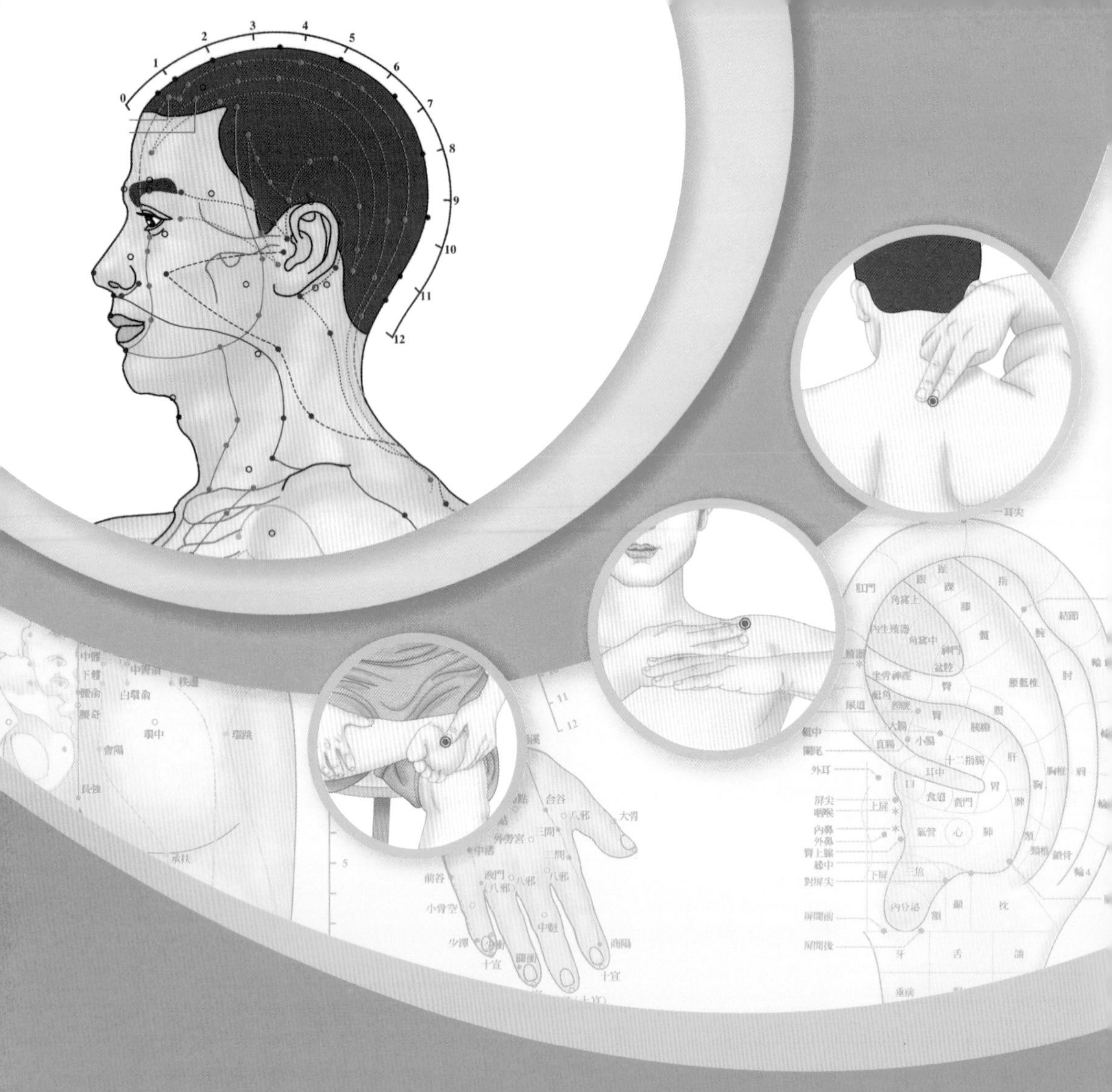

《黃帝內經》有云：「五臟六腑之精氣，皆上注於目。」又提到：「諸脈者，皆屬於目。」故眼睛雖為臉部的五官之一，但卻與全身臟腑、經絡有極其密切的關係。透過觀察眼睛的色澤、形態及其脈絡變化，可進一步判斷病位、辨別疾病性質與推測疾病癒後狀況。

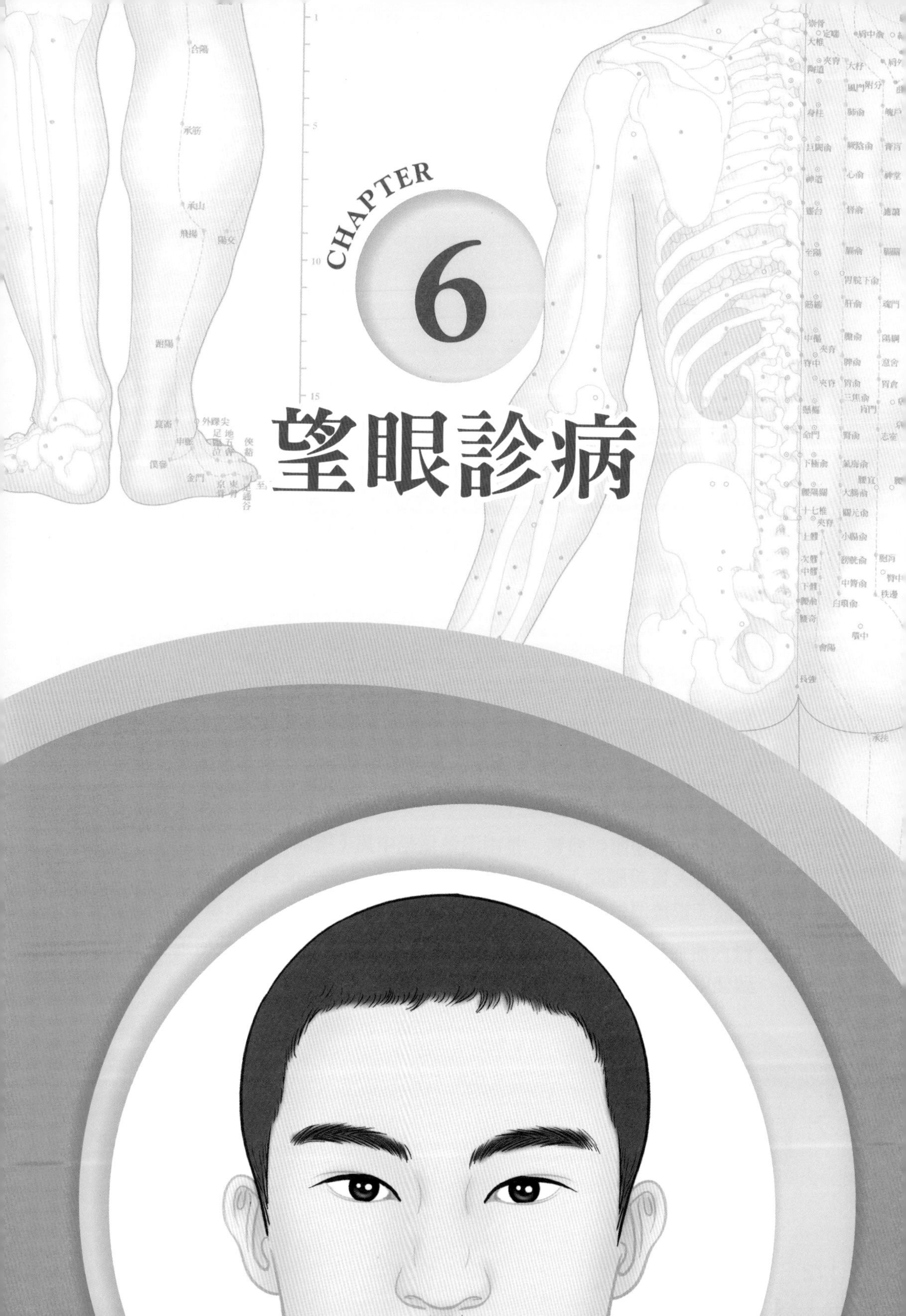

CHAPTER 6 望眼診病

01 眼睛發黃

體內濕熱／瘀血／脾虛血虧

通常出現眼睛發黃時，都會伴有尿黃、面黃、身黃等症狀，一般先從眼黃開始，再慢慢遍及全身。此症狀在《黃帝內經》中稱「黃疸」，而在後代醫籍中有黃癉、穀疸、酒疸、女勞疸、陽黃等名稱。

體內濕熱

眼睛和身體出現鮮黃色澤；或有發熱口渴、身倦無力、食慾不佳、消化不良且厭惡油膩、噁心嘔吐、舌苔黃膩等現象。

體內瘀血

眼睛、身體發黃，其色晦暗，面色呈青紫或黑，或肋下有腫塊，疼痛不舒服；或出現低熱、排黑大便等。

找準病根

① 體內濕熱出現眼睛發黃，是由濕熱蘊結中焦（指膈下、臍部以上的部位，內有脾、胃等臟腑），薰蒸肝膽促使膽液外泄，浸漬於肌膚而出現發黃症狀。根據濕熱程度，又有熱重於濕、濕重於熱、濕熱並重三種。

② 體內瘀血通常是由肝鬱氣滯，導致日久成瘀；或因濕熱黃疸遷延不癒，致使濕熱鬱積而氣機不順，瘀積於肝膽使膽汁疏泄失職而發黃。

對症調養

1. 對於濕熱引起的眼睛發黃，應區別治療，熱重於濕者應清熱利濕，佐以通便；濕重於熱者利濕化濁，佐以清熱；濕熱並重者清利濕熱，佐以解毒化濁。
2. 對於瘀血引起的眼睛發黃，應以活血行瘀、軟堅散結為主。

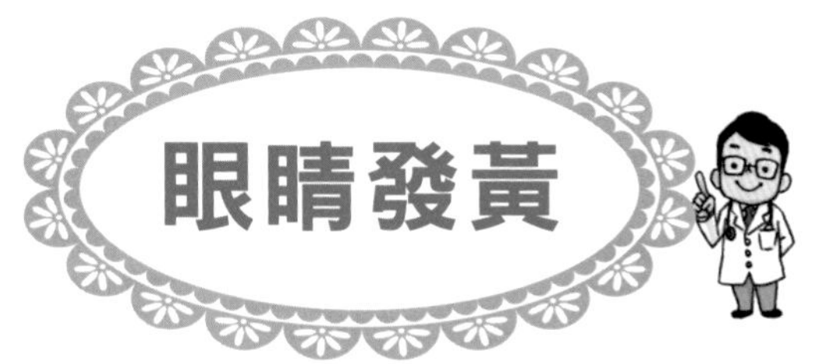

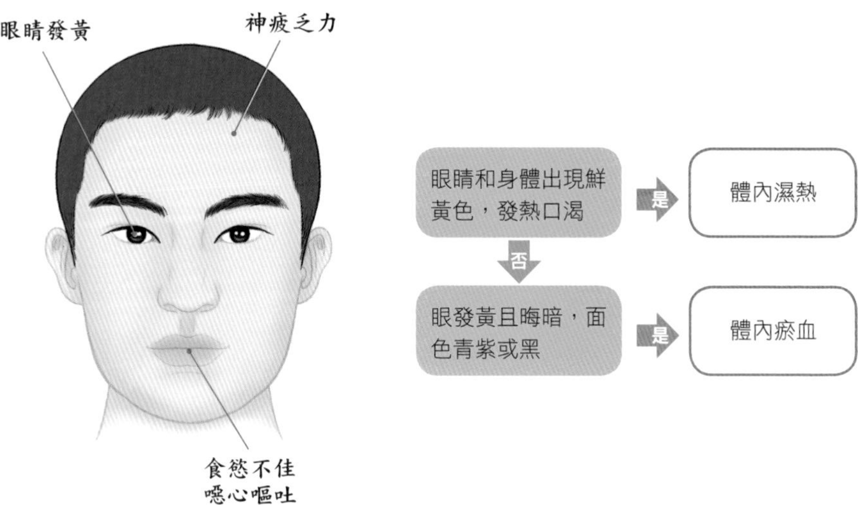

按摩青靈穴，恢復全身健康

此穴有理氣止痛、寬胸寧心的功效。經常拍打、按揉，可治療眼睛發黃，對神經性頭痛、心絞痛等也有很好的調理作用。

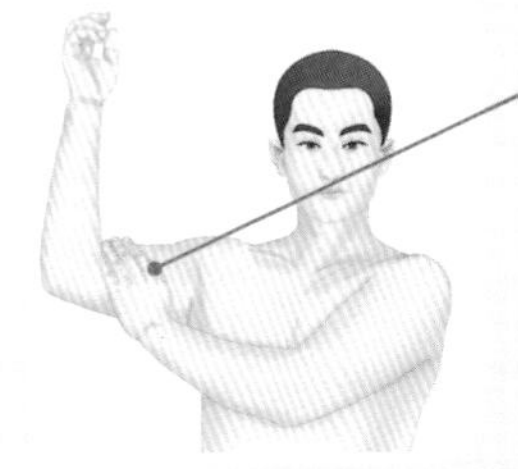

▶ 取穴技巧

正坐，抬右臂與肩膀平，肘彎屈，前臂向上。左手五指併攏，將小指放於手臂內側肘橫紋處，則大拇指所在之處即是。

▶ 自我按摩

大拇指之外的四指放於臂下，輕托手臂；以大拇指指腹揉按穴位，每次早晚各按左右穴位1~3分鐘。

程度	指法	時間
適度	拇指壓法	1~3分鐘

02 上眼瞼下垂

中氣下陷／外感風邪／氣血瘀滯

指眼皮下垂，難以上抬而影響視物。輕者半掩瞳仁，重者則黑睛全遮，垂閉難張。上眼瞼下垂分為先天與後天，先天多雙眼有此現象，由遺傳或發育不全引起；後天則多為單眼，通常在重症或創傷後發病。

中氣下陷

起病較緩，上眼瞼緩慢下垂，後症狀加劇；輕者半掩瞳仁，重者黑睛全遮，垂閉難張。病患往往須仰首提眉，久則額部皺紋深陷，甚則需以手提眼皮，方能見物。此外，全身體弱乏力，身體發冷且氣短，四肢虛軟無力，或見脫肛，婦女有時會有子宮脫垂的現象。

外感風邪

起病較急，忽然上眼瞼下垂，且眼睛發癢如蟲爬行其上，頭痛目脹，舌紅，脈浮淺且跳動急速。

找準病根

① 中氣下陷出現上眼瞼下垂者，多因飲食不節制，或情志鬱悶導致憂思傷脾，又因脾胃平時就較虛弱，致使中氣下陷而成。

② 外感風邪是因風邪侵入經絡，導致筋脈受損。由於風邪具有「善行而速變」的特點，故發病急速，臨床症狀為上眼瞼忽然下垂，風邪盛則較癢，上衝頭目後，則會出現頭痛目脹的症狀。

對症調養

1. 對於中氣下陷而引起的上眼瞼下垂，治療時應補中益氣。
2. 對於風邪侵入絡脈而引起的上眼瞼下垂，治療時應養血祛風。

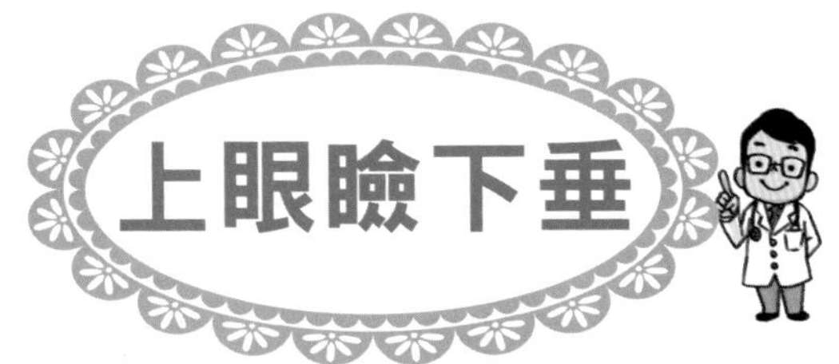

上眼瞼下垂

面部臨床表現

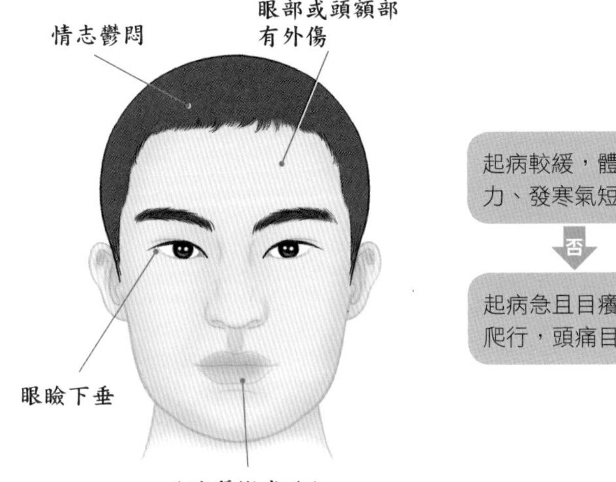

診斷流程圖

起病較緩，體弱乏力、發寒氣短 →是→ 中氣下陷

↓否

起病急且目癢如蟲爬行，頭痛目脹 →是→ 外感風邪

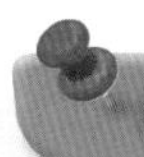

按摩陽白穴，讓眼皮回歸原位

陽白穴為治療眼部疾病的特效穴，具有明目祛風的功效，經常按摩可有效治療眼皮下垂。此外，還可改善頭痛、視物模糊、顏面神經麻痺、眼瞼搔癢等症。

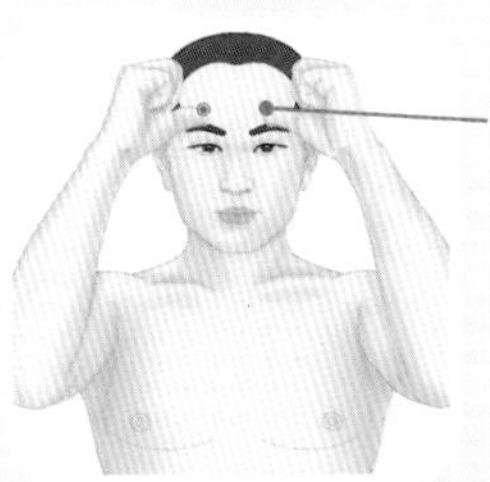

▶ 取穴技巧

正坐，雙手頂放於桌面上，輕握拳，將大拇指指尖貼於眉梢正上方，其指尖正上方即是。

▶ 自我按摩

以大拇指彎曲的指節處，由內而外輕刮穴位處，有特殊的酸痛感。每天早晚各一次，每次左右（或雙側同時）各刮按1~3分鐘。

程度	指法	時間
輕	拇指指節壓法	1~3分鐘

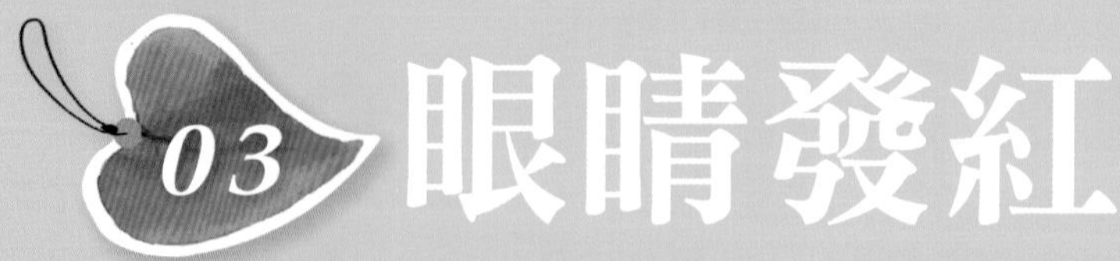

03 眼睛發紅

體內有熱／感染病毒

眼睛發紅是指雙眼（或單眼）白睛紅赤的現象。在《黃帝內經》和《傷寒論》中均稱「目赤」。歷代醫家根據目赤的病因、症狀等不同特點又有「暴風客熱」、「天行赤眼」、「赤痛如邪」、「大小眥紅」等別稱。

外感風熱

出現白睛暴紅、眼淚如湯般熱、畏光且眼睛難睜開。並兼見怕冷且身體發熱、頭痛鼻塞、舌苔薄白、脈浮淺且跳動急速。

天行時邪

會出現白睛紅赤灼熱、眼睛分泌物多且黏結、畏光導致眼澀難睜。先患一眼而累及兩眼，或是同時病發，其傳染性很強，應當注意。

邪熱伏脈

白睛淡紅，有血絲縱橫，絲脈粗細不等，且久而不癒。

找準病根

① 外感風熱主要是因感染風熱之邪而發，一般多在風邪正盛之時。

② 天行時邪是因感染時氣之毒而發，多偏於熱盛，發病急且傳染性強。

③ 邪熱潛伏在絡脈者多因熱性眼病失於調治而成，或長期風沙入眼以及近火煙熏，或從事精微細緻工作，致使眼睛過勞，熱鬱血滯而發病。

對症調養

1. 對於外感風熱者，應以疏風清熱為主。
2. 對於天行時邪者，應以疏風泄熱來解毒。
3. 對於邪熱潛伏在絡脈中者，應泄熱散瘀為宜。

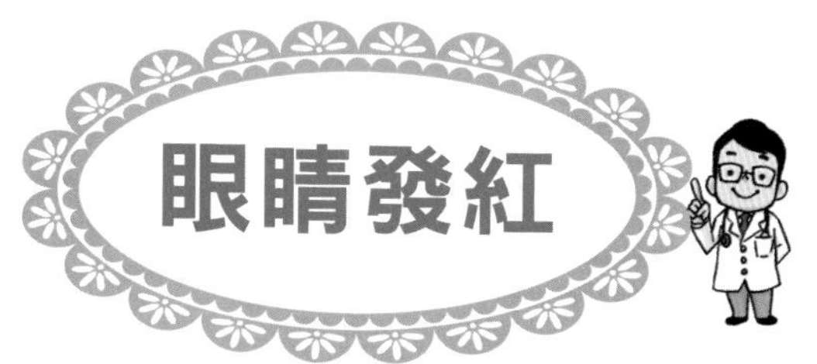

眼睛發紅

面部臨床表現　　診斷流程圖

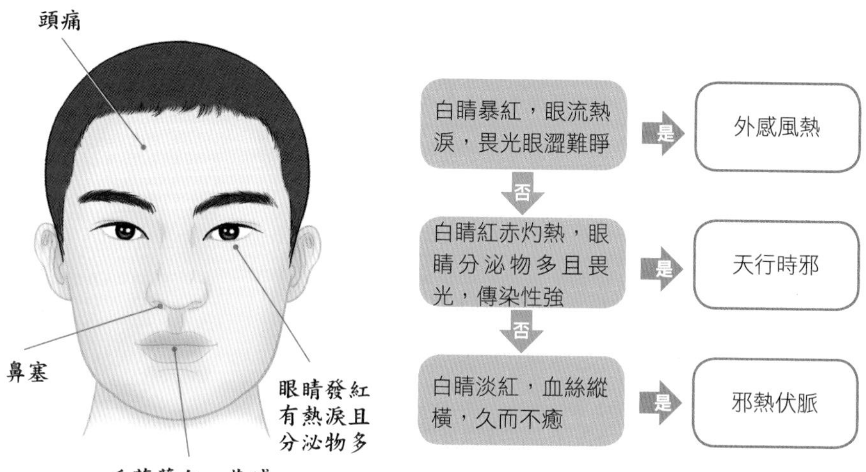

按摩解谿穴，不再做紅眼人

解谿穴有通絡祛火，消炎止痛的效果。經常按摩，可治療眼睛發紅、心情煩躁，對頭痛眩暈、諸多眼病等亦有良好的調理作用。

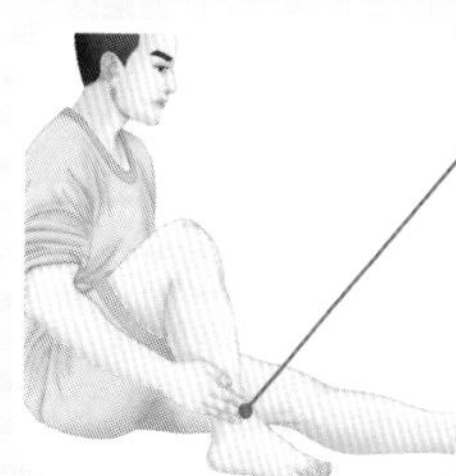

▶ 取穴技巧

正坐，抬足曲膝，用同側的手掌撫膝蓋處，大指在上、四指指腹循脛骨直下至足腕，在繫鞋帶處、兩筋之間的凹陷即是。

▶ 自我按摩

以中指指腹向內施力按壓穴位，每天早晚各按一次，每次1~3分鐘。

程度	指法	時間
重	中指壓法	1~3分鐘

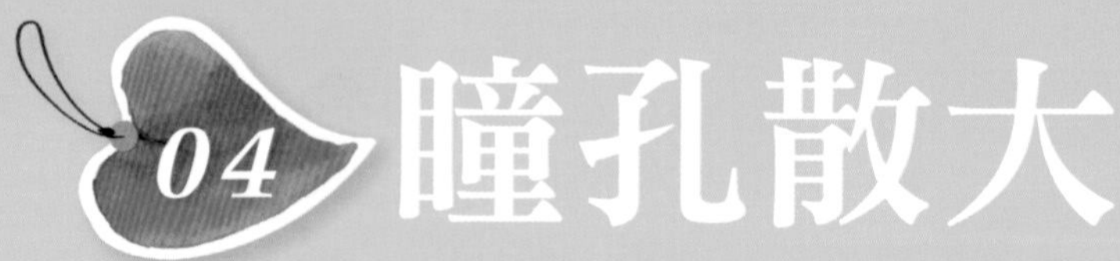

04 瞳孔散大

體內火氣上升

「瞳孔散大」是指瞳孔較正常者開大，甚至失去展縮功能，散而不收，黃仁（即虹膜）僅剩窄細如線。在金元醫家李東垣《蘭室秘藏》中稱瞳子散大，在《證治準繩》中稱為瞳神散大，還有稱為瞳人開大、散杳等。

氣陰兩虛

出現瞳孔散大者，如在雲霧中視物，其患部乾澀不適，伴隨頭暈目眩、疲倦、心煩失眠、口咽乾燥、舌苔黃質紅、脈濡細。

陰虛火旺

出現瞳孔散大者，不僅視物模糊，目紅且眼內有分泌物，耳鳴耳聾，甚至出現腰膝酸軟，夢遺或滑精，且舌紅苔少，脈虛細而跳動急速。

找準病根

1. 氣陰兩虛者，多由心肝火盛導致氣不能統攝與收斂而出現瞳孔散大，視物如在雲霧中朦朧，常伴有頭暈目眩、口咽乾燥、肢倦乏力等症。
2. 陰虛火旺者多由肝腎陰虛所致，因陰虛於下，火旺於上，故瞳孔散大，目且有少許分泌物結塊，常伴有耳鳴耳聾、腰膝酸軟等症。

對症調養

由於瞳孔為先天精氣所生，後天精氣所養。故當精氣失於斂聚時，則瞳孔散大，所以調理原則應以聚斂精氣為主，以下根據不同症狀，詳解其應症之道：

1. 氣陰兩虛者，應益氣養陰。
2. 陰虛火旺者，應滋陰降火。

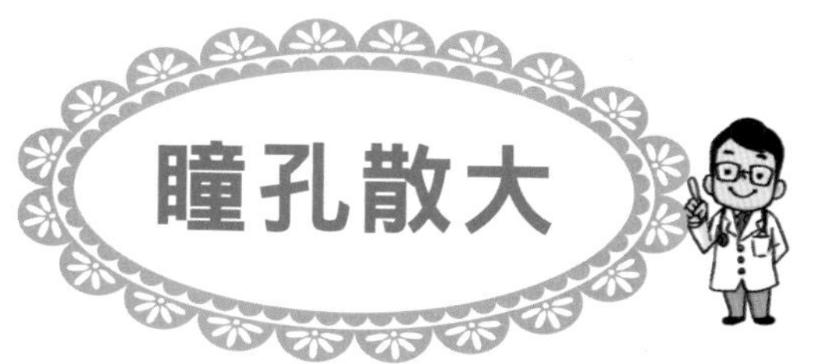

面部臨床表現

診斷流程圖

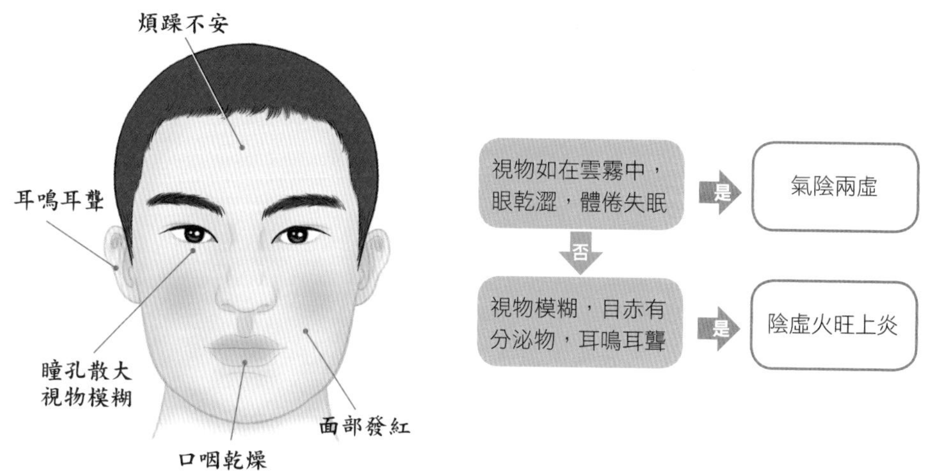

按摩神門穴，聚精會神從現在開始

神門穴是人體精神氣的入口，經常按摩具有安神寧心、通絡的功效。此外，亦可緩和瞳孔散大，並對心悸、心絞痛、失眠等症狀有極佳療效。

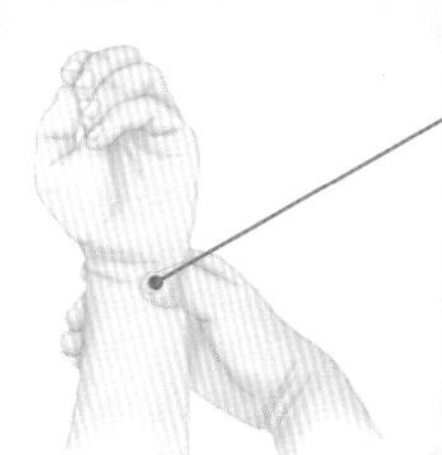

▶ 取穴技巧

正坐，伸手、仰掌，屈肘向上約45度，在無名指與小指掌的下側，用另一手握住手腕，彎曲大拇指，指甲尖所觸及的腕豆骨下、尺骨凹陷處即是。

▶ 自我按摩

彎曲大拇指，以指甲尖垂直掐按穴位。每日早晚左右手各3~5分鐘，先左後右。

程度	指法	時間
適度	拇指壓法	3~5分鐘

05 眼睛不斷眨動

肝虛血少

「眼睛不斷眨動」是指眼瞼開闔失常，時時眨動，不能自主的症狀，亦稱為「目札」，經常發生在孩童身上。多與肝脾兩臟失調有關，但有虛實的不同，如肝經風熱、肝虛血少等，故應依其症狀加以區分。

肝經風熱

兩眼如被風吹般地不斷眨動，不能自主。或伴隨發燒，或手足抽動等；舌質紅，舌苔薄白，脈細且跳動急速。

肝虛血少

雙眼的眼瞼連眨不止，眼部澀癢至常以手揉眼，依其症狀而時輕時重。嚴重者到了傍晚甚至無法視物，並伴隨舌淡紅，脈濡細。

找準病根

1. 肝經風熱多是由於風熱侵襲肝經，引動內風，進而循經上擾，故眼瞼筋肉不受控制般的頻頻眨動，甚則手足搐動。
2. 肝虛血少多是由於肝血虧損，導致血虛生風，使眼瞼筋肉失於滋養，純屬為虛證。其表現為雙眼的眼瞼連眨不止，且澀癢難忍。

對症調養

1. 肝經風熱者，治療時應疏風清熱，平肝定搐。
2. 肝虛血少者，治療時應補肝養血。

眼睛不斷眨動

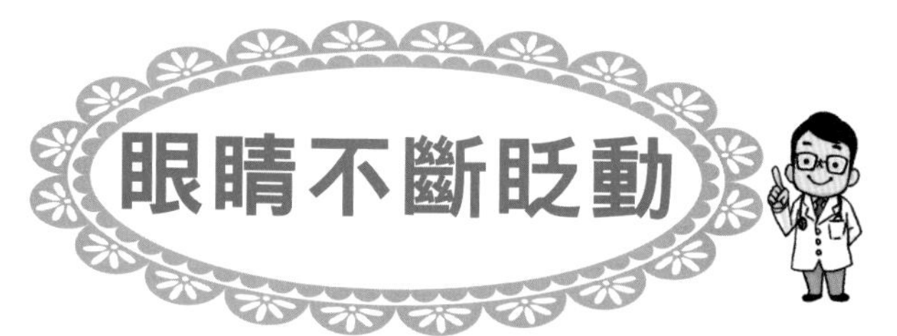

面部臨床表現

診斷流程圖

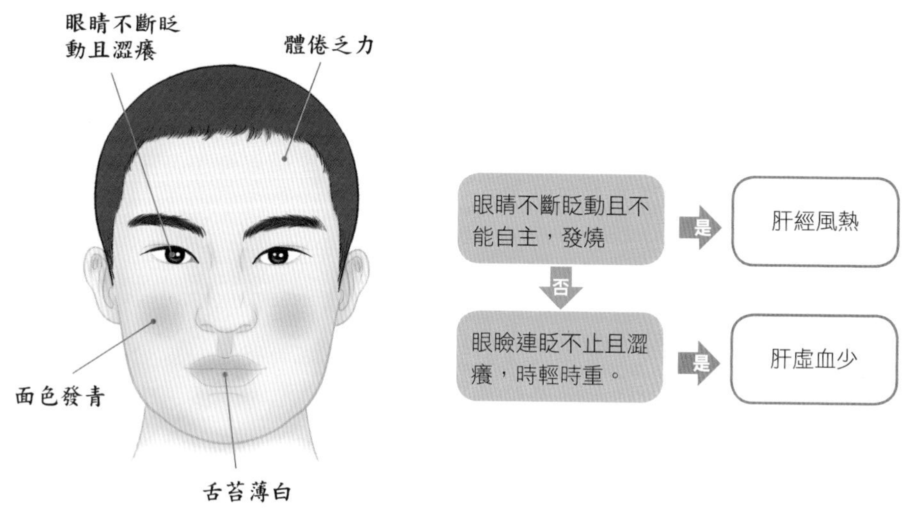

按摩瞳子髎穴，讓眼睛定格

瞳子髎穴可治療多種眼疾，如目赤腫痛、結膜炎、青光眼等。而眼睛不斷眨動就是由於肝虛血少所致，西醫亦稱其為「結膜炎」。

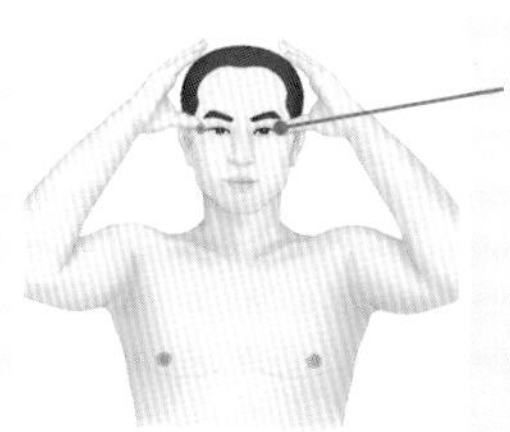

▶ 取穴技巧

端坐，兩手屈肘朝上，掌心向自己。以兩手大拇指置於頭部側邊，並相對用力垂直按壓即是。

▶ 自我按摩

兩手大拇指相對用力垂直揉按瞳子髎穴，每天早晚各揉按一次，左右（或雙側同時）1~3分鐘。

程度	指法	時間
重	拇指壓法	1~3分鐘

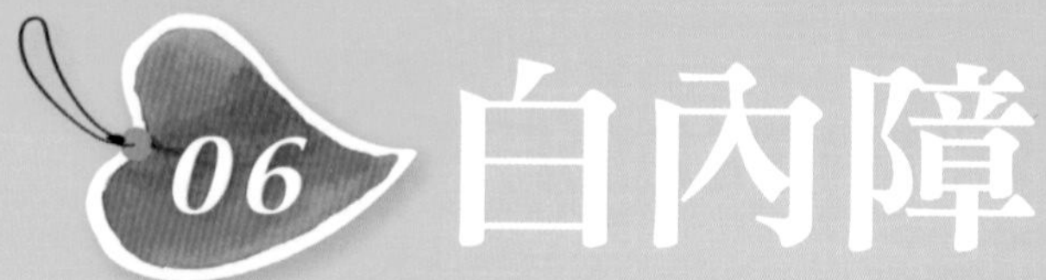

06 白內障

陰精不足

白內障是指瞳孔內黃精混濁，逐漸發展成翳障，影響視力，甚至失明的症狀。因其從內而蔽，所以稱「內障」。《目經大成》：「此症蓋目無病失明，金井之中，有翳障於神水之上，曰內障。」多見於老年人。

體內脾虛

視物模糊，不能久視，否則易眼睛酸痛，漸致失明。並伴隨面色㿠白、肢體倦怠、氣怯懶言、食慾不佳且消化差、舌淡。

陰氣虧損

目視昏花，常見空中黑花撩亂，接著睹物成二體、有疊影，瞳孔氣色呈淡白或淡黃，最後逐漸轉為全白而失明。

找準病根

1. 脾虛者多因飢飽勞倦，飲食習慣不佳導致損傷脾胃，使脾虛氣弱，升降失調，陽氣不能上升以充養瞳孔。
2. 陰氣虧損多因年事高、體弱，或房事過度而耗傷陰精，不能充養目竅。

對症調養

1. 脾虛者應健脾補中，益氣升陽。
2. 體內陰氣虧損應養肝益腎，滋陰明目為宜。

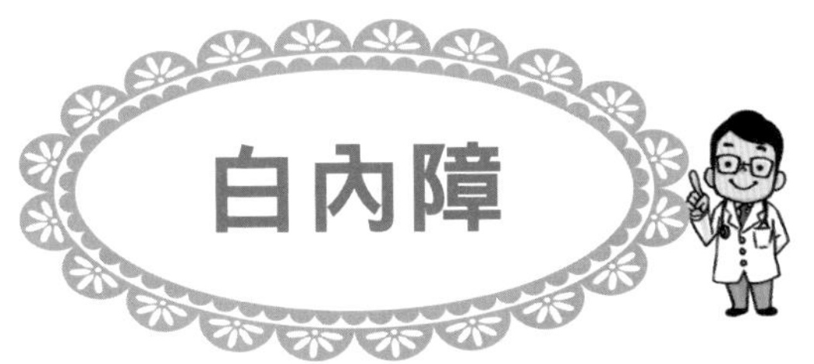

面部臨床表現　診斷流程圖

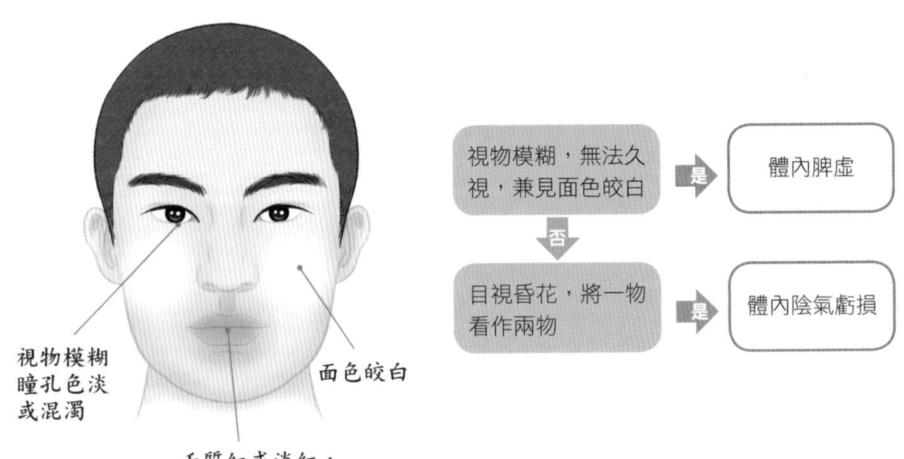

按摩四白穴，還你明亮雙眼

四白穴有通絡明目、活血養顏的功效。經常按摩，對白內障有極佳療效，另外針對眼睛赤痛、口眼歪斜、面部肌肉痙攣等症狀亦有緩解效果。

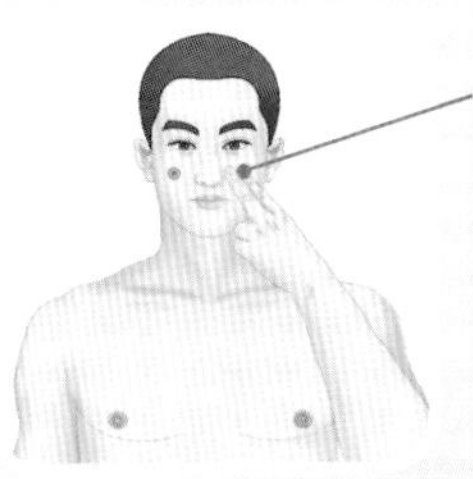

▶ 取穴技巧

兩手中指和食指併攏伸直，不要分開；然後中指指腹貼近兩側鼻翼，食指尖所按之處即是。

▶ 自我按摩

雙手食指伸直，以食指指腹揉按左右穴位，每次1~3分鐘。

程度	指法	時間
適度	食指壓法	1~3分鐘

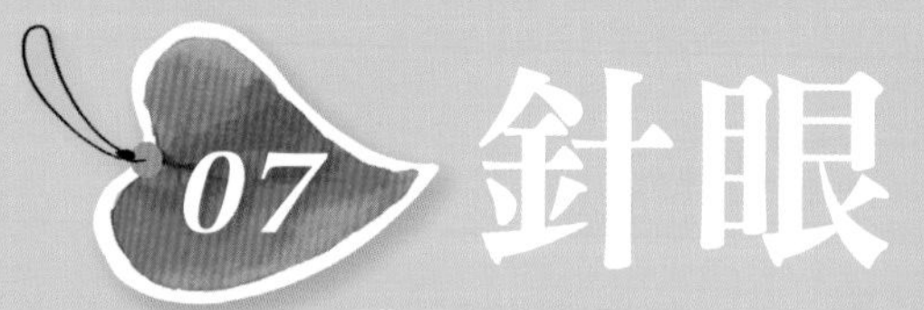

07 針眼

體內熱毒／脾氣虛弱

針眼是指眼瞼邊緣冒出小膿瘡，亦稱「眼瘡」。因其眼瞼內應脾胃，且脾胃屬土，故有土疳、土瘍之稱。在《黃帝內經》中稱為「目眥瘍」；隋代巢元方《諸病源候論》中稱為「針眼」，後代皆沿用此名稱之。

外感風熱

會出現眼皮局部輕度紅腫熱痛，病變只在局部，觸之有硬塊及疼痛，常以接近眼眶者居多。初起微癢稍腫，繼則赤痛不能按壓；症狀輕者，數日內自行消散，重者則數日後潰破排膿才會痊癒。

熱毒熾盛

會出現眼皮紅腫且熱痛明顯，或顴額紅腫，或白睛腫脹；若出現紅腫則不能按壓，否則將疼痛難耐，而晚上尤其嚴重。

找準病根

① 外感風熱者是受到外來風熱之邪的侵入，因其在眼皮且阻滯經絡運行，故導致局部氣血瘀滯。

② 熱毒熾盛者多因過食辛辣刺激性之物，以致熱毒蘊積上沖而生成針眼。

對症調養

1. 對於外感風熱者，治療時應疏風清熱。
2. 對於熱毒熾盛者，治療時應祛風清熱、泄火解毒。

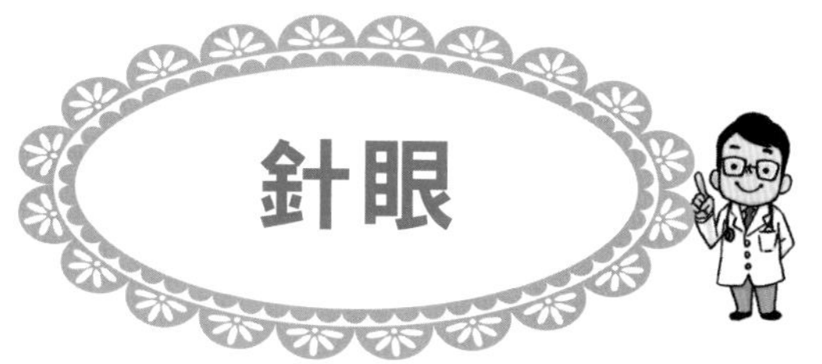

針眼

面部臨床表現

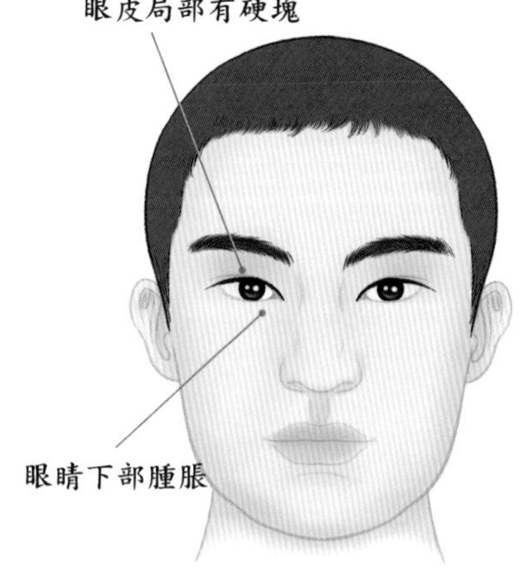

診斷流程圖

眼皮局部輕度紅腫熱痛，有硬塊  是 → 外感風熱

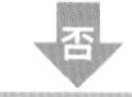 否 ↓

眼皮紅腫，熱痛明顯，晚上尤其嚴重 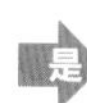 是 → 熱毒熾盛

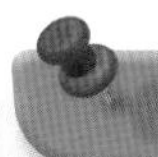

按摩角孫穴，讓毒素無處藏身

角孫穴具有吸濕降濁、明目的功效。經常按摩，對針眼的治療和預防有極佳效果。甚至，還可治療白內障、齒齦腫痛、口腔炎等。

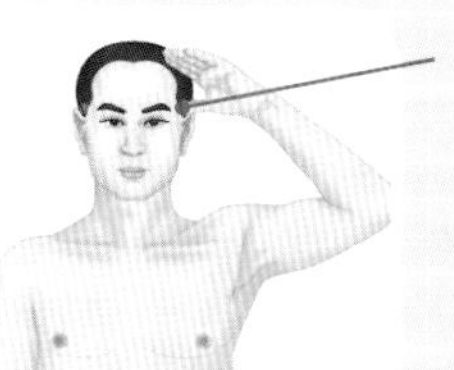

取穴技巧

正坐，舉兩手，用大拇指指腹由後向前將耳翼折屈，並順勢向上滑向耳翼尖所到之處，兩中指指尖相連於頭頂正中線上，拇指所在位置即是。

自我按摩

用大拇指指腹揉按穴位，有脹痛感。每天早晚各揉按一次，每次左右（或雙側同時）各1~3分鐘。

程度	指法	時間
重	拇指壓法	1~3分鐘

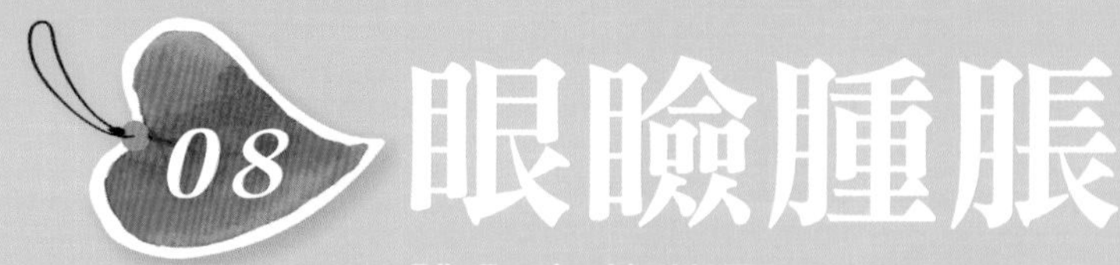

眼瞼腫脹

體內有熱積聚／濕氣停滯

「眼瞼腫脹」是指上下眼瞼腫脹不適。《素問 · 評熱病論》中稱為目下腫；《諸病源候論》中稱為目風腫候；《證治準繩》稱腫脹如杯、脾虛如毬，前者為眼部受實邪，後者乃氣虛所致，後世醫家多從其說。

肺脾積熱

眼睛出現赤痛、畏光等。繼則眼瞼紅腫如桃，按之劇痛難忍，甚至疼痛會牽引到頭額，或伴隨怕冷卻身體發熱；舌紅且脈跳急速。

脾虛濕滯

會使人上眼瞼浮腫如球，常按患處，則其腫脹拭之稍平，但過一段時間便恢復原樣；且眼睛不紅痛，但有時會出現眼睛發癢。

找準病根

1. 肺脾積熱多因熱邪入裡，或飲食不正常，以致肺脾積熱而上攻，燥火侵入體內使血分熱盛，其熱積眼瞼而導致眼瞼腫脹。
2. 脾虛濕滯多因脾胃氣虛，中氣不足，導致運化功能失常，水濕停滯於眼皮所致。因虛而浮腫，故按之不痛；當患處按後水濕稍散，則眼皮腫脹稍平，但繼而水濕又聚在一起，並恢復原樣。此外，風為肝之氣，脾虛則風邪更易侵入，若兼外感風邪則會出現口癢。

對症調養

1. 對於肺脾積熱者，治療時應清火散風解毒。
2. 對於脾虛濕滯者，治療時應補中益氣、健脾滲濕。

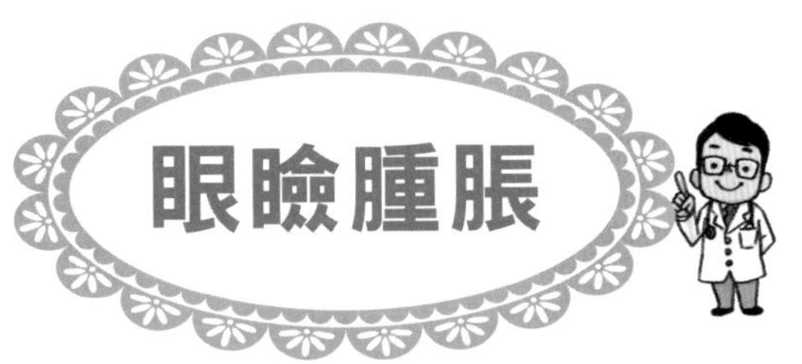

眼瞼腫脹

面部臨床表現

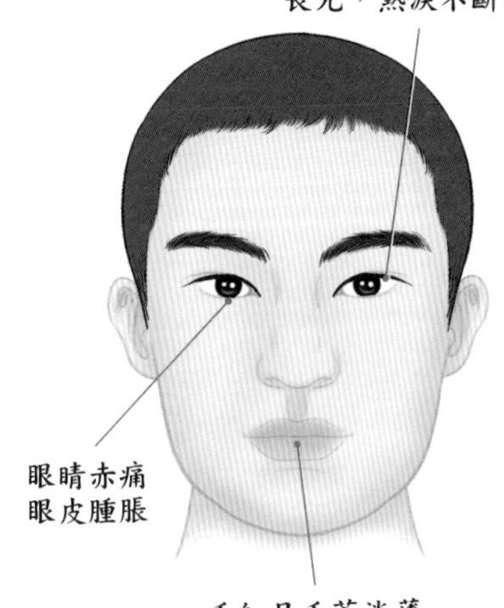

診斷流程圖

眼睛赤痛，眼皮腫脹，畏光，身發熱

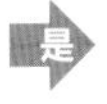

肺脾積熱

上眼皮浮腫但不痛，按壓則暫時好轉，一段時間又恢復原樣

脾虛濕滯

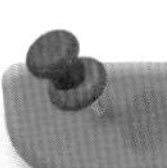

按摩攢竹穴，不再做腫眼人

攢竹穴有活血通絡、明目止痛的功效。經常按摩，可治療眼睛紅腫，對急慢性結膜炎、視力不清、淚液過多等都有緩解作用。

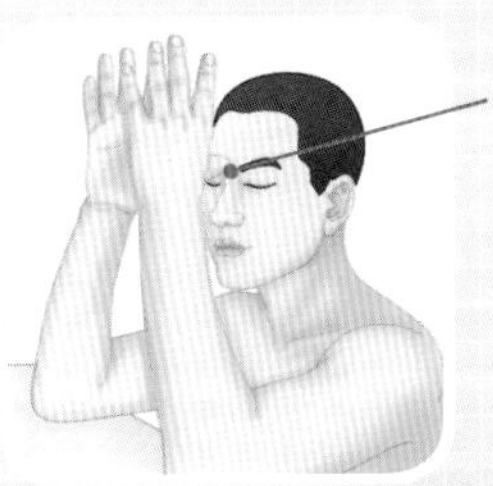

取穴技巧

正坐輕閉雙眼，兩手肘撐在桌面，雙手手指交叉，指尖向上，將兩大拇指指腹由下往上置於眉棱骨凹陷處，則拇指指腹所在之處即是。

自我按摩

兩大拇指指腹由下往上按壓穴位，每次左右（或雙側同時）各揉按1~3分鐘。

程度	指法	時間
適度	拇指壓法	1~3分鐘

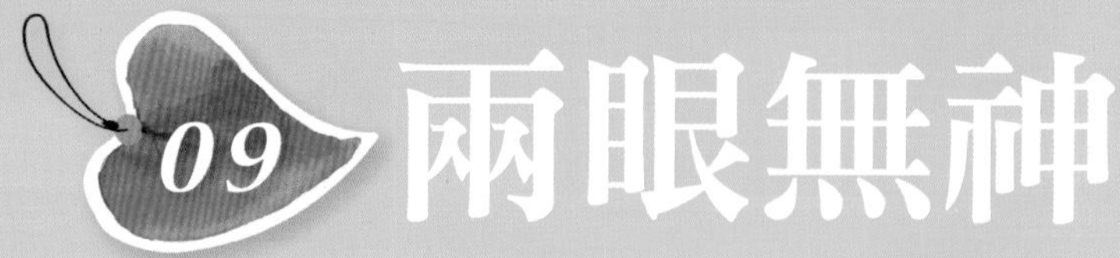

兩眼無神

體內血氣虧損

兩眼無神是指兩眼神光不足。輕者自覺視物無力，多看眼酸疲倦；重者身體虛弱且面色不佳、昏昧不識人。《銀海精微》說：「肝腎之氣充則精彩光明，肝腎之氣乏則昏朦眩暈。」說明神光與肝腎精氣充養與否有關。

體內陰血虛虧

兩眼光彩不足，自覺視物昏朦且易於疲困，並伴隨頭昏耳鳴、四肢軟弱無力、心悸失眠、潮熱盜汗；且舌紅或舌淡，脈細數。

體內精氣衰敗

兩眼內陷，瞳孔散大且視力降低至看不到光；目不識人、身體虛弱、面色慘淡，出現異常喘急與大小便失禁。

找準病根

1. 體內陰血虛虧的兩眼無神，其病因如下：勞心思慮過度，導致心脾受損，並因心脾血虛以致眼睛欠缺滋養。外傷、蟲獸咬傷或婦人因生產而失血過多，導致血虛使眼目失養。久病失治導致氣陰兩虛，眼睛失去濡養。飲食不節制，經常縱酒恣慾或房事過度而傷腎，導致腎精虛虧。
2. 體內精氣衰敗而出現兩眼無神，是病勢垂危的徵兆。由於臟腑精氣衰敗，以致不能上行於目，故兩目內陷且暗淡無光。此外，因瞳孔屬腎，長期久病最後瞳孔神光自散，使雙眼內陷而暗淡無光；尤以瞳孔散大，目不識人為其辨證要點。

對症調養

1. 對於陰血虛虧者，治療時應滋陰養血。
2. 對於精氣衰敗者，治療時應回陽救逆。

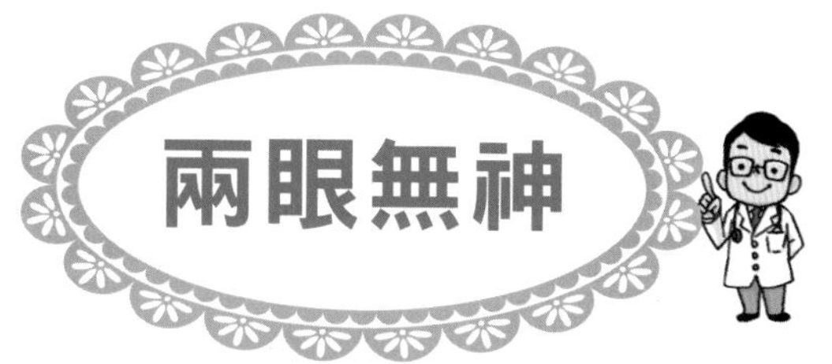

面部臨床表現　　診斷流程圖

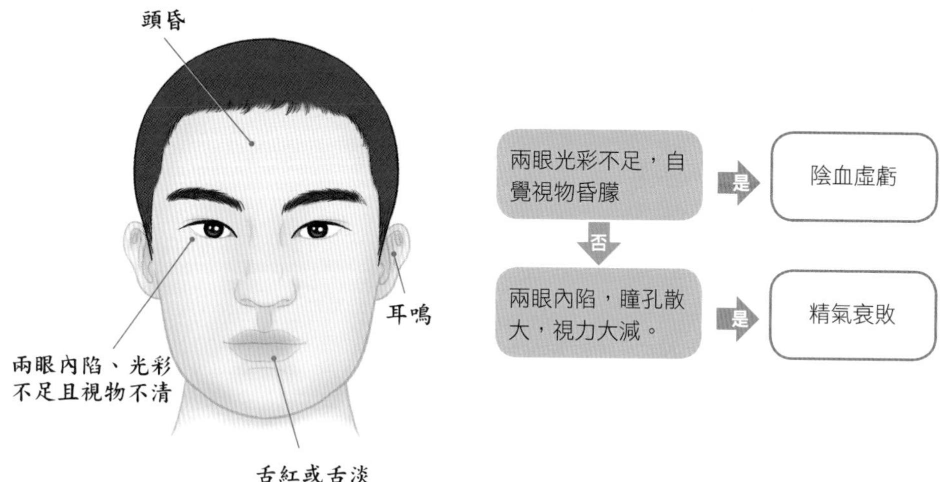

按摩養老穴，讓眼睛重新煥發光彩

養老穴有清頭明目、舒筋活絡的功效，經常按摩，可治療兩眼無神、目視不清的現象。對身體酸痛、腦血管疾病也有緩解效果。

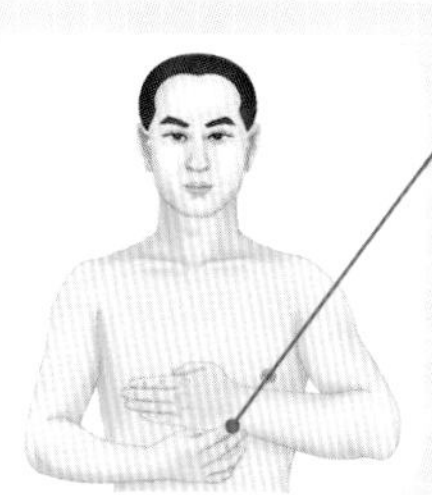

▶ 取穴技巧

掌心向下，用另一手食指按在尺骨小頭的最高點上；將掌心轉向胸部，手指滑入的骨縫中即是。

▶ 自我按摩

舉臂屈肘，手掌心朝向顏面，以另一手食指指尖垂直向下按揉穴位，每次左右各1~3分鐘。

程度	指法	時間
適度	食指揉法	1~3分鐘

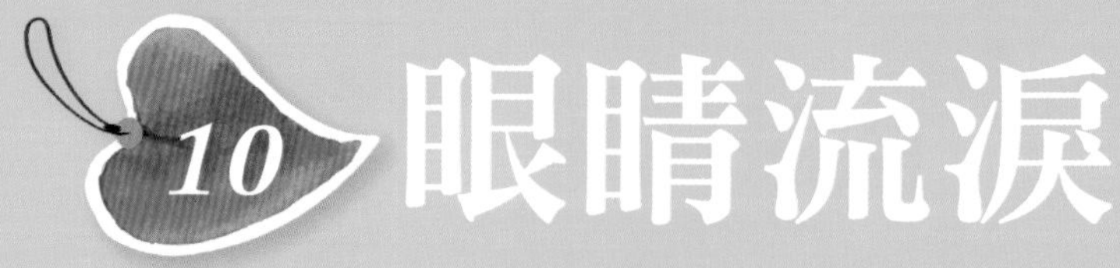

10 眼睛流淚

體內肝血不足

「眼睛流淚」是指淚液無法控制而溢出眼外。《素問 · 解精微論》有「風見則泣下」的記述。《神農本草經》則將其稱為「淚出」、「泣下」。

肝經虛寒

會出現迎風流淚，常見於年事高且血虛之人。主要表現為遇風時頻流冷淚（即清稀淚液，無熱淚且目不痛）、形體消瘦、面色無光彩、唇色淡而指甲白、舌質淡且脈細。嚴重者則伴有肢冷身涼、苔白潤、脈沉遲等。

肝腎兩虧

會出現常流冷淚，遇寒時則更嚴重。剛開始眼淚可停止，有如無病般;但時間一久則冷淚長流，並伴有眼目昏眩，向上或向前視物不明，耳鳴耳聾；且失眠遺精、腰腿酸軟、舌苔白、脈細弱。

找準病根

1. 肝經虛寒所出現的迎風流淚，多因肝血不足而不能上榮於目所致。
2. 肝腎兩虧多由房事過度導致精血衰少，或悲傷哭泣、傷陰耗液，使肝腎兩虧、陰損及陽，致使淚液不能控制。

對症調養

1. 對於肝經虛寒，治療時應養血祛寒。
2. 對於肝腎兩虧，治療時應溫養肝腎、補益精血。

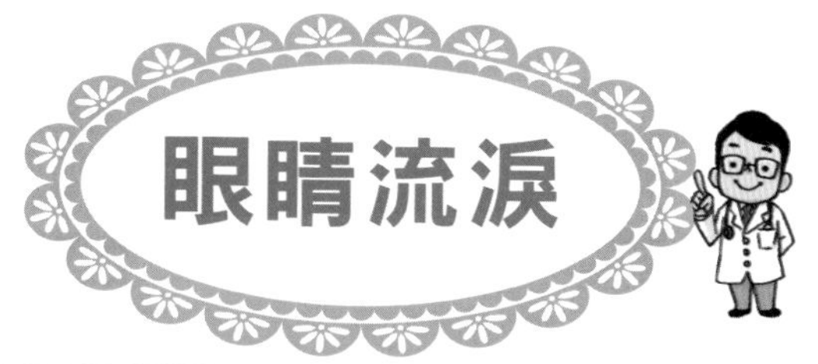

眼睛流淚

面部臨床表現

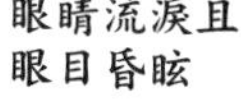

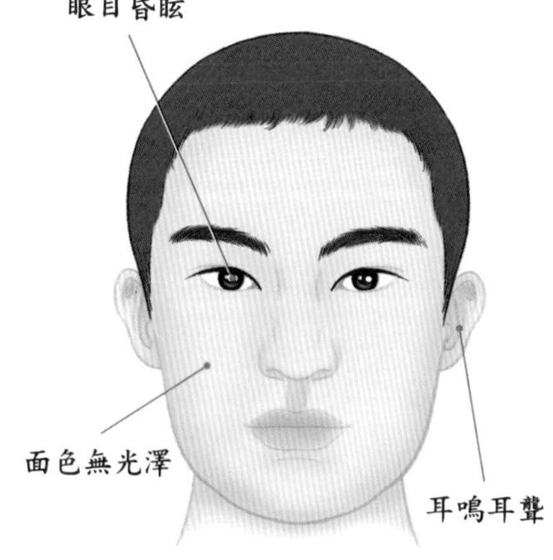

診斷流程圖

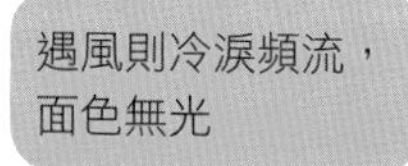

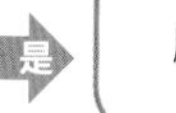

肝經虛寒

常流冷淚，伴有昏眩，耳鳴耳聾

肝腎兩虧

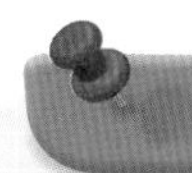

按摩承泣穴，不再淚流不止

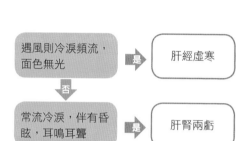

按摩承泣穴，對於經常眼淚失控者有調理作用。此外，還可治療許多如近視、夜盲、青光眼、結膜炎等眼科疾病。

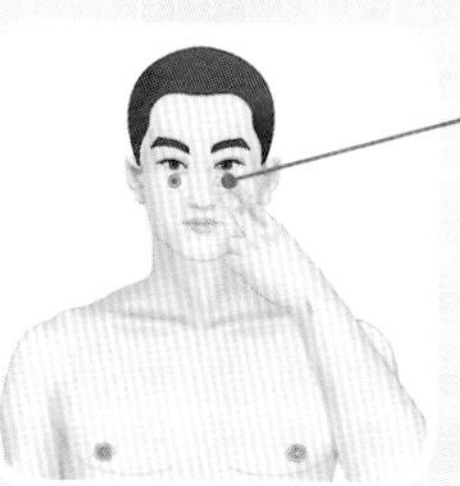

▶ 取穴技巧

正坐、仰靠或仰臥，眼睛直視前方，食指與中指伸直併攏，中指貼於鼻側，食指指尖位於下眼眶邊緣處，則其指尖所在之處即是。

▶ 自我按摩

雙手食指伸直，以食指指腹揉按左右穴位，每次1~3分鐘。

程度	指法	時間
輕	食指揉法	1~3分鐘

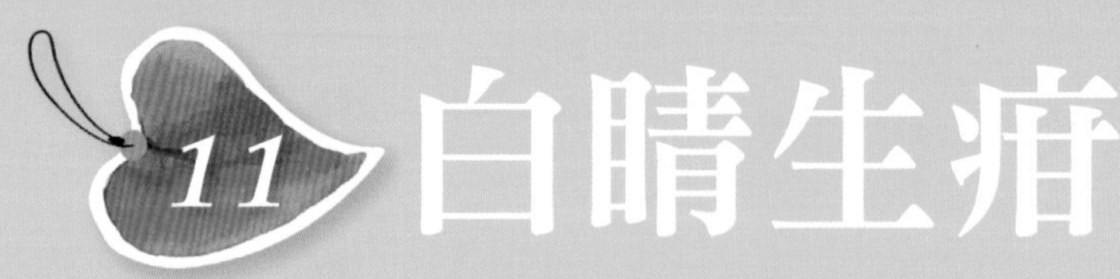

11 白睛生疳

心火上升／脾胃濕熱

白睛表面出現形如玉米粒的小泡樣顆粒，突起一顆或多顆，且周圍有紅絲環繞，眼部則隱澀不適，畏光流淚。如果顆粒生於虹膜邊緣，且白色翳膜自白睛入侵黑睛者，稱為「白膜侵睛」，西醫稱為「硬化性角膜炎」。

風熱犯肺

白睛上出現小泡樣顆粒隆起且部位不固定，此起彼伏，其周圍有紅血絲環繞，且目赤癢痛，淚如熱湯，並因眼內分泌物多而難睜；還有出現口渴、舌紅苔微黃、脈浮且跳動迅速等現象。

心火上乘

白睛上出現小泡樣顆粒，且多在眼眶附近或兩眼瞼裂部的虹膜邊緣；並伴隨目赤澀痛、舌尖紅、脈搏跳動急速等。

找準病根

1. 風熱犯肺是風熱之邪入侵肺，導致肺火亢盛而滯結。若風邪盛則目癢且痛；熱盛則目赤且分泌物多，淚如熱湯。
2. 心火上乘多由於邪熱侵入，導致心經受邪，久而化成火，因火邪鬱滯而使心火上乘。或因情志抑鬱而化火生痰，使痰火上擾，滯結而成。

對症調養

1. 對於風熱犯肺者，治療時應疏風清熱；對於心火上乘者，治療時應清心瀉火。

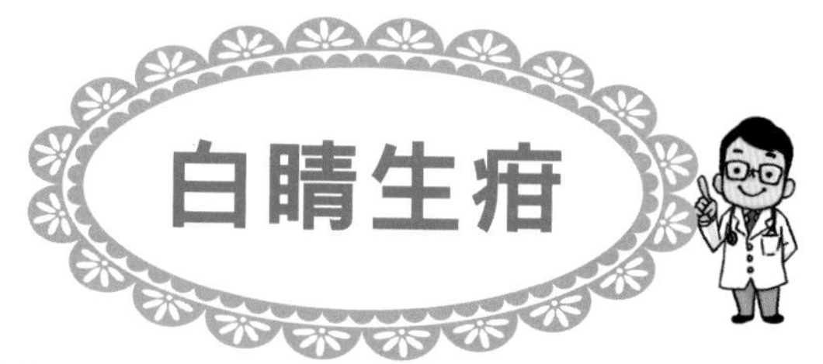

白睛生疳

面部臨床表現

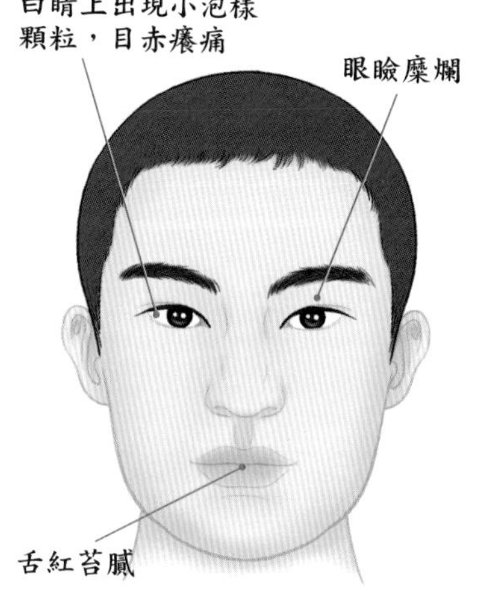

診斷流程圖

小泡樣顆粒在白睛部位不定，此起彼伏，目赤癢痛 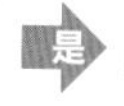 是 → 風熱犯肺

↓ 否

眼眶或兩眼瞼裂部有小泡樣顆粒，目赤澀痛 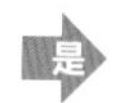 是 → 心火上乘

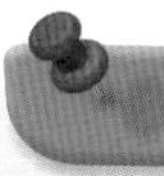

按摩天井穴，消滅白睛小泡

天井穴有清熱涼血、行氣散結的功效。經常按摩，可治療麥粒腫、白睛上長小泡等，對偏頭疼、頸肩背疼痛等也有調理作用。

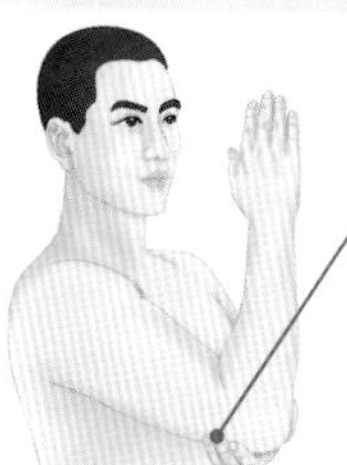

▶ 取穴技巧

正坐，手平伸，屈肘，前臂垂直地面，掌心向內。用另一手輕握肘下，四指在下，大拇指在上，用中指或食指指尖垂直向上壓肘尖下凹陷處即是。

▶ 自我按摩

用一手輕握另一手肘下，彎曲中指或食指，以指尖垂直按摩，有酸、脹、麻的感覺。每天早晚各按壓一次，左右各1~3分鐘。

程度	指法	時間
重	中指壓法	1~3分鐘

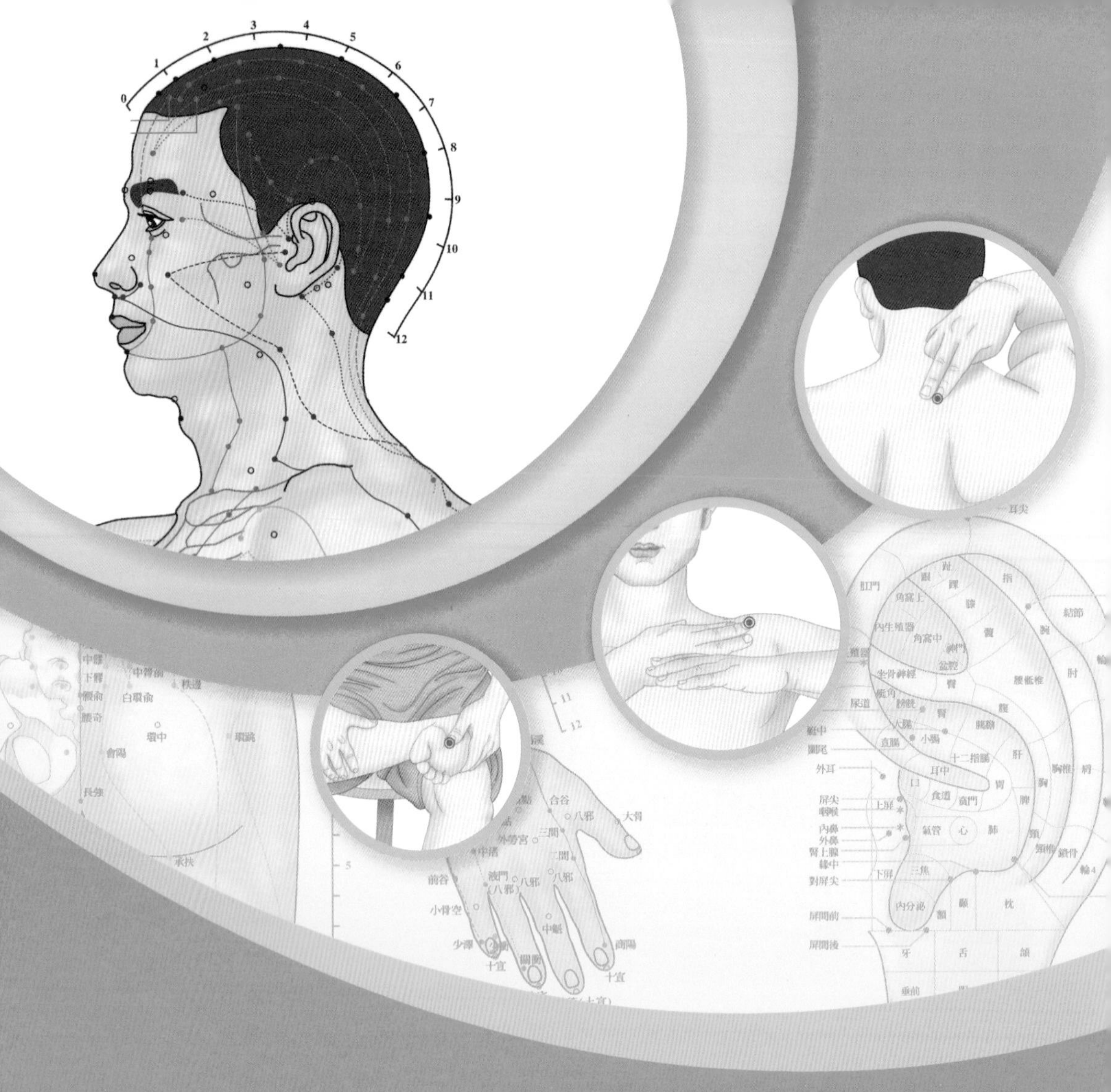

鼻又稱「明堂」，為肺竅，有司呼吸、主嗅覺、助發音等功能。《靈樞．脈度》提到：「肺氣通於鼻，肺和則鼻能知香臭矣。」由於鼻與人體十二經脈有密切聯繫，故鼻及其兩側是五臟六腑外應的主要分布區域。只要觀察鼻部的色澤、形態，就可以推知身體的健康情況。

另外，耳司聽覺、主平衡，為腎之竅；且手足少陽經、手足太陽經和手足陽明經皆絡於耳。所以，耳除了與五臟六腑有對應外，與四肢百骸亦關係密切。故觀察耳廓色澤、形態和耳中分泌物的變化，可作為診察疾病的依據。

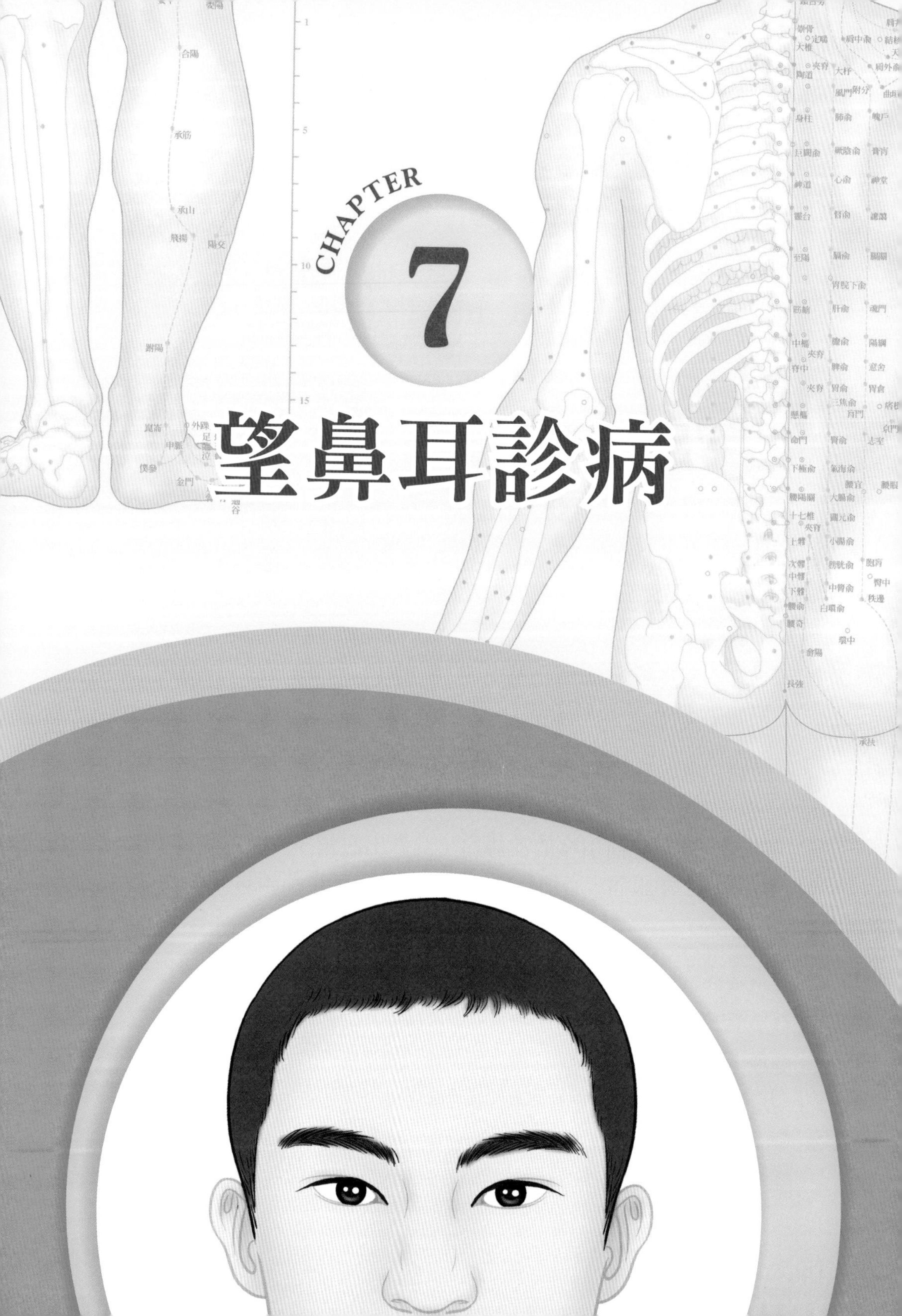

CHAPTER 7

望鼻耳診病

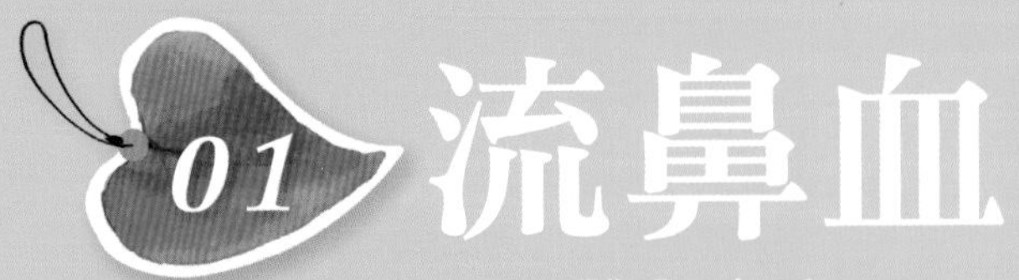

流鼻血

體內有火

「流鼻血」即鼻中流血，中醫稱「鼻衄」；若鼻血不止，則稱為「鼻洪」。經常喝酒、嗜吃辛辣者，為胃火引起的鼻血；若是情緒不穩者，則為肝火引起；因疲勞過度而流鼻血者，多為脾、腎虛引起。

風熱壅肺

會伴隨發燒、出汗、口渴咽痛、咳嗽痰少、鼻部乾燥疼痛且出血鮮紅，但量不多；脈浮數、舌苔薄白而乾。

胃火熾盛

會出現鼻乾燥、疼痛且出血量多、色鮮紅；並伴隨心煩口臭，且口渴想喝水；吃進食物易消化但也易餓，便祕，小便黃，舌紅苔黃。

肝火犯肺

由情緒激動而引發的流鼻血，其鼻出血量多、血色鮮紅，並經常反覆發作，頭脹痛，心煩易怒，口苦咽乾，胸脅部滿悶不適。

找準病根

1. 因風熱壅肺所引起者，為風熱鬱於肌表而上擾鼻竅所致。
2. 胃火熾盛是由於酗酒或過食辛辣，導致胃火內熾上擾，迫血而出。
3. 肝火犯肺所引起者，是由於情志不遂，肝鬱化火，導致肝不藏血而成。

對症調養

1. 對於風熱壅肺者，治療時當疏風清熱；對於胃火熾盛者，治療時當清胃瀉火；對於肝火犯肺者，治療時應清肝瀉火。

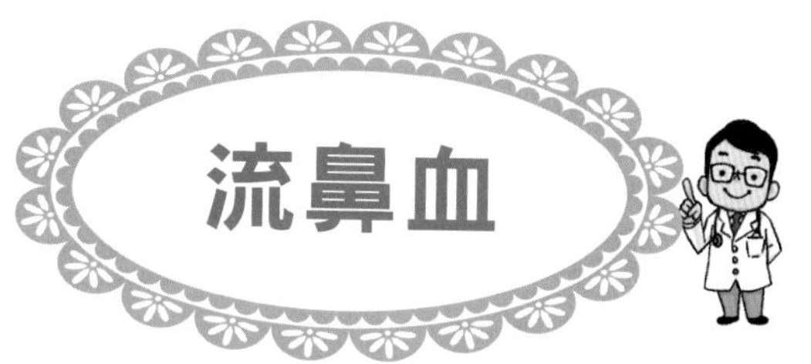

流鼻血

面部臨床表現

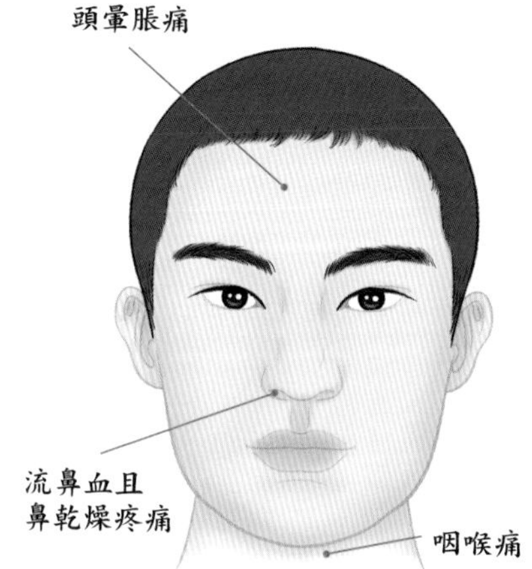

診斷流程圖

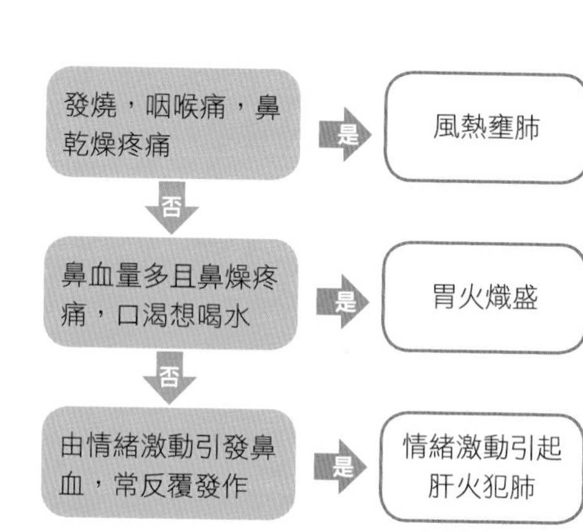

按摩迎香穴，止住鼻血的閘門

迎香穴可通竅活絡、止血。經常按摩，可治療鼻出血、鼻塞、鼻炎等鼻部症狀，甚至能緩解顏面神經麻痹的情況。

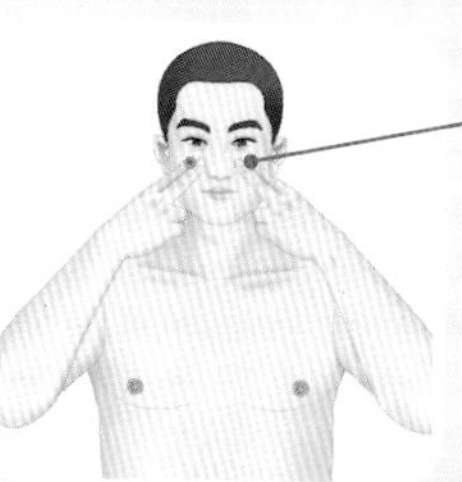

▶ 取穴技巧

正坐，雙手輕握拳，食指中指併攏，中指指尖貼鼻翼兩側，與食指之間所在處即是。

▶ 自我按摩

以食指指腹垂直按壓，也可用單手拇指與食指彎曲，直接垂直按壓穴位。每次按壓兩次約1~3分鐘。

程度	指法	時間
適度	食指壓法	1~3分鐘

02 流鼻涕

風寒或風熱／體內濕熱／氣虛

「流鼻涕」是指從鼻孔內流出分泌物。從其鼻涕的顏色、質地、量、氣味等臨床表現及性質，可分為「清涕」、「白黏涕」、「黏膿涕」、「黃膿涕」、「膿血涕」、「臭涕」等多種，皆依其病症不同而表現各異。

風寒或風熱

風寒的鼻涕以質地清稀居多，伴隨鼻塞、噴嚏，且出現發燒、怕冷、頭痛、咳嗽；無汗且舌質淡，苔薄白，脈浮緊等。風熱的鼻涕色黃，質地較稠且量多，鼻孔周圍紅腫疼痛、鼻塞，並兼見頭痛，發燒；遇風覺得冷，避開則緩解。

體內氣虛

鼻涕清稀如水，久則變白且有黏性，時清時黃，或淺黃而臭，並出現鼻塞；此外，當遇冷或接觸某些過敏物時也會出現清鼻涕，伴有氣短懶言，倦怠乏力等。

找準病根

1. 風寒引起的鼻涕是由於外感風寒；風熱引起的鼻涕是由於外感風熱。
2. 體內氣虛引起的流鼻涕，是氣虛不攝所致，鼻涕量多，兼見氣虛之證。

對症調養

1. 風寒引起的鼻涕，應辛溫解表，疏風散寒；風熱引起的鼻涕，應辛涼解表，疏風清熱通竅。
2. 對於氣虛引起的流鼻涕，應根據當時情況進行治療。肺氣虛者，治療時應益肺固表；肺脾兩虛者，治療時應補肺健脾益氣。

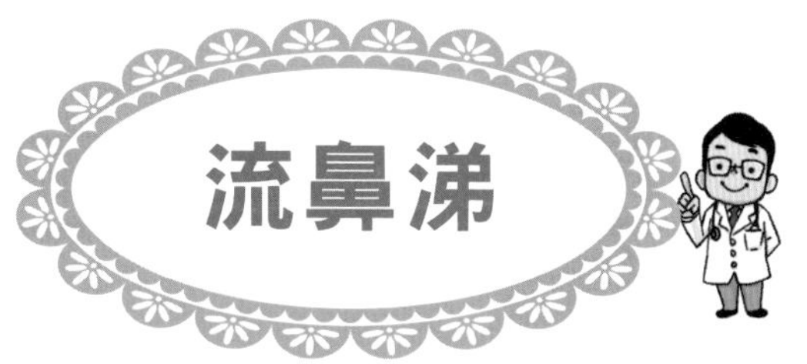

流鼻涕

面部臨床表現

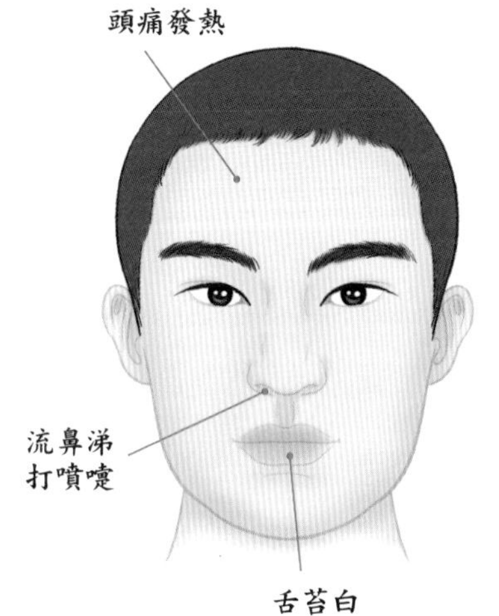

診斷流程圖

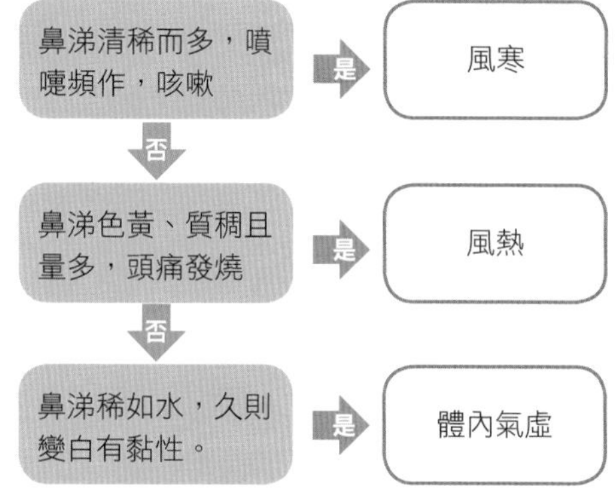

按摩飛揚穴，止住流不停的鼻涕

飛揚穴具有清熱安神、舒筋活絡的功效。經常按摩，可治療流鼻涕、鼻塞；還能緩解頭痛目眩、腰腿疼痛等疾病。

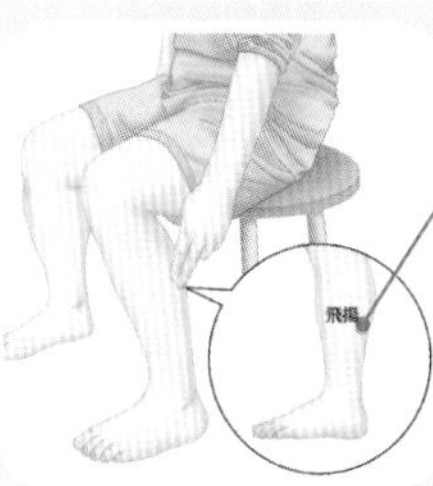

▶ 取穴技巧

正坐垂足，稍稍將膝蓋向內傾斜，一手的食中兩指併攏，其他手指彎曲。食中兩指指腹順著腳跟腱外側的骨頭向上摸，小腿肌肉的邊緣即是。

▶ 自我按摩

以食、中兩指指腹揉按穴位，每次左右各1~3分鐘。

程度	指法	時間
適度	二指壓法	1~3分鐘

03 鼻子生瘡

體內有熱

鼻子生瘡是指鼻孔附近皮膚紅腫、糜爛、結痂、灼癢，且經久不癒、反覆發作。《醫宗金鑒》說：「鼻疳者，因疳熱攻肺而成，蓋鼻為肺竅，故發時鼻塞赤癢疼痛，浸淫潰爛。」意即鼻子生瘡與肺相關。

肺經蘊熱，邪毒外襲

鼻孔前出現灼熱感且微癢微痛，皮膚有粟粒狀小丘，且表面糜爛、溢出少許黃色脂水或結有黃痂，其周圍皮膚潮紅，甚至龜裂，久則鼻毛脫落；一般來說，全身無明顯症狀。

脾胃失調，濕熱鬱蒸

鼻孔前肌膚糜爛、潮紅熱腫，常溢出脂水或結黃濁厚痂且癢痛，偶見龜裂出血的情形；而嚴重者，其至會侵及鼻翼及口唇，不僅鼻孔不通，說話也不舒服。

找準病根

1. 肺經蘊熱導致風熱外襲者，因瘀滯於鼻而熏灼鼻孔附近的肌膚，進而出現粟粒狀小丘、色微紅。熱盛則腫而痛、有灼熱感，最後結痂。熱毒則腐灼肌膚致使潰破，糜爛溢出脂水；風盛則癢而出現燥裂。
2. 由於脾胃失調導致濕濁內生，蘊孕而生熱，使濕熱循經上蒸，堵住鼻孔，腐蝕肌膚，則鼻孔附近糜爛潮紅，致使脂液溢出，積成黃濁厚痂。

對症調養

1. 對於肺經蘊熱，邪毒外襲引起的鼻子生瘡，宜清熱瀉肺、疏風解毒，以內外兼治為佳。
2. 對於脾胃失調，濕熱鬱蒸引起的鼻子生瘡，宜清熱燥濕，解毒和中，以內外兼治為佳。

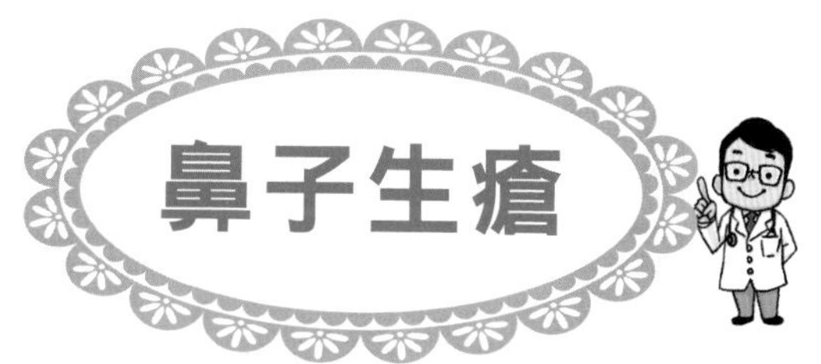

鼻子生瘡

面部臨床表現

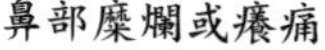

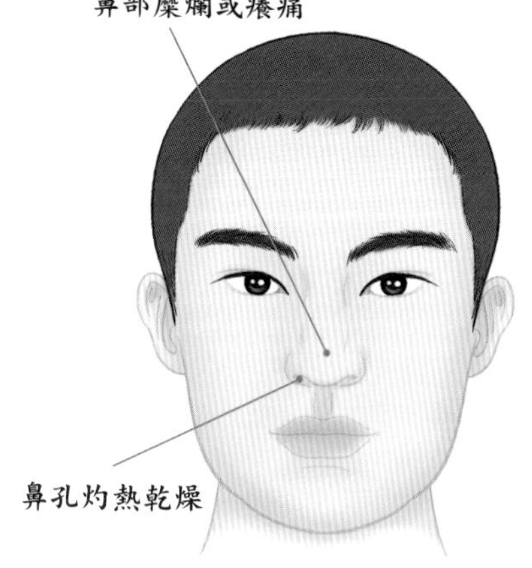

診斷流程圖

鼻孔灼熱、微癢微痛，表面糜爛 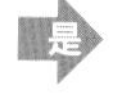 是 → 肺經蘊熱 邪毒外襲

 否 ↓

鼻孔前皮膚糜爛、潮紅熱腫、偶見龜裂出血  是 → 脾胃失調 濕熱鬱蒸

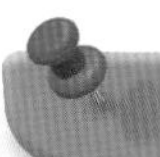

按摩通天穴，使經絡通暢

通天穴具有清熱除濕、通竅止痛的功效。經常按摩，可治療鼻瘡，對頭痛、鼻塞、流鼻涕也有舒緩功效。

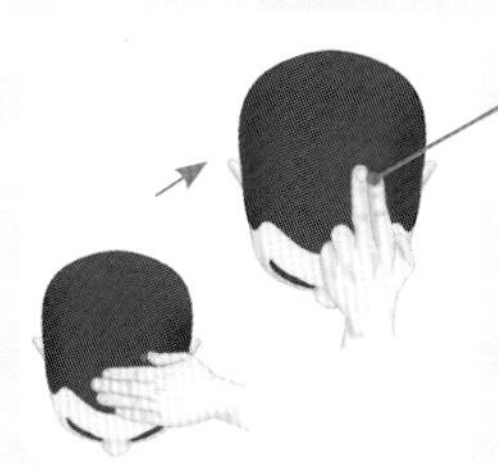

▶取穴技巧

左手五指併攏，將小指放於前髮際正中處，找出大拇指指尖所在，以此為基點；再把左手中指與食指併攏，中指指腹放於基點處，食指指尖所在處即是。

▶自我按摩

以食指指腹按壓穴位，每次左右各1~3分鐘。

程度	指法	時間
適度	食指壓法	1~3分鐘

04 耳內息肉

肝膽熱毒

耳內長肉是指耳竅內有小肉突出，形如櫻桃，或如羊奶頭、小蘑菇、棗核等形狀，頭大蒂小。因其形狀不一，故又有「耳痔」、「耳蕈」、「耳挺」等名稱。

肝膽蘊熱，熱毒襲耳

肝膽蘊熱，熱毒襲耳所生的息肉，形狀大小不一，色紅無皮，常濕潤或有稀水溢出，或有膿液，或出血，觸之疼痛且會上連到頭頂。並伴有耳鳴，嚴重者將導致耳聾，頭暈，食慾低，大便乾且小便短赤。

脾腎兩虛，邪滯耳竅

脾腎兩虛，邪滯耳竅所生的息肉不大，色淡紅且潮濕，日久則耳內會有些痛，或流出膿水，聽覺變差；伴有胃腹脹悶，飲食無味，腰膝酸痛，頭暈目眩，大便稀薄，小便清長，舌苔薄白，脈細弱。

找準病根

1. 肝膽蘊熱、熱毒襲耳是由於肝膽經脈經過耳，當邪熱結於肝膽，則熱毒上升而蒙蔽清竅，以致氣血受阻，凝聚於耳。
2. 脾腎兩虛，邪滯耳竅是由於脾為後天，腎為先天；當脾失去運化功能，致使精氣不足，腎氣亦虛，而耳為腎竅，故當脾腎兩虛時，則耳竅受邪，邪毒滯留、氣血凝聚遂致耳內息肉。

對症調養

1. 對於肝膽蘊熱、熱毒襲耳者，治療時應清肝瀉火。
2. 對於脾腎兩虛、邪滯耳竅者，治療時應補益脾腎。

耳內息肉

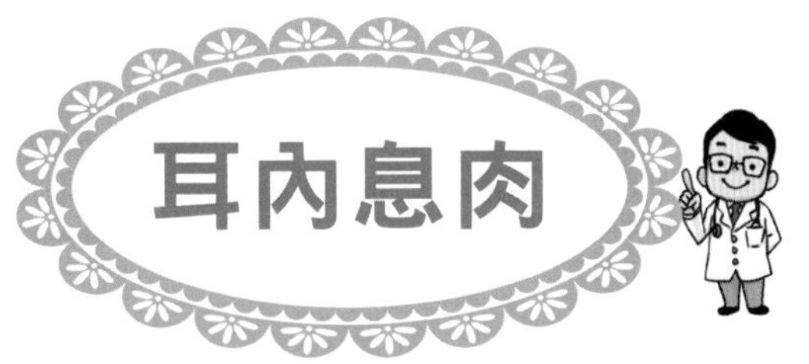

面部臨床表現　　診斷流程圖

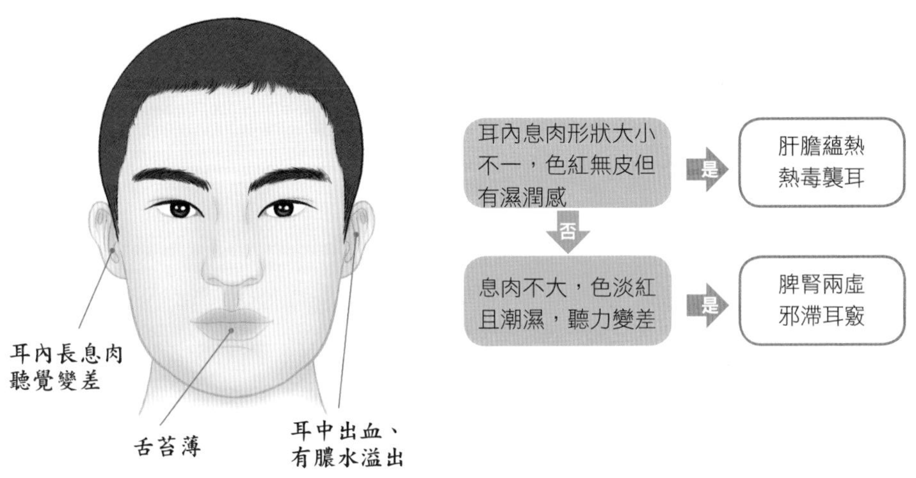

按摩顱息穴，耳朵變聰靈

顱息穴具有通竅聰耳、清熱降濁的功效。經常按摩，可清除體內熱毒，調節耳內息肉。對頭痛、耳鳴、耳聾、中耳炎等都有明顯的治療效果。

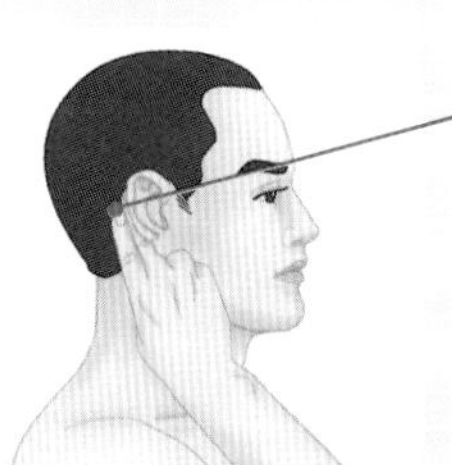

▶ 取穴技巧

站立，將食指和中指併攏，平貼於耳後根處，食指指尖所在的位置即是。

▶ 自我按摩

將食指與中指併攏，輕貼於耳後根處，順時針按摩1~3分鐘，每天早晚各一次。

程度	指法	時間
適度	二指壓法 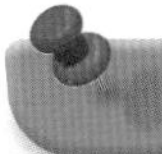	1~3分鐘

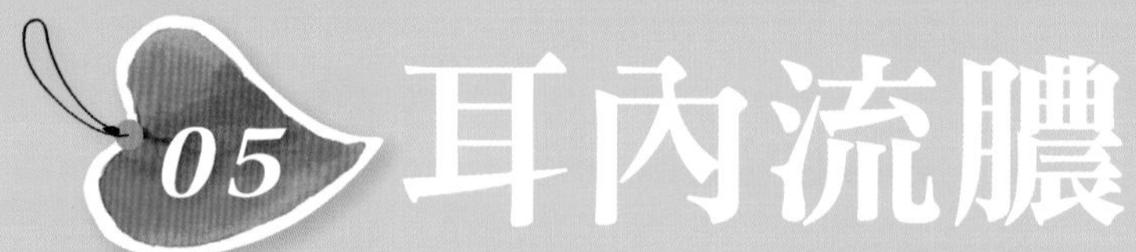

05 耳內流膿

熱火上升

耳內流膿是指耳內流出膿液，其色黃或青，質地稠或稀。明代王肯堂《雜病準繩》：「曰聤耳亦曰耳濕，常出黃膿；有風耳毒，常出紅膿；有纏耳，常出白膿；有耳疳、生瘡臭穢；有震耳，耳內虛鳴、常出清膿。」

風熱上擾

耳內疼痛脹悶，或有如錐刺般疼痛；在劇痛後，耳內流膿則緩解，但聽覺變差，且伴隨頭痛發燒，惡風，鼻塞流鼻涕、咽乾而痛，易口渴。

肝膽濕熱

耳內流膿發作急驟，耳痛重聽，當膿流出後則痛減。伴有發熱、口苦、咽乾、頭痛、大便乾且小便短赤。耳膿黃稠且量多，舌苔黃膩。

腎陰虛損，虛火上炎

耳內流膿的時間較長，時而發作或停止，膿包清稀無味，並伴隨頭暈、耳鳴耳聾、腰膝酸軟、口乾心煩，面色潮紅且有些微發燒。

找準病根

1. 風熱上擾者因風熱邪毒侵襲，使薰蒸耳竅，火熱搏結，則生腐化膿。
2. 肝膽濕熱者因濕熱之邪蘊結，循足少陽膽經上擾，濕熱搏結後便生膿。
3. 腎陰虛損、虛火上炎者，為腎精虛損而不能抑陽，使得虛火上炎而循經上蒸於耳，最後化腐為膿。肝失所養，疏泄失職，膽汁外溢而發黃。

對症調養

1. 對於風熱上擾，治療時應祛風清熱，辛涼解表；對於肝膽濕熱，治療時應清肝膽濕熱，對於腎陰虛損、虛火上炎者，治療時應滋陰降火。

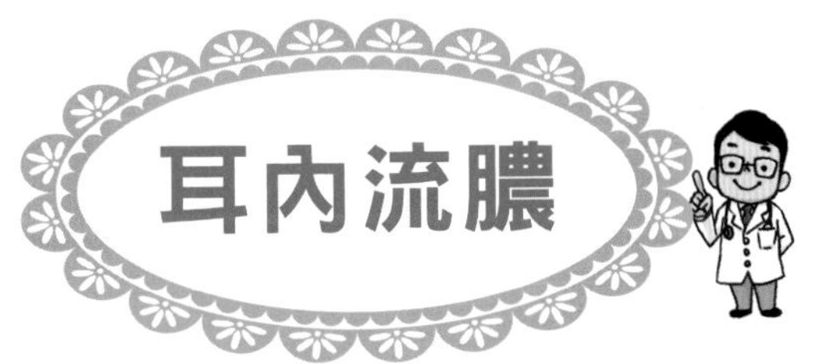

耳內流膿

面部臨床表現　　診斷流程圖

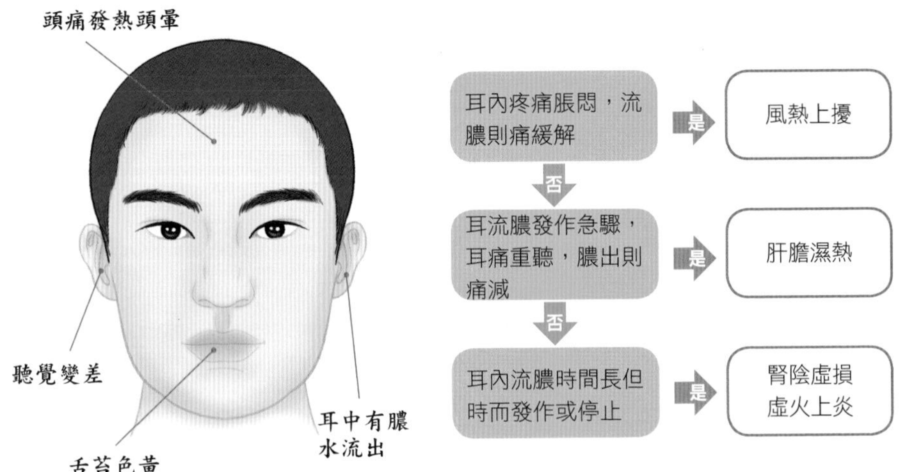

按摩耳門穴，速降體內濁氣

耳門穴具有降濁升清的功效。經常按摩，可治療耳朵流膿；還有改善重聽、耳鳴、耳道炎、耳聾等作用。

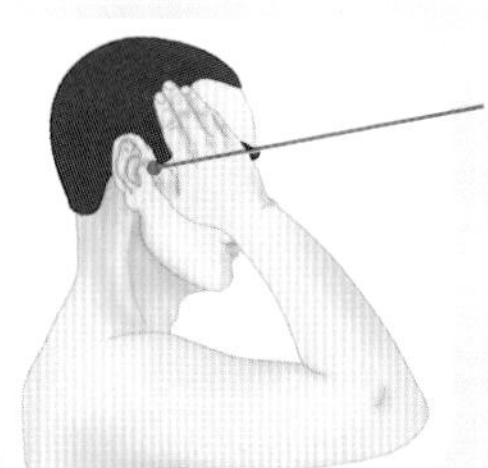

取穴技巧

正坐，舉雙手，指尖朝上，掌心向內，輕扶頭，四指放在偏頭處。大拇指指尖摸至耳珠上缺口前，輕張嘴。大拇指指尖垂直揉按凹陷中即是。

自我按摩

大拇指指尖垂直揉按耳門穴，有脹痛感。每天早晚各揉按一次，每次左右兩穴（或同時）揉按1~3分鐘。

程度	指法	時間
重	拇指壓法	1~3分鐘

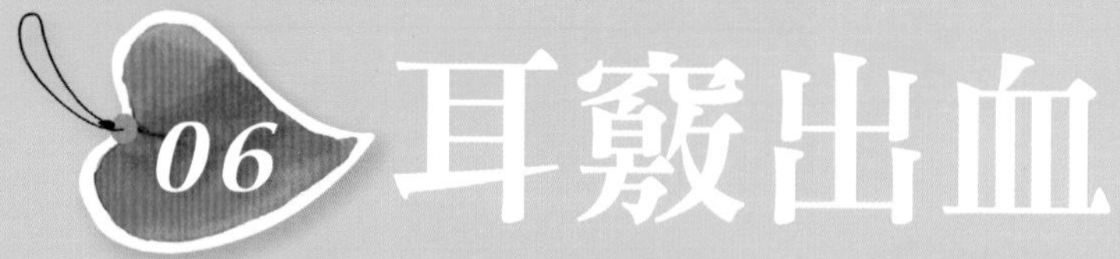

06 耳竅出血

肝火上升

耳竅出血即耳朵流血，中醫稱為「耳衄」。《馮氏錦囊》：「耳中出血，少陰火動所致。」元代李東垣說：「耳中無故出血，名曰耳衄。乃肝腎相火上逆，迫血而衄。」耳朵流血亦有虛實之分，可依其症狀判別。

肝火上逆

耳內突然流出血且量較多，耳部疼痛，心煩易怒，或胸肋脹滿，口苦，目赤頭痛，脈弦且跳動迅速有力，舌質紅。

陰虛火旺

耳中緩緩流出血，時而發作時而停止，且血量不多，耳部不腫痛，但會出現頭暈目眩、心悸耳鳴、腰膝酸軟、神疲乏力等症；脈細且跳動迅速，舌質紅。

找準病根

1. 肝火上逆者，屬於「實熱」，多因七情過於激動導致肝失暢通，使得氣抑鬱而化成火，並循經上擾耳竅，迫血妄行，以致血從耳中流出，且出血量多，發作急驟。由於肝膽火熱搏結，故當每次氣血壅滯時，耳部便會疼痛。
2. 陰虛火旺多是由於腎陰不足，導致水不足以抑火，使得相火上炎，迫血妄行所致，並呈慢性發作，時作時止。此外，腎陰虛則使精水不足，臟腑經絡孔竅失養而使人出現心悸頭暈、目眩耳鳴、腰酸乏力等腎虛症狀。

對症調養

1. 對於肝火上逆，治療時當清肝瀉火，涼血止血。
2. 對於陰虛火旺，治療時當滋陰降火。

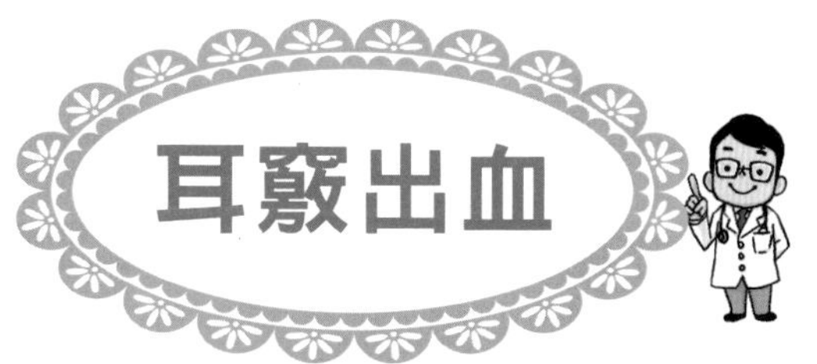

耳竅出血

面部臨床表現

診斷流程圖

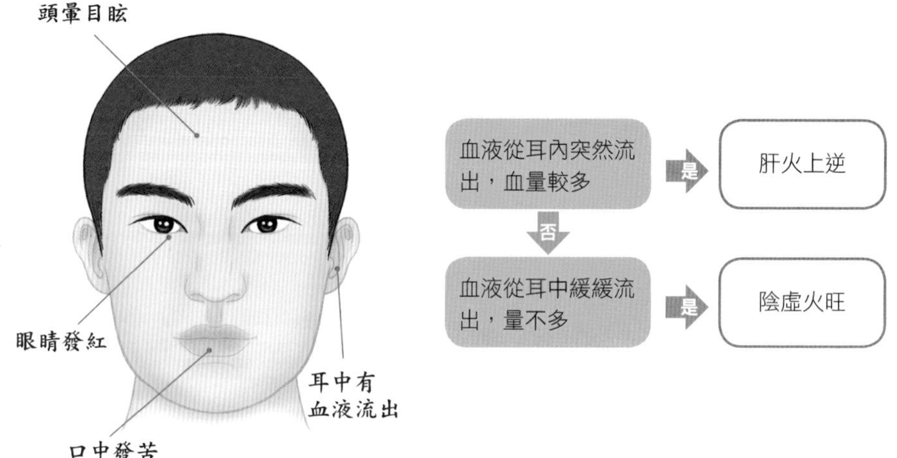

按摩**太衝穴**，平息肝火

太衝穴有平肝理氣、通絡的功效。經常按摩，對耳內流血有預防效果。長期按摩，對頭暈失眠、高血壓有很好的調理作用。

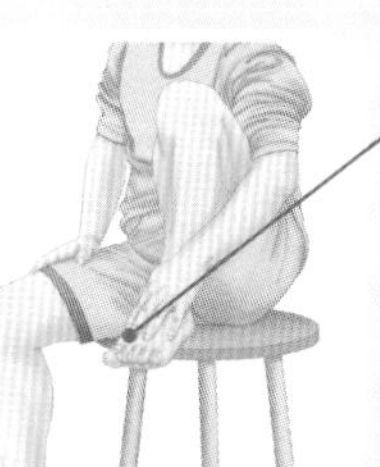

▶ 取穴技巧

正坐垂足，曲左膝，舉腳置座椅上，將左手掌朝下置於腳背，彎曲中指，其指尖所在位置即是。

▶ 自我按摩

以食指和中指指尖垂直由下往上揉按，有特殊脹、酸、疼痛感。每次左右各按揉3~5分鐘，先左後右。

程度	指法	時間
輕	二指壓法	3~5分鐘

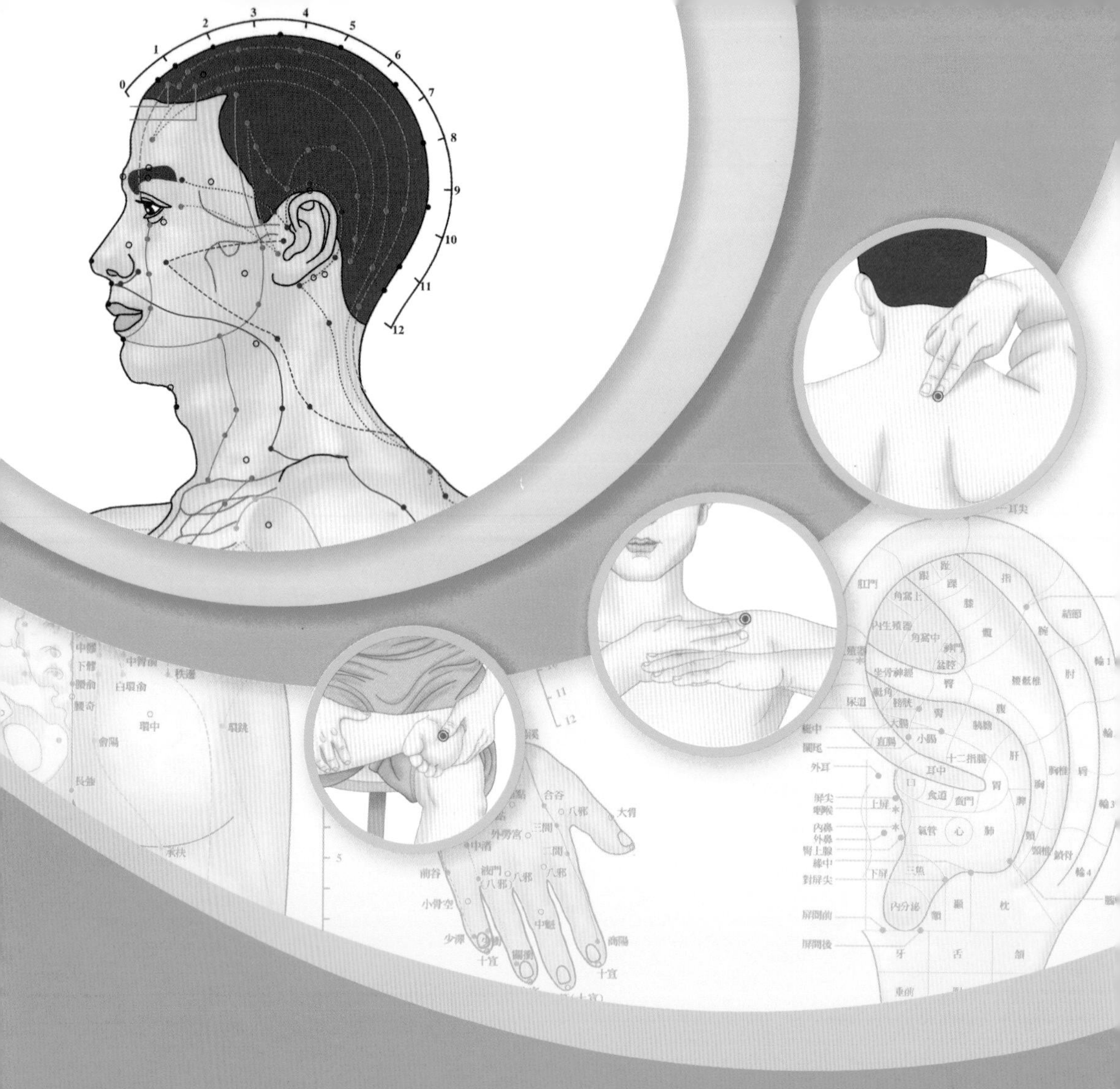

中醫認為，口唇透過經脈與人體諸多臟器相連，尤其與脾的聯繫最為緊密。《黃帝內經》提到：「口唇者，脾之官也。」可見，口為脾的外竅。當臟腑功能正常，津氣旺盛上承時，唇紅潤光澤、開闔如常；而當內臟出現病變時，必然反映於唇口並影響其功能。所以，透過觀察病人的唇色、濕潤或乾燥，以及唇的形態和異常變化，有助於了解邪正盛衰、病邪屬性及病根所在，乃至病情發展變化，亦能確切掌握。

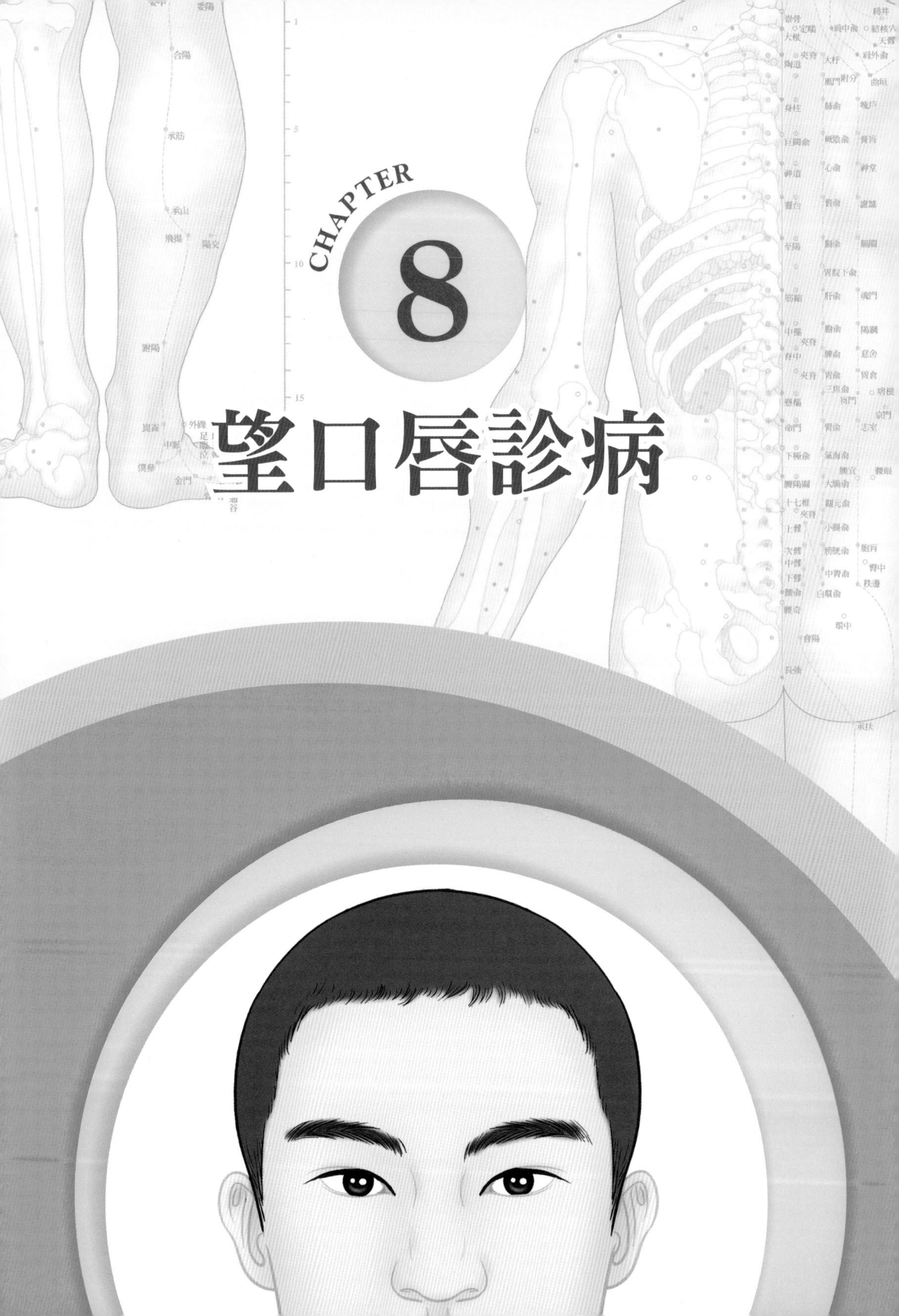

CHAPTER 8

望口唇診病

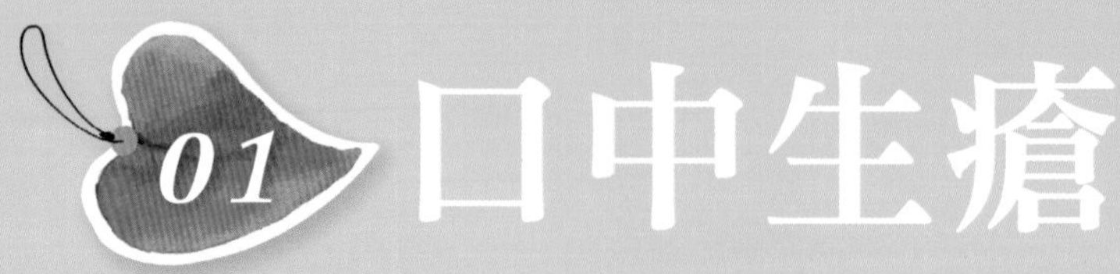

口中生瘡

體內有火／中氣不足

「口中生瘡」簡稱「口瘡」。在《黃帝內經》中稱為「口糜」或「口瘍」。後世根據其臨床表現及病機不同，又有「口疳」、「口舌生瘡」之稱。但一般在習慣上將口中較局部且症狀較輕的潰瘍，稱為「口瘡」。

脾胃積熱

口、唇、舌及齒齦多處生瘡且周圍紅腫；甚者面頰、舌皆腫脹、疼痛而影響進食；口渴時喜喝冷飲，且會出現便祕、尿黃赤或兼身體發熱，舌質紅或出現裂紋、苔黃；脈象為迅速有力。

陰虛火旺

會引起口瘡反覆發作，每當勞累或夜寐不佳時便會發生。瘡面呈黃白色且周圍淡紅，而疼痛在白天較輕，夜晚加重，並出現口乾、心煩失眠、手足心熱、舌紅少苔等徵狀。或舌頭出現紅裂紋，脈沉細且跳動有力的現象。

找準病根

1. 脾胃積熱引起的口瘡屬於實熱，多因飲食習慣不佳，嗜食辛辣醇酒、重口味等導致脾胃積熱。因脾開竅於口，故脾胃之熱上蒸於口才會口瘡。
2. 陰虛火旺引起的口瘡屬於虛熱，多因思慮勞倦而耗損心陰；或在熱病後期，臟腑的陰分受損，導致陰虛而火旺，上炎於口後，發生口瘡。

對症調養

1. 對於脾胃積熱，治療時應清熱瀉火。
2. 對於陰虛火旺，治療時應滋陰清火。

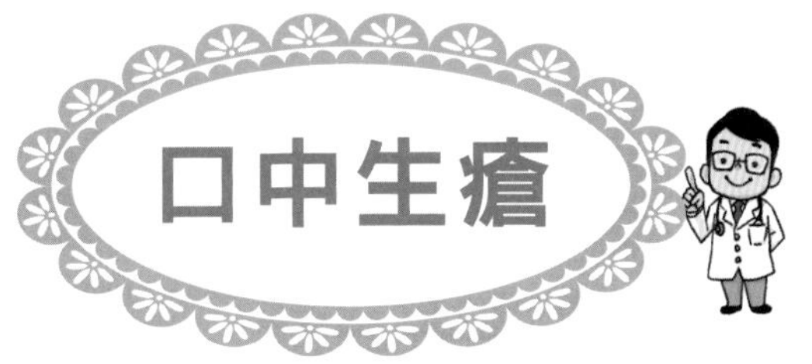

口中生瘡

面部臨床表現

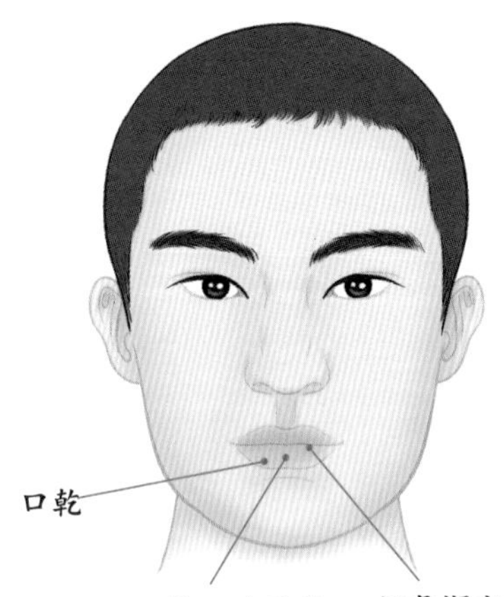

診斷流程圖

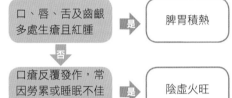

口、唇、舌及齒齦多處生瘡且紅腫 →（是）→ 脾胃積熱

↓（否）

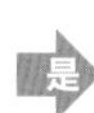

口瘡反覆發作，常因勞累或睡眠不佳而發生 →（是）→ 陰虛火旺

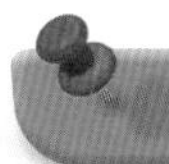

按摩陽谷穴，口瘡不再來

陽谷穴具有明目安神、通經活絡的作用，經常按摩，能治療如口腔炎、齒齦炎、腮腺炎、耳聾、耳鳴等各種疾病，甚至還能緩解頭痛的症狀。

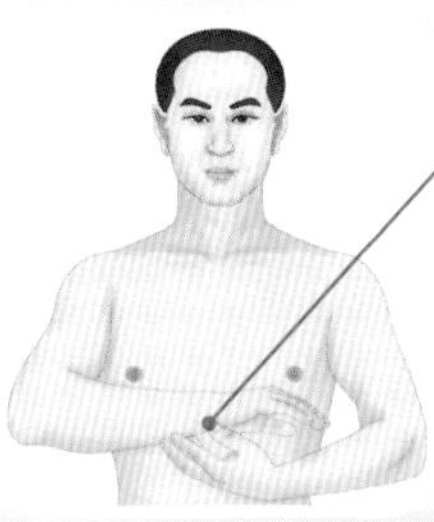

取穴技巧

屈肘，手背朝上，另一手的四指輕托手臂，大拇指置於小指側近手腕骨頭突出的上方凹陷處，則拇指所在穴位即是。

自我按摩

屈肘側腕，以大拇指指腹按壓穴位，並繞圈按摩，每次按壓1~3分鐘。

程度	指法	時間
適度	拇指壓法	1~3分鐘

02 嘴唇燥裂

脾胃熱氣過盛

「嘴唇燥裂」是指口唇出現裂隙或裂溝，古稱「唇裂腫」、「唇燥裂」。中醫認為是脾胃熱盛或陰虛火旺引起，而西醫則認為是缺乏核黃素（維生素 B2）的表徵，故找出嘴唇燥裂的病根才能對症調治。

脾胃熱盛

會引起口唇紅腫有裂溝，並伴有口渴而大量飲水，雖然食量大但容易餓，或有口臭便祕；此外，脈象洪大或滑，且跳動迅速、沉實。

陰虛火旺

會引起唇赤乾裂，顴紅，潮熱盜汗，虛煩難以入眠，小便黃而便祕，且舌質紅、苔少，脈象細並跳動迅速。

找準病根

① 脾胃熱盛所引起的唇裂，多是因熱邪入裡或常吃辛辣、重口味的食物。唇為脾之外候，足陽明胃經挾口環唇，故脾胃熱盛會使唇失去滋養而產生唇裂。臨床上多伴有煩渴、易飢、口臭等陽明實熱的表現。

② 陰虛火旺所引起的唇裂，多是因急性熱病耗傷陰液，或五志（怒、喜、思、憂、恐）表現過於極端而導致化火傷陰的情況；或過服溫燥劫陰之藥，導致陰虛火旺，使火炎灼口，出現唇裂。本證與脾胃熱盛都會出現唇裂，雖皆為熱象，但本證為虛熱，而脾胃熱盛則為實熱。

對症調養

1. 對於脾胃熱盛引起的唇裂，治療時應當清泄脾胃實熱，經常飲用清涼或滋唇的茶飲，火熱便會自消。
2. 對於陰虛火旺引起的唇裂，應根據其具體症狀治療。對於實熱，宜清之、泄之；對於虛火，則當以「壯水之主，以制陽光」為治療原則。

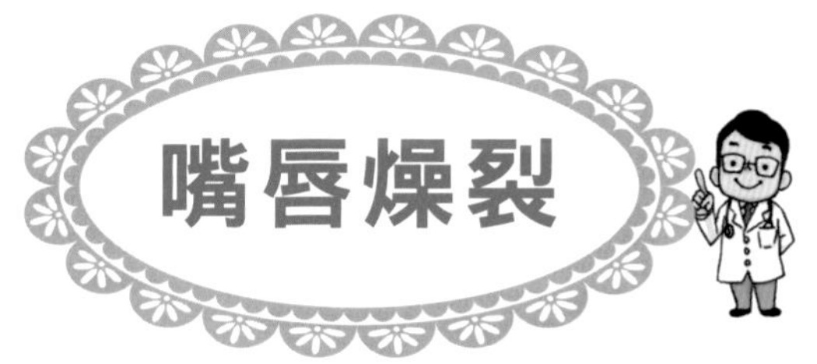

嘴唇燥裂

面部臨床表現　　診斷流程圖

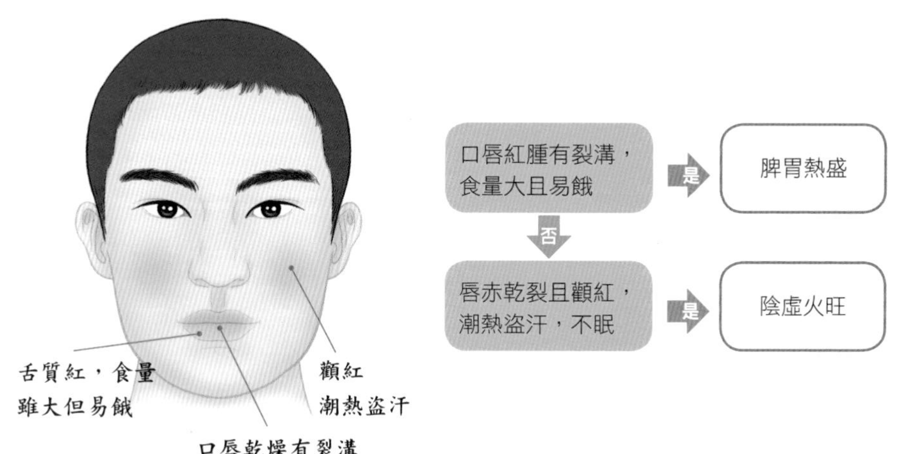

按摩下廉穴，嘴唇恢復水嫩滋潤

下廉穴具有調理腸胃、通經活絡的功效。經常按摩，可調理嘴唇乾燥，還能治療頭痛眩暈、目痛等症狀。

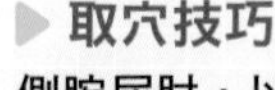

▶ 取穴技巧

側腕屈肘，以手掌按另一手臂，拇指位於肘彎處，則小指所在位置即是。

▶ 自我按摩

食指與中指併攏，以指腹垂直按壓穴位，每次左右臂各1~3分鐘。

程度	指法	時間
適度	二指壓法	1~3分鐘

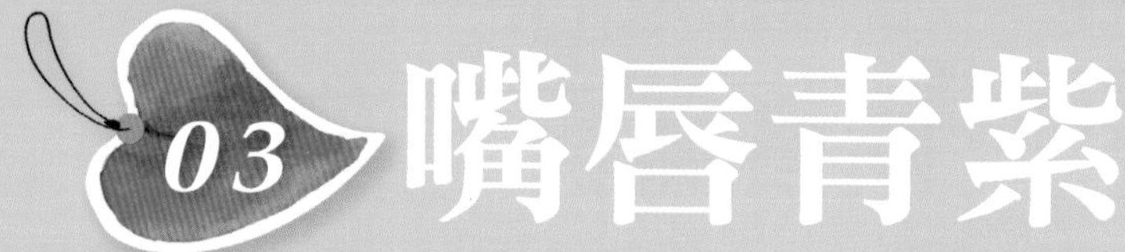

脾陽氣弱／氣血瘀滯

「嘴唇青紫」是指口唇出現深青紫色或淡青紫色的病色。《金匱要略》中記載「唇口青」一症為危候，是內臟陰陽氣血衰弱的外在表現，多伴有臟腑衰弱的症狀。

痰濁阻肺

會引起口唇青紫，伴咳喘痰鳴，甚則張口抬肩但無法平臥；痰濁稠黃，或痰清稀；而脈象滑且跳動迅速；舌苔黃膩或白滑厚膩。

氣滯血瘀

會引起口唇青紫，面色黯紅或淡青；胸悶不舒或時有刺痛，或胸脅苦滿，氣短心慌；脈象沉澀而緩，舌黯有瘀斑且苔薄。

找準病根

① 痰濁阻肺引起的唇青紫，為實證。若平時就有咳喘痰疾，肺氣便不得肅降（指肺氣具有向下通降和保持呼吸道清潔的作用），故使津液聚集而生痰，因痰滯留於肺而使肺氣阻塞，不得輸布，故出現唇青紫。

② 氣滯血瘀引起的唇青紫，為實證。多因情志長期抑鬱，導致氣機不暢，久之便會入血而阻絡，使得氣血不能上榮，所以出現唇青紫。

對症調養

1. 對於痰濁阻肺引起的唇青紫，應根據病症調治。痰熱者，治療時應清化痰熱，肅肺降氣；痰濕者，治療時應溫化痰濕，健脾肅肺。
2. 對於氣滯血瘀引起的唇青紫，應以病症來調治。氣滯偏重者，治療時應行氣活血；血瘀偏重者，治療時應活血化瘀。

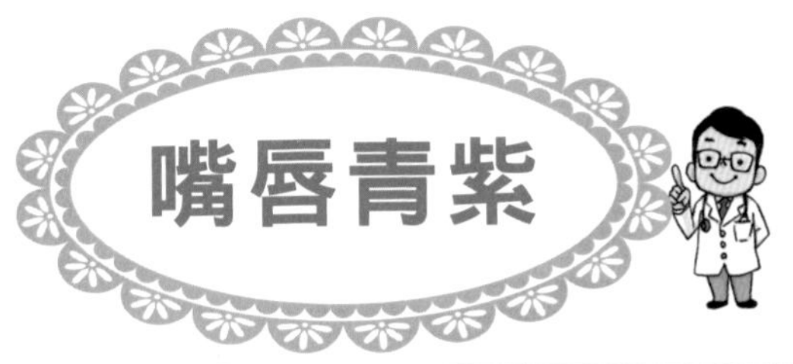

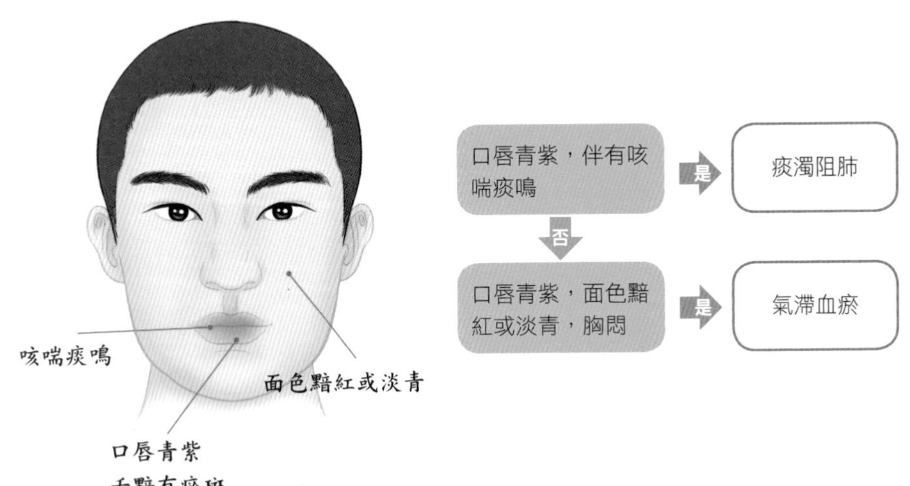

按摩天衝穴，補足體內不足陽氣

天衝穴具有益氣補陽的功效。經常按摩，可改善因脾陽之氣太低所出現的唇青紫。此外，還能治療頭痛、齒齦腫痛等。

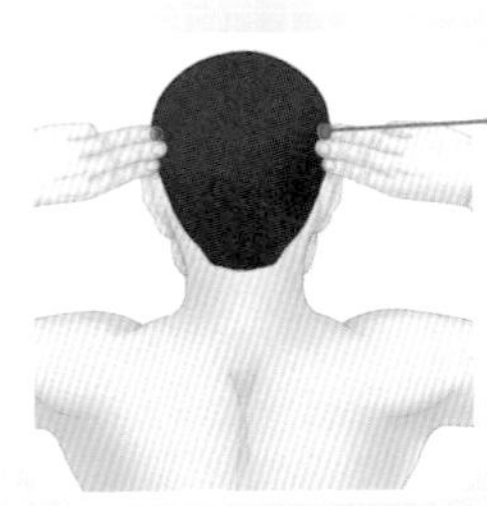

▶ 取穴技巧

正立，雙手抬起，掌心朝外，將食指、中指和無名指併攏平貼於耳尖後，食指位於耳尖後髮際，無名指所在位置即是。

▶ 自我按摩

將四指併攏輕按天衝穴，每天早晚左右（或雙側同時）各揉按一次，每次1~3分鐘。

程度	指法	時間
輕	四指壓法	1~3分鐘

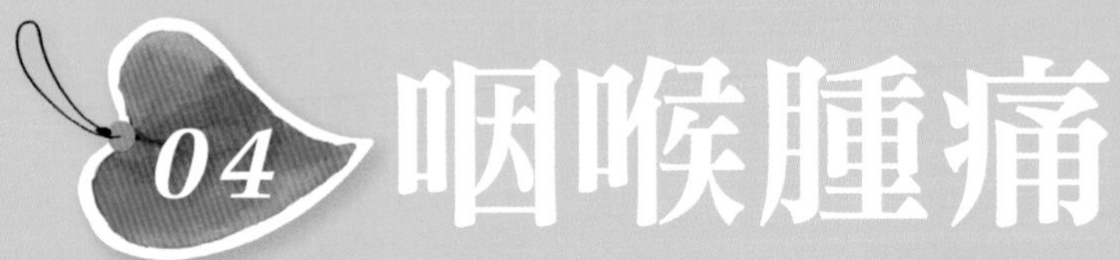

04 咽喉腫痛

體內熱氣過盛／體內有毒

「咽喉腫痛」是指咽部紅腫的症狀。若伴隨吞咽不適的症狀，則又稱「喉痹」。歷代醫學文獻雖有「喉痹」、「嗌腫」、「喉風」、「乳蛾」、「喉癰」等名稱，但其實都是指咽腫的症狀。

肺胃熱盛

會引起咽喉紅腫，灼熱疼痛到好像有東西堵塞喉嚨般，且顎下淋巴疼痛；並伴隨發高燒、口渴想喝水、咳嗽痰黃；亦出現口臭、舌紅苔黃、脈象洪大且跳動迅速等情形。

熱毒壅閉

咽喉腫脹、疼痛劇烈，說話和吞咽困難，顎下淋巴疼痛，痰鳴氣急且牙齒緊閉。並伴有發燒、口渴、頭痛、脈跳迅速、苔黃且舌紅。

找準病根

1. 肺胃熱盛引起的咽喉腫痛，為裡熱實證。多因嗜食辛辣重口味，使肺胃蘊熱而循經上擾咽喉，導致氣血壅滯。
2. 體內熱毒壅閉是由於脾胃積熱化火，上擾咽喉，蒸灼肌膜，致使血肉阻塞腐爛為止。

對症調養

1. 肺胃熱盛者，治療時應清熱、利咽消腫。
2. 體內熱毒壅閉者，治療時應清熱解毒消腫。

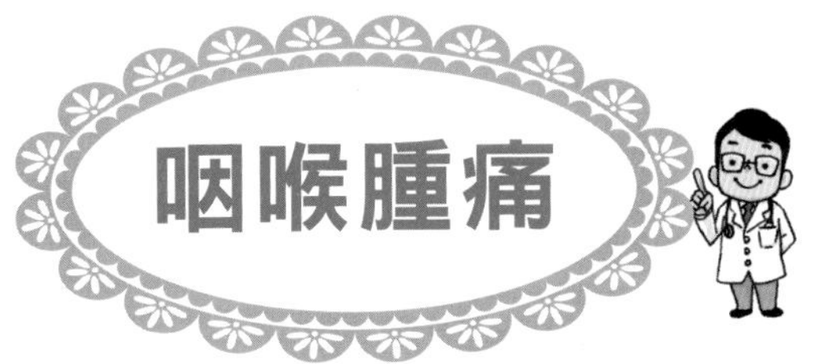

咽喉腫痛

面部臨床表現　　診斷流程圖

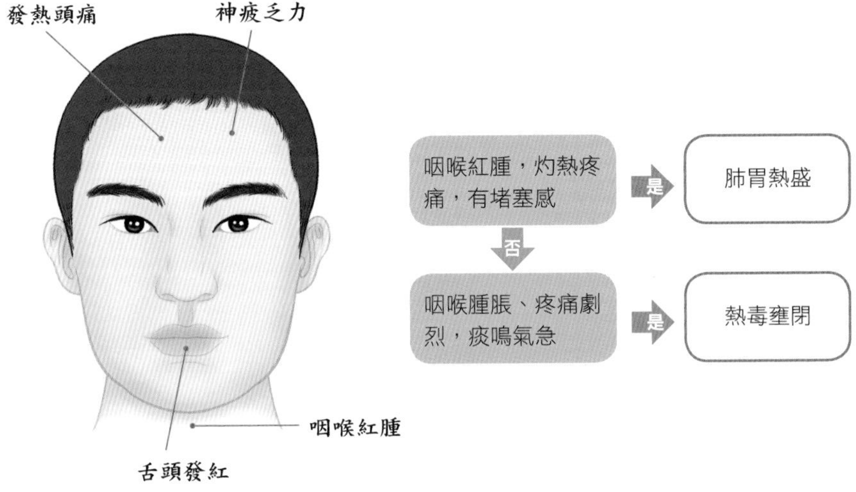

按摩經渠穴，還你一個金嗓子

按摩經渠穴可肅降肺氣，緩解咽喉腫痛，對治療咳嗽、支氣管炎、氣喘也有很好療效。

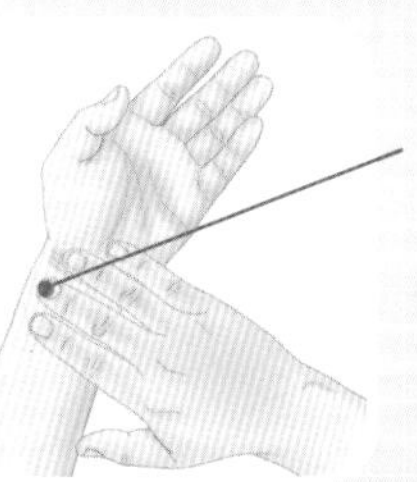

取穴技巧

伸出左手，掌心向上，以右手幫左手把脈，中指所在位置即是。

自我按摩

用中指指腹揉按該穴，每次4~5分鐘。

程度	指法	時間
適度	中指揉法	4~5分鐘

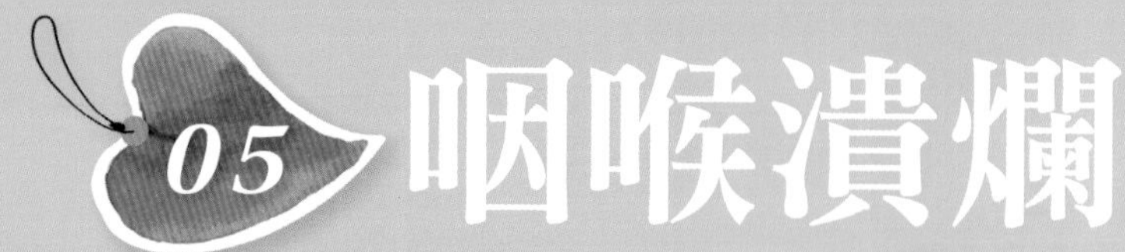

05 咽喉潰爛

身體感染病毒／體內有火

咽喉出現白色腐膜稱為咽喉白腐，亦稱白喉，嚴重者甚至蔓延至鼻部。《重樓玉鑰》：「喉間起白如腐一症，其害甚速。」流行性白喉為疫毒所致，具傳染性，以小兒多見；其他雖無傳染性，但小兒、成人均可得。

時行疫毒

咽喉疼痛腫脹，局部出現灰白色腐膜，不易拭去，若拭去則會出血。繼之咽喉劇烈紅腫、疼痛乾燥。

肺胃熱盛

咽部紅腫、疼痛劇烈；扁桃腺出現黃白色膿點並連成腐膜，但範圍固定，易拭去且不出血；伴隨發燒口渴、腹脹便祕等症。

找準病根

① 時行疫毒引起的咽喉潰爛，前期為疫毒之邪，侵襲衛氣。中期疫毒內傳，陽明氣分呈實熱狀態。後期疫毒內盛，使得心陽虛脫，導致陰陽不能相互維繫，致使疫毒逞留肺腎。

② 肺胃熱盛乃是熱毒壅阻肺胃，循經上擾傷腐的咽部，使其溢出膿液。

對症調養

1. 對於時行疫毒引起的咽喉潰爛，前期治療時應疏風清熱解毒；中期則應清熱解毒消腫；後期為溫陽固脫，益氣生脈。
2. 肺胃熱盛引起的咽喉潰爛，應清熱解毒、消腫。

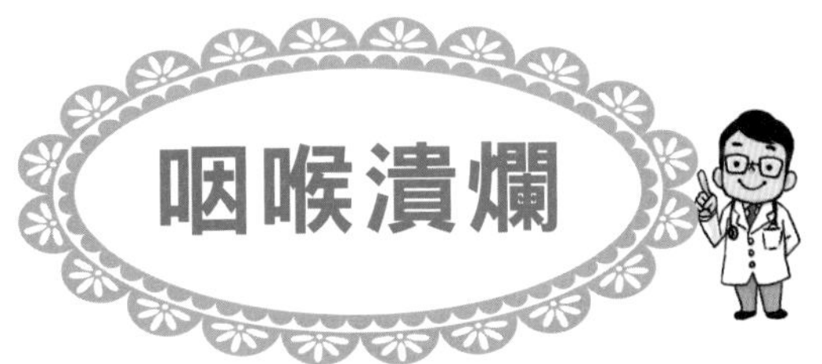

面部臨床表現　　診斷流程圖

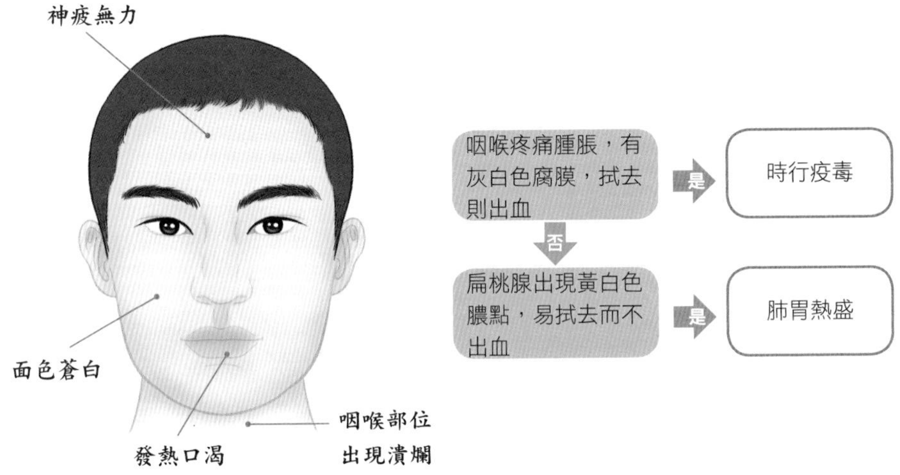

按摩魚際穴，幫身體降火

魚際穴有通調肺氣、清熱瀉火、止咳平喘、解表宣肺的功效，對於因體內火熱所致的疾病有很好的療效。

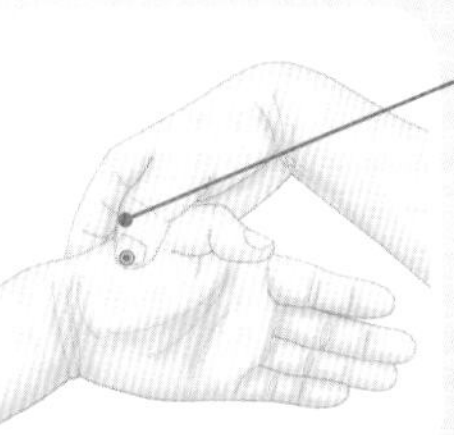

▶ 取穴技巧

一手手掌輕握另一隻手背，彎曲大拇指，以指甲尖垂直下按第一掌骨側中點的肉際處即是。

▶ 自我按摩

彎曲大拇指，以指甲尖垂直輕輕掐按，每次左右手各掐揉1~3分鐘。

程度	指法	時間
輕	拇指壓法	1~3分鐘

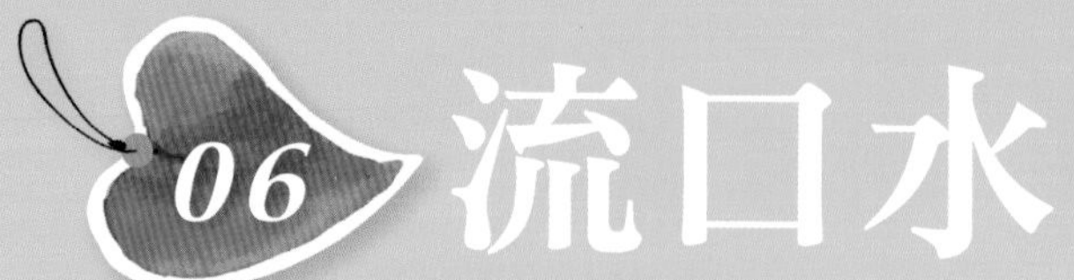

06 流口水

感受風邪／脾虛／胃中熱氣上升

「流口水」意即口角流涎，在《黃帝內經》中稱「涎下」。小兒口中流涎，則名為「滯頤」，如《諸病源候論》：「滯頤之病，是小兒多涎唾流出，漬於頤下，此由脾冷液多故也。」因此，流口水與脾有異狀相關。

風中於絡

會引起臉面麻痺、口眼歪斜、眼瞼不能閉合；且討厭風寒，並會出現不自覺流淚、口水時而流下、舌苔白、脈浮弦等情況。

脾虛不斂

口水流涎淋漓、消化不良且食慾低、神情抑鬱膽怯；面色蒼白，有時會出現腹脹、腹瀉；且舌淡苔薄，脈弱。

找準病根

① 風中於絡引起的流口水，乃是因為經絡空虛，風邪乘虛侵襲手足陽明之脈，致使口歪不能閉合，津液失於收持所致。

② 脾虛不斂引起的流口水，乃是因為脾胃平時就很虛弱或因喜吃寒冷食物而使其受損，或因腹中寄生蟲聚積為患而耗傷脾胃，使其虛寒而無法散布津液，氣虛不能攝納精氣所致。

對症調養

1. 風中於絡為病情較淺之證，治療時應疏風通絡。
2. 對於脾虛不斂引起的流口水，治療時應益氣健脾，溫中攝涎。

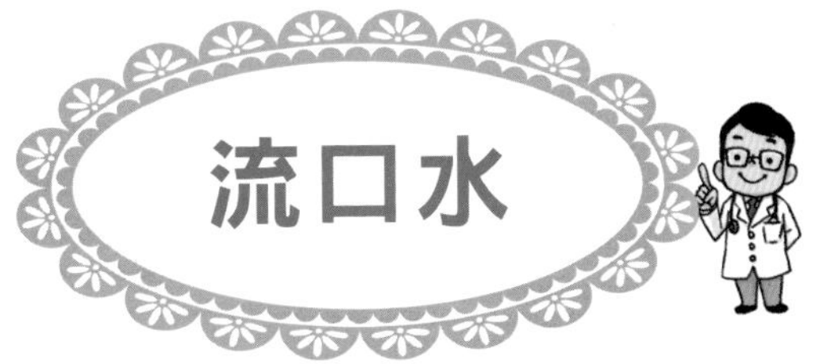

流口水

面部臨床表現

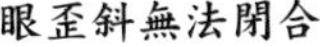

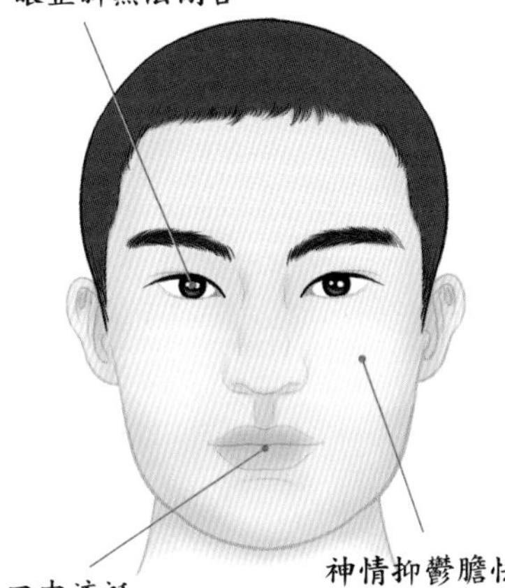

診斷流程圖

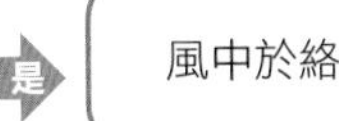

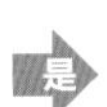

臉面麻痺，口眼歪斜，口水時而流下
是
風中於絡
否
口水淋漓，消化不良而食慾低，抑鬱膽怯且面白
是
脾虛不斂

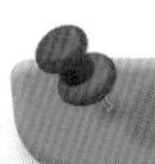

按摩地倉穴，停止流口水

地倉穴有祛風通絡、活血的功效。經常按摩，可治療流口水，對口歪、牙齒疼痛亦有緩解作用。

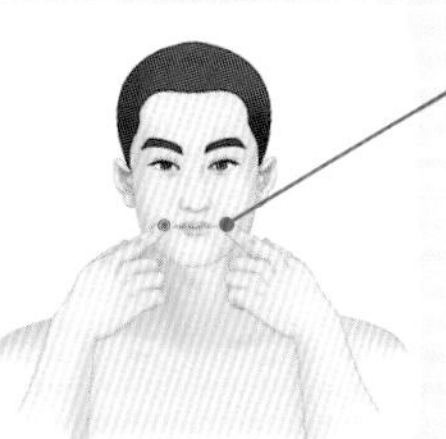

▶ 取穴技巧

正坐或仰臥，輕閉口，舉兩手，用食指指甲垂直下壓唇角外側兩旁即是。

▶ 自我按摩

用食指指甲垂直下壓口角兩旁穴位，稍用力掐揉，每次1~3分鐘。

程度	指法	時間
重	食指壓法	1~3分鐘

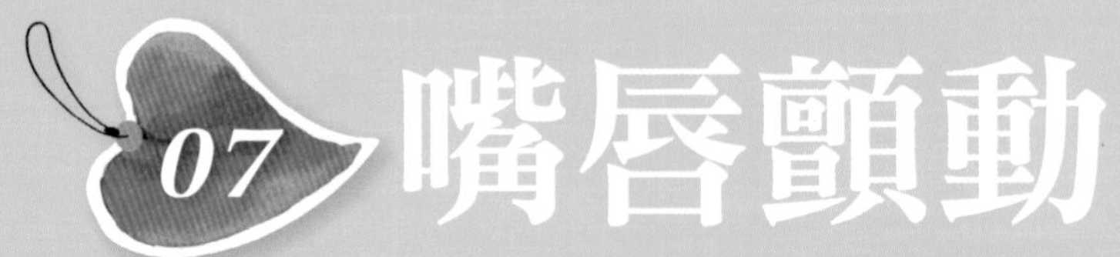

07 嘴唇顫動

胃火上傳／脾虛血燥

「嘴唇顫動」又稱唇瞤、唇風，俗稱驢嘴風，可表現在上下唇，但以下唇較常見，好發於秋冬季節。《靈樞 · 五閱五使》：「口唇者，脾之官也。」唇屬足太陰脾經，因脾虛血燥生風，故出現口唇抖動。

胃火挾風

會引起嘴唇發癢、皮膚發紅、局部有灼熱感；繼則出現嘴唇顫動、便祕、舌苔黃燥、脈象弦滑等症。

脾虛血燥

會引起下唇發癢、色紅發腫，繼而口唇乾裂、痛如火燒，嘴唇又似無皮遮覆般顫動；且大便乾燥，舌質紅、少苔，脈細且跳動迅速。

找準病根

① 胃火挾風所引起的嘴唇顫動，是因外感風寒或風熱失解，導致胃火入裡化熱而傳入陽明；亦與平時嗜吃辛辣重口味，致使胃腑蘊熱有關。由於足陽明胃經環唇，使得胃經實火循經上傳而與風邪結合，故發生嘴唇顫動的現象。

② 脾虛血燥所引起的嘴唇顫動，是因感受秋季燥邪（溫燥或涼燥），或誤服苦寒、溫燥之品，耗傷陰血而化燥所致。

對症調養

1. 對於胃火挾風引起的嘴唇顫動，治療時可用疏風清熱、表裡雙解之法。
2. 對於脾虛血燥引起的嘴唇顫動，治療時應養血並疏解風燥。

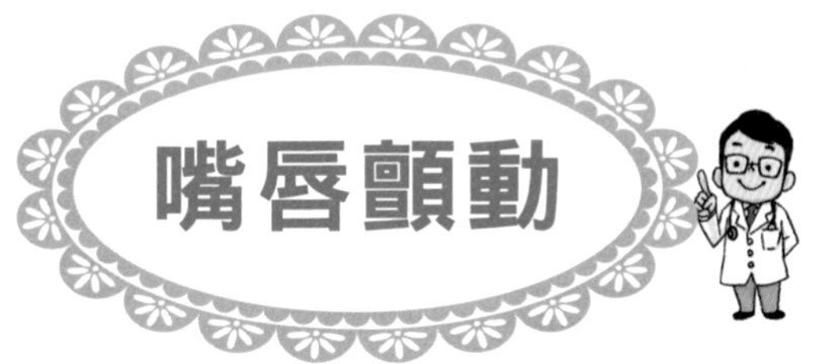

面部臨床表現　　診斷流程圖

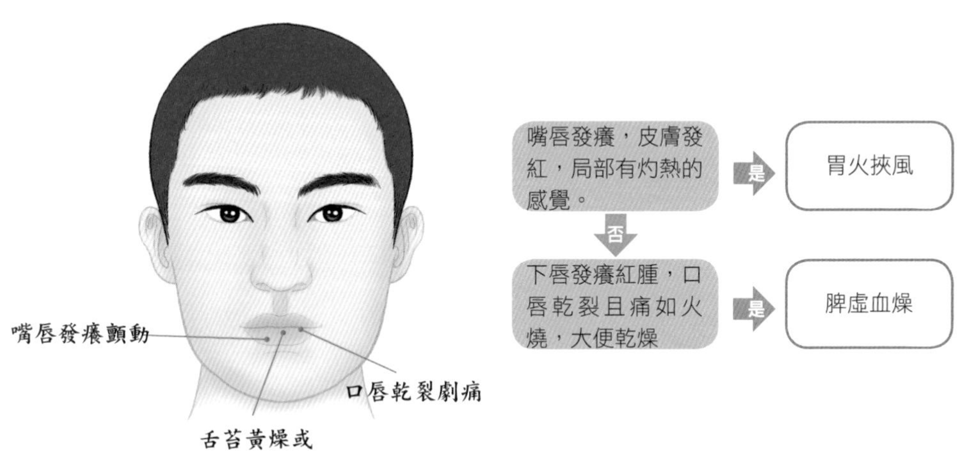

按摩水溝穴，嘴唇不再顫抖

水溝穴具有開竅清熱、通筋活絡、寧神志的功效。經常按摩，可調理口眼肌肉痙攣，還能有效治療休克、昏迷、中暑、顏面抽搐、暈車、口臭等症。

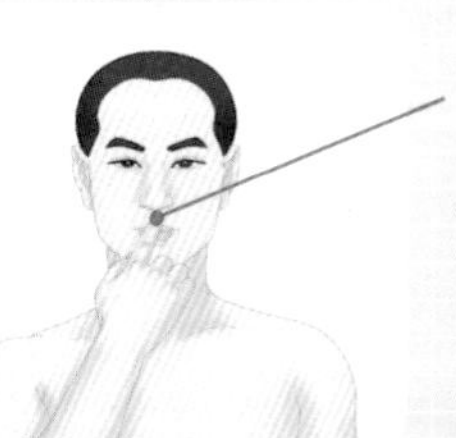

▶ 取穴技巧

正坐，伸左手（或右手），置面前，五指朝上，掌心朝內，彎曲食指置於鼻溝中上部即是。

▶ 自我按摩

彎曲食指，以指尖揉按穴位，有特別刺痛的感覺。每次左右手各揉按1~3分鐘，先左後右。

程度	指法	時間
重	食指壓法	1~3分鐘

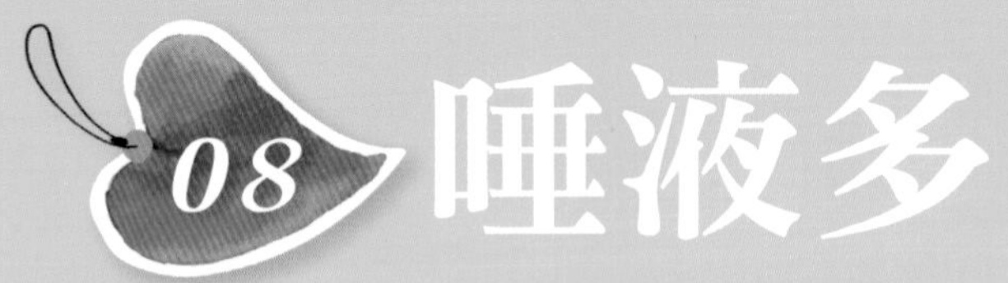

唾液多

腎虛／脾胃虛寒

唾液多又稱「多唾」。此一症狀在《太平聖惠方》和《聖濟總錄》中被稱為「腎虛多唾」，其表現為自覺口水多，或頻頻出現不自主吐口水的症狀。有此症狀者，以面黃少光為主要表現。

腎虛水泛

口水多且黏稠，並伴隨頭暈目眩、心悸氣短的現象，尤其活動量大時更嚴重；甚至出現臍下悸動；並有舌質淡、苔白滑、脈弦滑等表現。

脾胃虛寒

口水多且黏稠、腹部腫塊脹滿、食不知味、少氣懶言、倦怠乏力、排稀便、面黃少光澤、舌質淡舌體胖、苔白膩、脈濡弱。

找準病根

1. 腎虛水泛所導致的多唾是因為體質先天不佳，再加上久病失於調理，致使腎陽虧耗。由於腎主水，其液為痰，故陽虛將失其溫化之職導致上泛而口水外出。
2. 脾胃虛寒是由於恣食生冷，或過服寒涼藥物，或久病失於調養，致使脾陽不振。因脾主中氣，若陽虛氣弱，則無法行運化之職，失去攝納功能，導致上逆而口水外溢。

對症調養

1. 對於因腎虛水泛者，治療時應溫陽化氣、利水。
2. 對於因脾胃虛寒者，治療時應溫脾扶氣。

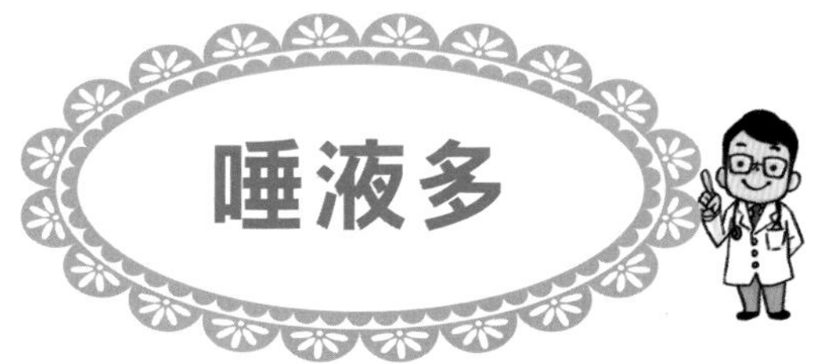

唾液多

面部臨床表現　　診斷流程圖

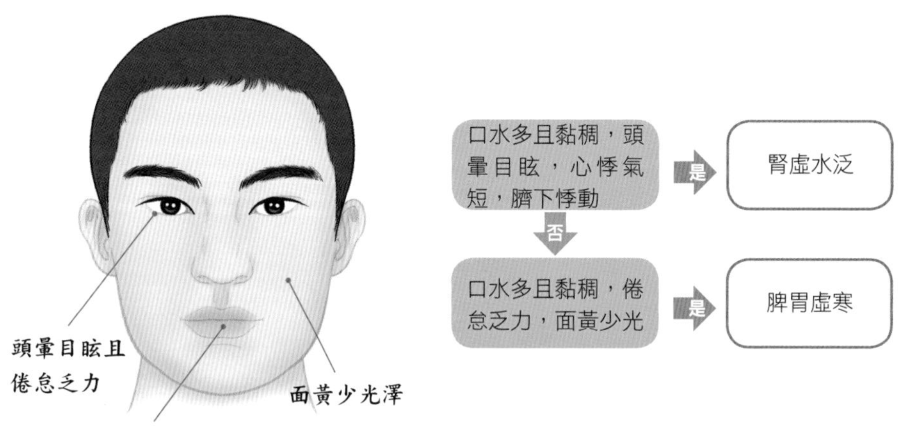

按摩豐隆穴，口水不再多

豐隆穴有化痰通絡、活血止痛的功效，是中醫經常針灸的化痰穴。按摩此穴，能夠除痰濕、寧神志，還可治療頭痛、暈眩、便祕等症狀。

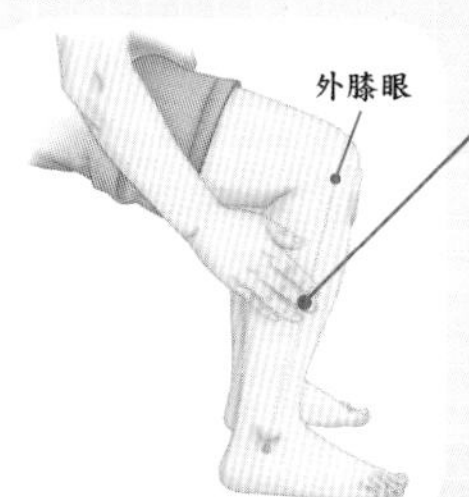

▶取穴技巧

正坐，屈膝，垂足。一手手指放在同側腿的側部，其中指位於外膝眼到外踝尖連線的中點處，則中指所在位置即是。

▶自我按摩

以食指、中指、無名指三指指腹按壓（中指施力），每日早晚各按一次，每次1~3分鐘。

程度	指法	時間
適度	三指壓法	1~3分鐘

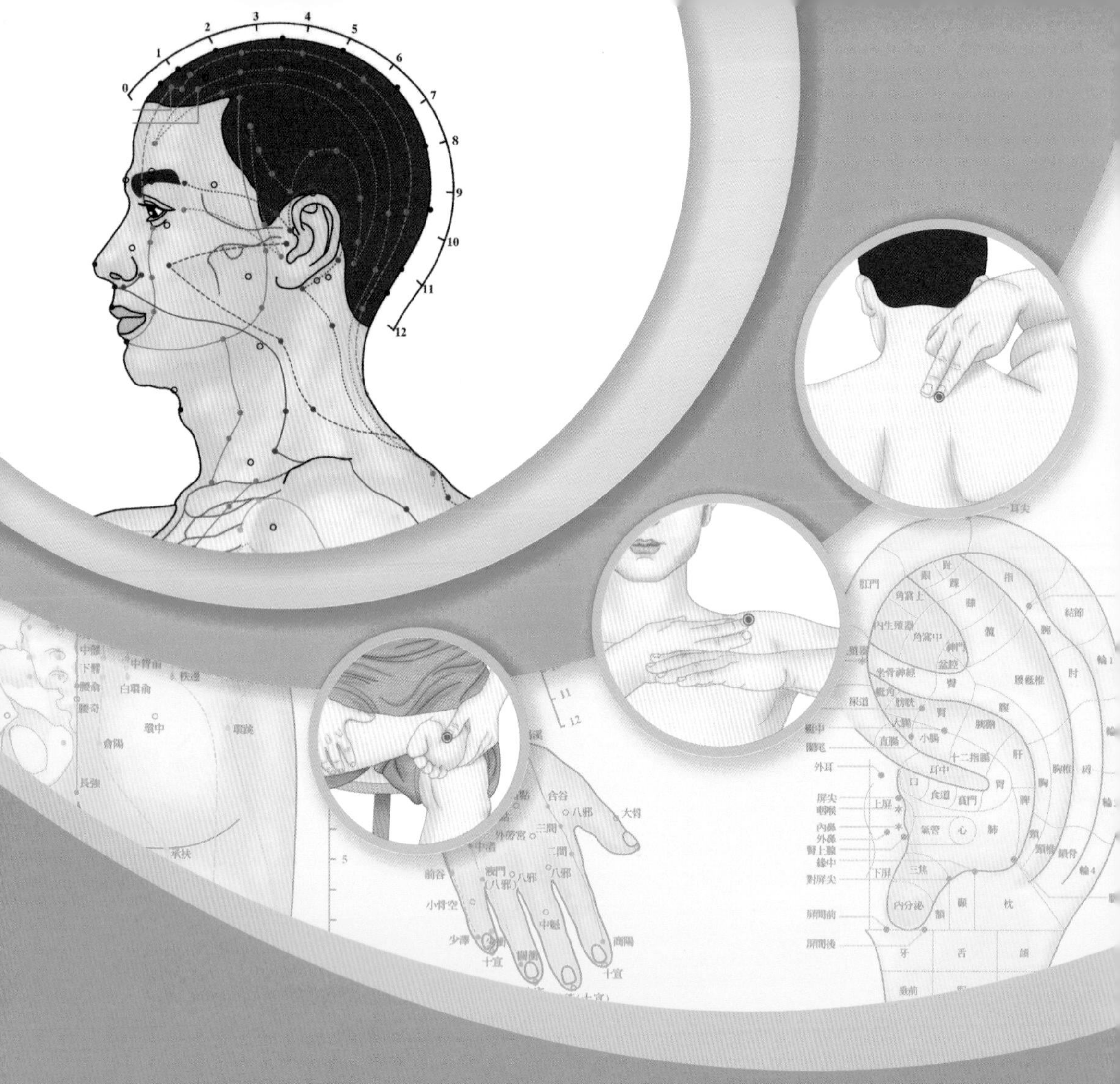

舌為心之竅，而心主血脈，故舌頭上的血絡豐富，為多血多氣的表現。此外，舌尖對應上焦、心肺，舌中為中焦、脾胃，舌根則是下焦、腎，舌兩側則為肝、膽，故透過舌診，可探知其對應臟腑的病變情形。

此外，頸項連接身體的頭面與胸背，正面稱「頸」，後部稱「項」，而眾多經脈皆向下或循上而行。所以，觀察頸部有無粗腫情形，可判斷其臟腑的健康狀況。

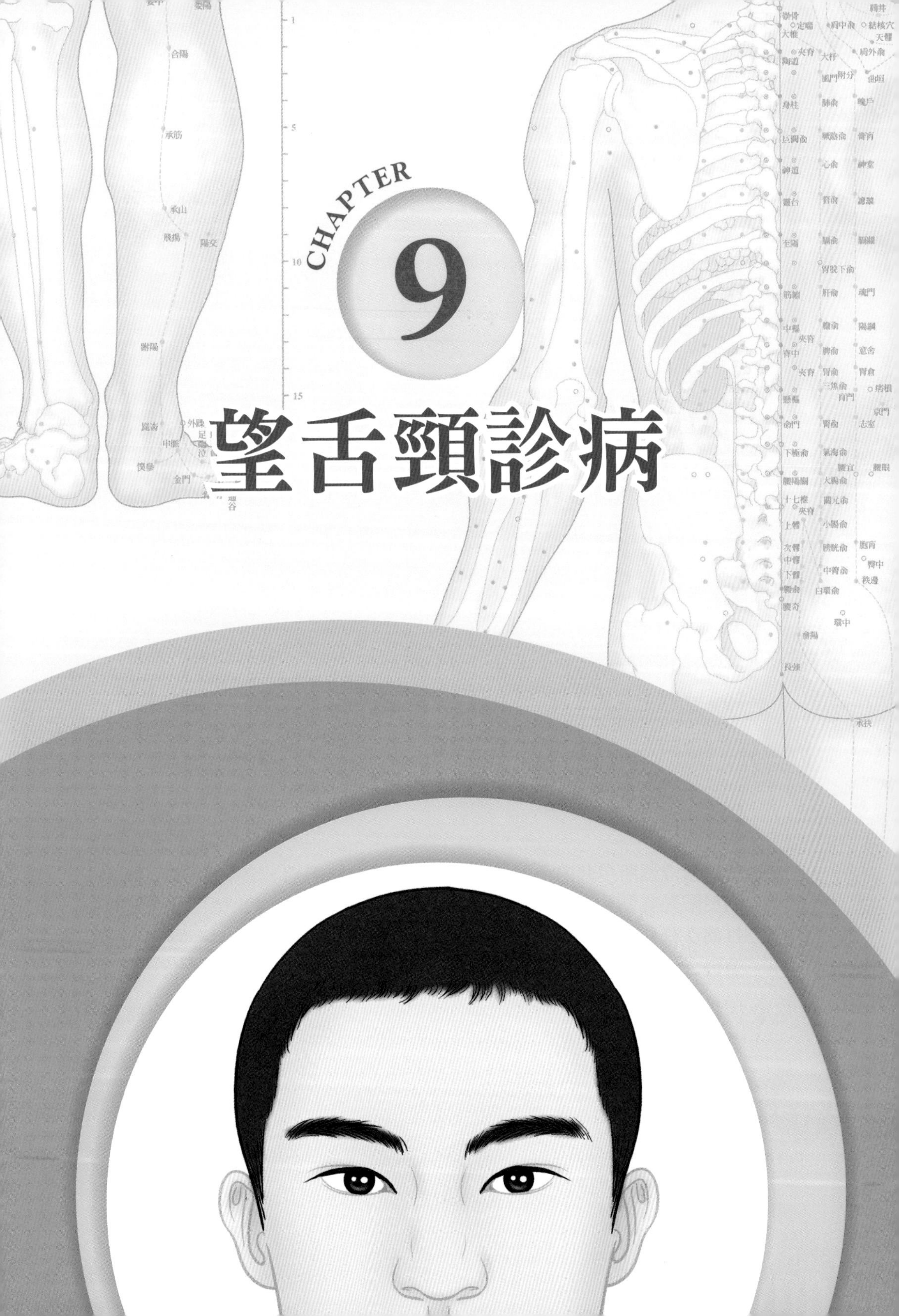

CHAPTER 9 望舌頸診病

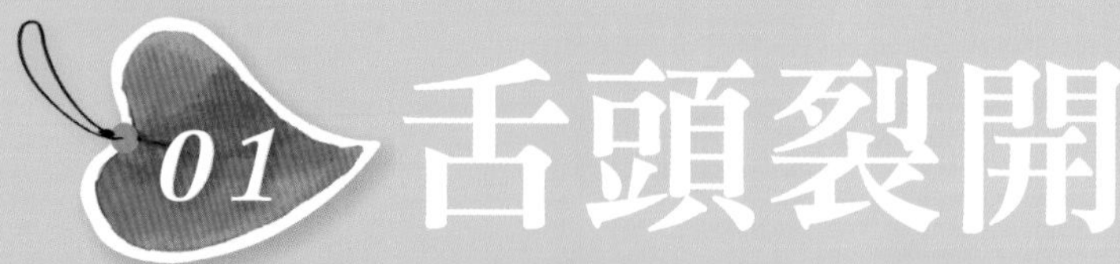

01 舌頭裂開

熱氣過盛

舌上出現裂紋，其形狀有橫形、縱形、人字形、川字形、井字形等，均稱為舌裂。從臨床觀察來看，舌裂一般都主熱證，但從苔之有無，以及所兼苔色之不同，主病隨之而異。

陰虛液涸

舌頭出現裂紋、無苔，舌質深紅且口乾，合併口水少的現象；形體消瘦、五心煩熱，或見出血、長斑等；並有脈細且搏動迅速的表現。

陽明實熱

舌頭出現裂紋、苔黃且表面粗糙，因身熱而導致出汗、心情煩躁等；容易口渴所以常大量飲水，其便祕致使腹部堅硬不能按壓；甚至還會出現喃喃自語、神智不清等；尚有脈洪大且搏動迅速或沉實。

找準病根

① 因陰虛液涸所引起的舌裂，多發生於疾病的最盛期，常見於溫熱病後期。由於邪熱在體內停留過久，熱毒灼燒津液，致使陰液大傷；或因某些慢性病久延失治，致使臟腑虧損，傷陰耗液；或因平時體內已陰虛，誤食溫燥之物，傷陰所致。

② 因陽明實熱所引起的舌裂，多見於外感熱病的邪熱熾盛階段。病機為邪熱內傳陽明，停留於胃腸搏結，最後化燥成實，燒灼津液而致。

對症調養

1. 對於體內陰虛液涸者，應以滋陰清熱為調養原則。
2. 對於體內陽明實熱者，治療時應急下存陰，從根本治療病灶。

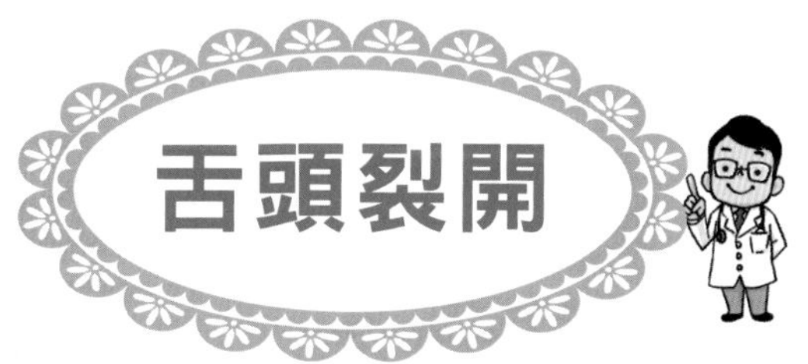

舌頭裂開

面部臨床表現

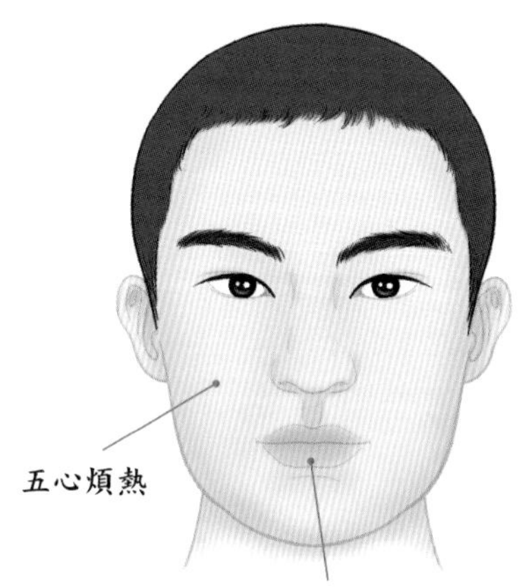

診斷流程圖

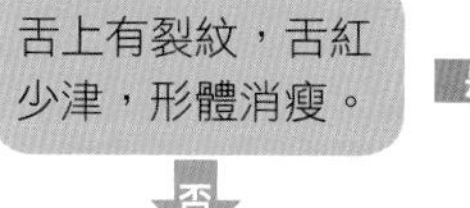

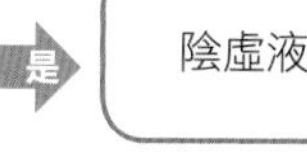

否

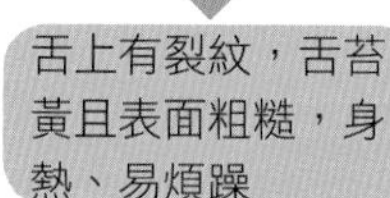

陽明實熱

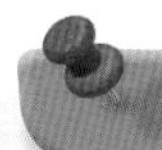

按摩腦戶穴，平撫舌裂之症

腦戶穴有清熱、降濁、升清的功效。經常按摩，可改善因體內熱氣過盛所致的舌頭裂開、出血等症狀。還可治療頭痛、面赤、眩暈、聲啞等症。

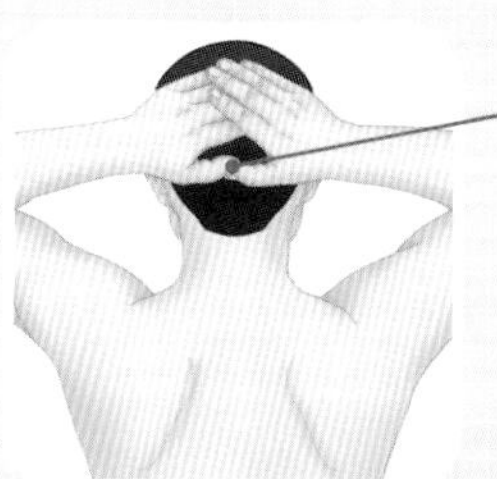

取穴技巧

正坐，伸兩手過頸，置於後腦處，掌心向頭，扶住後腦勺，四指指尖向頭頂，拇指指腹所在穴位即是。

自我按摩

大拇指指尖相互交疊向下，用指腹（或指尖）按揉穴位，有酸痛、脹麻的感覺。每次各按3~5分鐘。

程度	指法	時間
重	拇指壓法	3~5分鐘

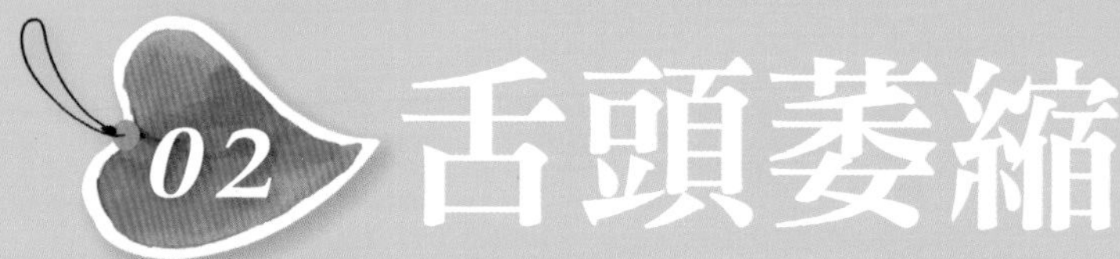

02 舌頭萎縮

體內有痰濕／心脾虛弱

因舌形斂縮而無法自主地伸縮轉動，且伸不過齒者，稱為「舌頭萎縮」，又稱「痿軟舌」。本症出自《靈樞・經脈》中的「肌肉軟，則舌痿」，在臨床上較為少見，多屬危重難治之證。

痰濕阻絡

舌軟且無力轉動、說話不流暢、面白唇青、胸腹腫塊滿脹、嘔吐且痰多、肢體困重、心悸眩暈；還有脈沉滑、舌淡紅、苔白厚滑膩。

心脾兩虛

舌軟無力、面色無光澤、唇與指甲淡白、心悸劇烈、失眠健忘、食慾降低且四肢倦怠；且脈細弱、舌淡嫩、苔薄白。

找準病根

1. 體內因痰濕阻礙絡脈所引起的舌頭萎縮，是由於肺、脾、腎三臟功能失調，無法行氣化之職，尤其脾的轉輸運化失調會使津液停蓄不化而生濕，最終凝聚成痰而閉阻舌絡，使其經脈失養，而成舌萎。
2. 心脾兩虛者是因勞倦傷脾，故脾失健運導致氣血化源不足，久則心脾氣血極虛；由於舌為心竅，又為脾之外部表現，故當心脾兩虛時，氣血便不足奉養於舌，致使筋脈因缺乏氣的溫煦、血的濡養而成舌萎。

對症調養

1. 對於痰濕阻礙絡脈引起的舌頭萎縮，治療時應燥濕健脾、滌痰開竅。
2. 對於心脾兩虛引起的舌頭萎縮，治療時應補養心脾。

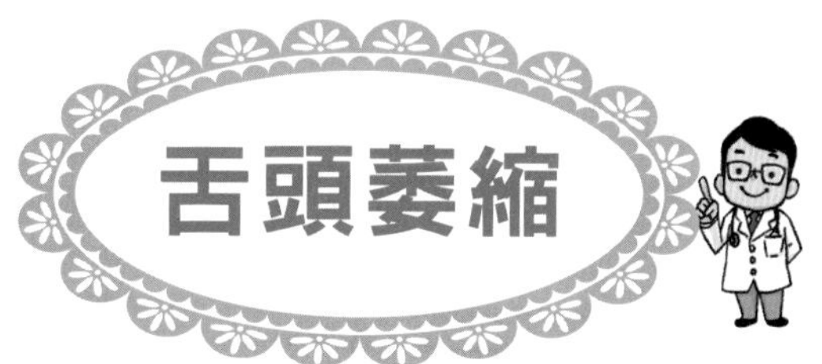

舌頭萎縮

面部臨床表現

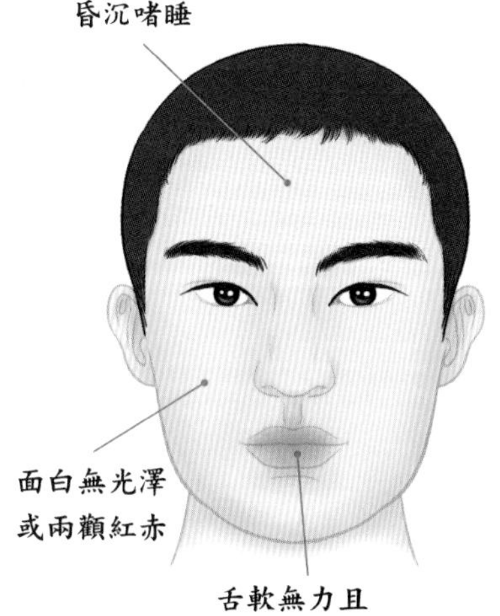

診斷流程圖

舌軟無力，面白唇青，心悸眩暈  是 → 痰濕阻絡

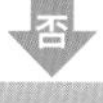 否 ↓

舌軟無力，面色無光澤，四肢倦怠 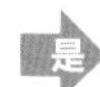 是 → 心脾兩虛

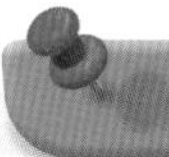

按摩太白穴，補脾治舌萎

太白穴可治療各種脾虛，經常按摩、捶打此穴，可治療脾虛所引起的各種症狀，對便祕、痔瘡等疾病也有很好的療效。

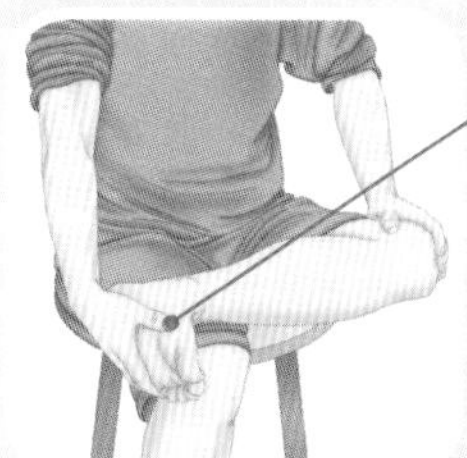

取穴技巧

正坐，把腳抬起，放置於另一條大腿上。以大拇指按腳的內側緣，靠近足大趾的凹陷處即是。

自我按摩

以拇指指腹垂直按壓穴位，每日早晚各按一次，每次左右各約1~3分鐘。

程度	指法	時間
適度	拇指壓法	1~3分鐘

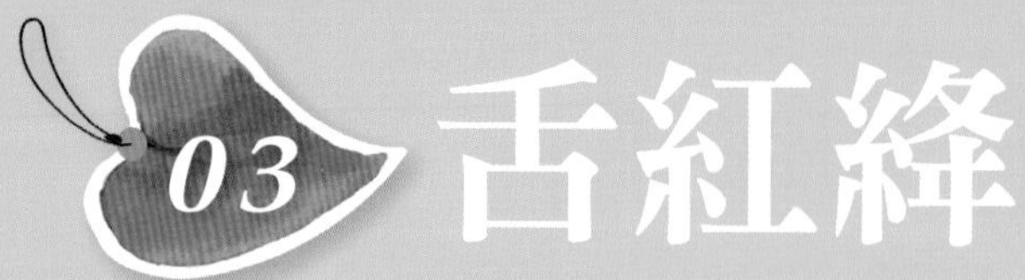

舌紅絳

體內有熱

舌色呈鮮紅或深紅者，稱為「紅絳舌」，是體內有熱的表現。舌紅與舌絳，其實是兩種舌色，主病也有區別。《舌鑒辨正》中說：「色深紅者（絳紅），氣血熱也；色赤紅者（舌紅），臟腑俱熱也。」其皆主熱證。

陽盛實熱

其出現的舌紅絳，多見於溫熱病的邪熱亢盛致使正氣衰敗。主要臨床表現為舌質紅絳、色澤鮮明，發燒且心煩躁擾，甚至出現神智不清、隱約斑疹、口渴但喜喝冷飲；還有，脈洪大且跳動迅速有力。

陰虧虛熱

其出現的舌紅絳，多見於溫熱病及某些慢性病後期。主要臨床表現為舌質紅絳、色澤晦暗、潮熱面赤、心悸盜汗、五心煩熱且疲倦，脈細且跳動迅速等。

找準病根

1. 陽盛實熱所引起的舌頭發紅，其成因為邪熱互侵，導致營氣受熱蒸騰而灼燒營陰，故舌質由紅轉絳，意味熱勢逐漸嚴重，其為熱入營血的徵兆。
2. 陰虧虛熱所引起的舌頭發紅，其成因為邪熱久留身體，灼燒陰液；或某些慢性病久延失治而陰虧液耗；或因誤食燥熱藥，以致陰液受損，虛火上炎而成。

對症調養

1. 對於陽盛實熱者，治療時應清營涼血。
2. 對於陰虧虛熱所引起的舌紅絳，治療應遵循「壯水之主，以制陽光」的原則。

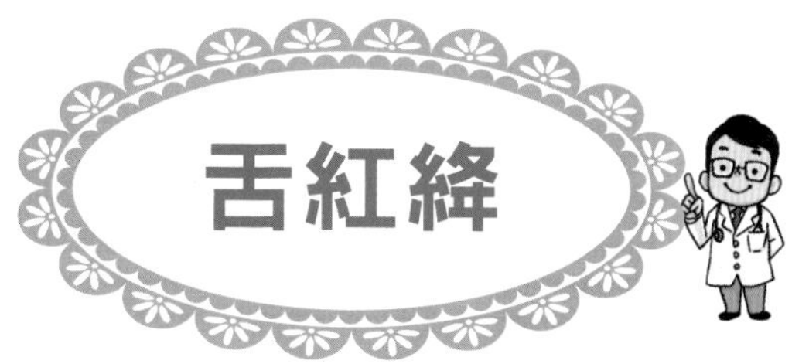

舌紅絳

面部臨床表現

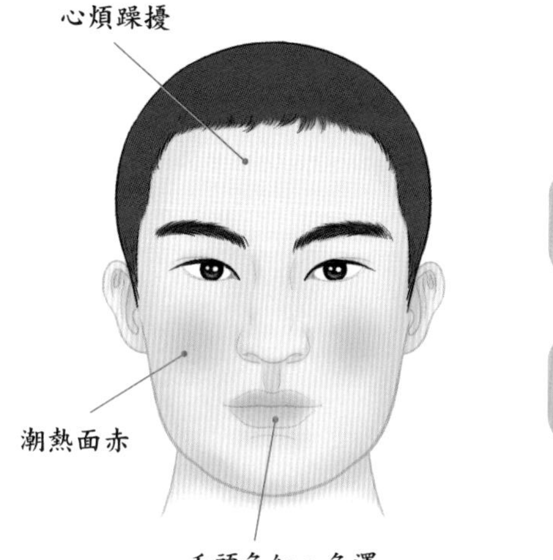

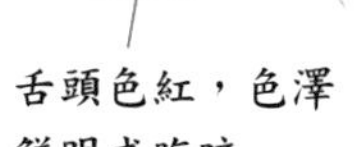

診斷流程圖

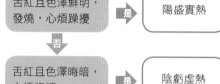

舌紅且色澤鮮明，發燒，心煩躁擾 → 是 → 陽盛實熱

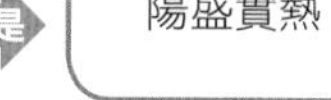

↓ 否

舌紅且色澤晦暗，心悸盜汗 → 是 → 陰虧虛熱

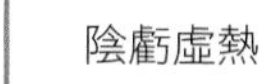

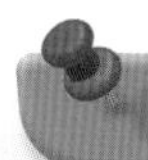

按摩中府穴，舌紅先通氣血

中府穴具有肅降肺氣、和胃利水的功效。經常按摩，可使肺腑暢通無阻，清除體內熱氣，改善舌頭發紅的症狀。

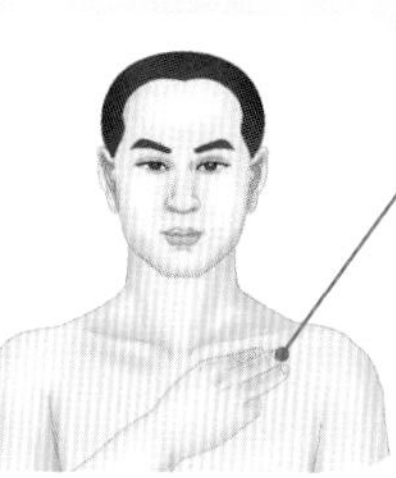

▶ 取穴技巧

正坐或仰臥，將食、中、無名指三指併攏放在胸窩上，中指指腹所在鎖骨外端下即是。

▶ 自我按摩

併攏右手食、中、無名三指，向外順時針揉按左胸中府穴，再用左手以同樣方式，逆時針揉按右胸中府穴，各1~3分鐘。

程度	指法	時間
適度	摩揉法	1~3分鐘

04 舌上無苔

腎陰不足／氣血虛弱

舌上無苔意即舌頭平滑潔淨、無苔；舌苔出現如鏡面般光滑、無一絲起伏，稱為「舌光」，亦稱鏡面舌、光滑舌、光瑩舌、光剝舌、光紅柔嫩、舌光無苔等，出現此症狀代表病情危重，辨別時應當注意。

胃陰乾涸

舌紅而光滑但乏津滋潤，尤其舌心特別明顯；且煩渴不安，不思飲食，或雖感到飢餓卻沒食慾，並出現乾嘔，或見胃脘疼痛、肌膚灼熱、低熱、便祕，甚則噎膈反胃、脈細數無力。

腎陰欲竭

舌絳紅而表面光滑，但色澤乾枯不鮮、摸之無津。舌體瘦小、咽喉乾燥、面色憔悴、頭暈目眩、牙齒色白如枯骨；並伴隨腰膝酸軟、潮熱盜汗、脈沉細數等症狀。

找準病根

① 胃陰乾涸與腎陰欲竭所引起的舌上無苔，均為陰液乾涸的虛證，病至危重。其病因乃是由於汗下太過，或久病失治，或溫病邪熱久留體內，或過服溫燥導致劫陰，或失血、傷精，使胃、腎陰液虛竭，不能上營於舌，以致舌絳而光，乾燥無津。

對症調養

1. 對於胃陰乾涸，治療時應滋養胃陰。
2. 對於腎陰欲竭，治療時應滋補腎陰。

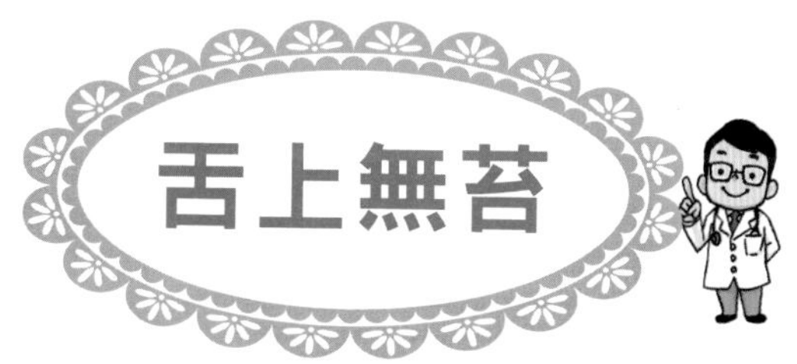

舌上無苔

面部臨床表現　　診斷流程圖

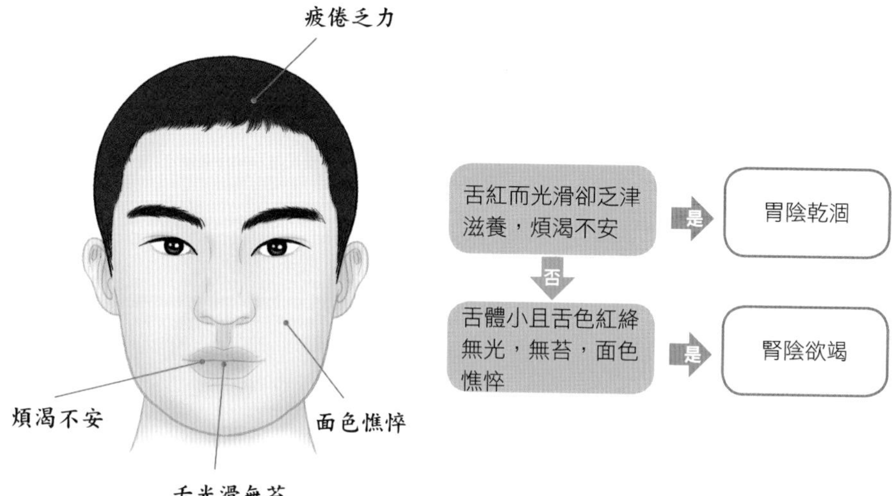

按摩廉泉穴，水液開闔關鍵穴

廉泉穴有收引陰液的作用。經常按摩，可改善因陰氣不足所導致的舌上無苔，還能治療流口水、舌乾口燥、口舌生瘡、舌頭僵硬、中風失語等症。

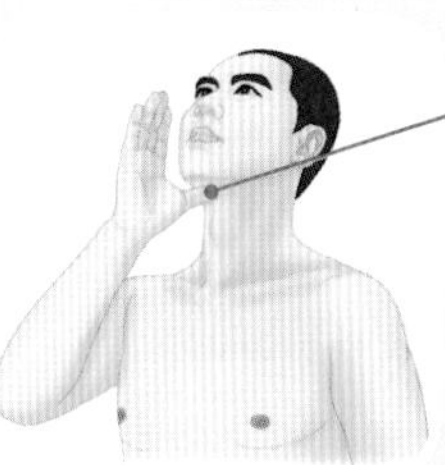

▶ 取穴技巧

正坐或仰臥，稍仰頭，伸左手在下巴前，掌心向內，四指併攏微微彎曲輕置於下巴處穴位即是。

▶ 自我按摩

用中指指尖，垂直揉按穴道，有酸麻、痛的感覺。每次左右中指各揉按1~3分鐘，先左後右。

程度	指法	時間
輕	中指壓法	1~3分鐘

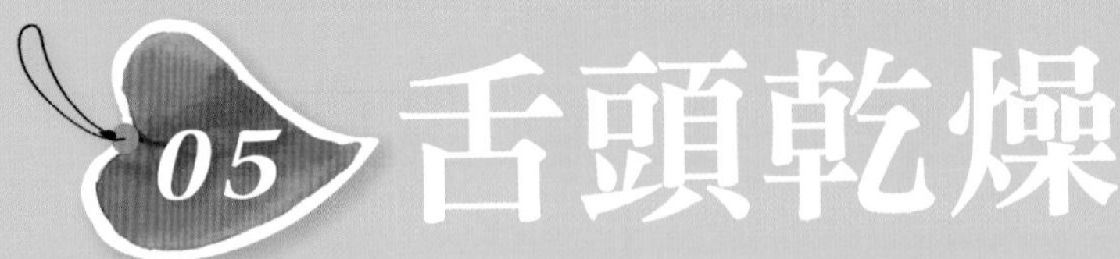

05 舌頭乾燥

陽氣過盛／陽氣過虛

舌上有苔卻缺乏津液滋潤而使苔質乾燥，或舌光滑無苔，望之枯涸，摸之燥澀，稱為「舌頭乾燥」。由於此症常伴隨口渴，故稱為「口乾舌燥」。望診時，可依身體其他症狀合參，應注意與「舌上無苔」加以區別。

陰虛液虧

舌頭乾燥，且舌質紅絳、少苔或無苔，身體自覺發熱，但摸之並不會很熱；面潮紅、手足心熱、常口乾想喝水、尿短赤、神色萎靡。

津不上承

舌頭乾燥、苔白，雖口乾卻不想喝水但喜熱飲，面色㿠白或青灰無光，倦怠喜歡躺臥；食慾不振、腹滿冷痛、四肢厥冷、尿清便稀。

找準病根

1. 體內陰虛液虧多因熱病後期，邪熱久留身體而導致陰液虧耗；亦有因慢性病過久而至陰分虧損；或情緒過度極端而化火傷陰；或嗜酒辛熱食品，而暗耗營陰，使陰虛火炎傷津，造成舌頭乾燥。
2. 體內陽虛，故津不上承，其多是由慢性病久延失治，或選經大吐、大瀉、大汗、折伐陽氣而致陽氣虛弱、三焦喪失氣化功能，以致水液代謝紊亂。

對症調養

1. 陰虛液虧者，應滋陰、清熱、增液；津不上承者，宜溫陽補氣。

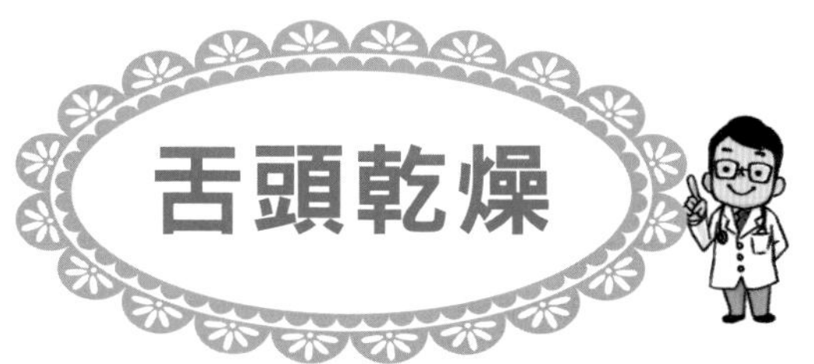

舌頭乾燥

面部臨床表現　　診斷流程圖

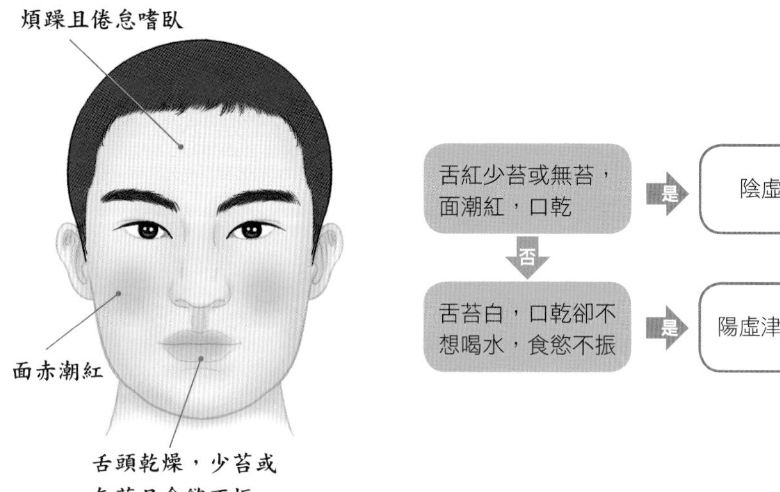

按摩曲池穴，滋澤舌頭除口乾

曲池穴具有散熱降濁的功效。經常按摩，對於煩渴口乾、舌頭乾燥有調治效果，還可治療胃痛、心悸、中暑等症狀。

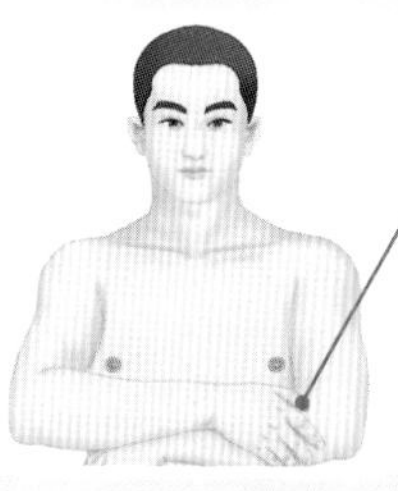

▶ 取穴技巧

正坐，輕抬左臂，屈肘，將手肘內彎，用另一手拇指下壓此凹陷部位即是。

▶ 自我按摩

用一手輕握另一手肘下，彎曲大拇指以指腹垂直掐按穴位。每次按壓，應先左手後右手，每天早晚各一次，每次掐揉約1~3分鐘。

程度	指法	時間
適度	拇指壓法	1~3分鐘

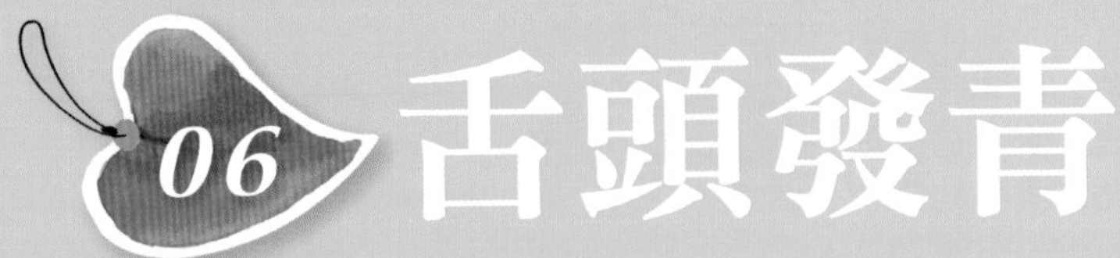

舌頭發青

體內寒凝陽鬱／瘀血

舌頭出現青色是由瘀阻而起，青舌與藍舌相似，故《神驗醫宗舌鏡》中提到：「五色有青無藍，藍淺而青深，故易藍為青。」但青舌多主寒、主瘀；藍舌多主濕熱、肝風，且較少見。

寒凝陽鬱

因陽氣鬱結而引起舌青潤滑，其表現為怕冷蜷臥、四肢寒冷、口不渴、腹痛且上吐下瀉，或排出消化不全且可見穀物的稀便，或手足指甲唇青，脈來沉遲無力，甚或無脈。

瘀血鬱結

會引起舌青而乾澀、雖口燥但只想漱口而不想喝水，面色黑、口唇青紫、胸悶、皮膚乾燥且出血呈紫黑色、脈遲細澀。

找準病根

① 體內寒氣凝結導致陽氣鬱結者，多由寒邪直入體內所致。寒為陰邪，陰寒內盛，導致陽氣抑鬱而不宣，氣血凝滯，故舌見青色，外感病常見此症，為寒邪直中少陰、厥陰之證；或因慢性病屢經汗下，陽氣受到戕害以致肝腎虛衰使寒從內生，故舌青意味陽氣即將敗絕。

② 體內瘀血鬱結引起的舌色青，主要原因如下：寒邪入侵臟腑，血得寒則凝；氣虛或氣滯不能推動血運，停而為瘀；外傷或其他原因出血之後，離經之血停留體內。

對症調養

1. 因體內寒氣凝結而導致陽氣鬱結者，治療應重劑以溫陽祛寒。
2. 對於體內瘀血鬱結而引起的舌色青，除了應活血化瘀之外，還需結合致瘀原因而標本同治。

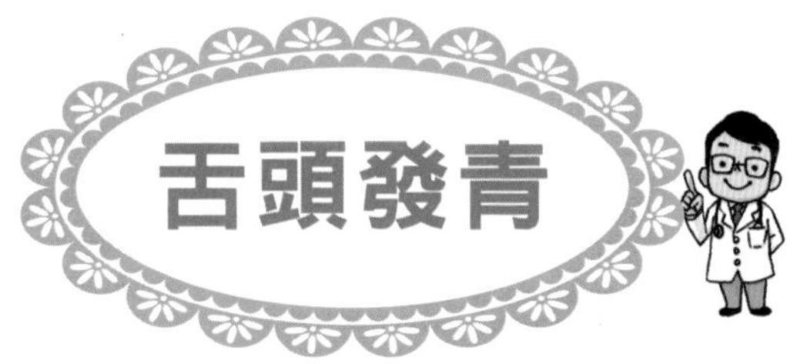

舌頭發青

面部臨床表現

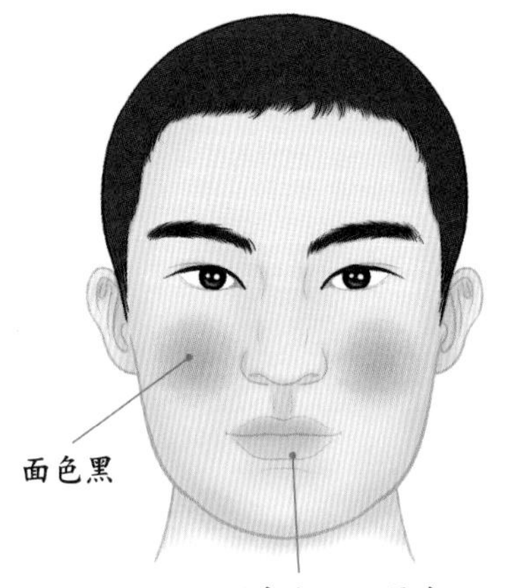

診斷流程圖

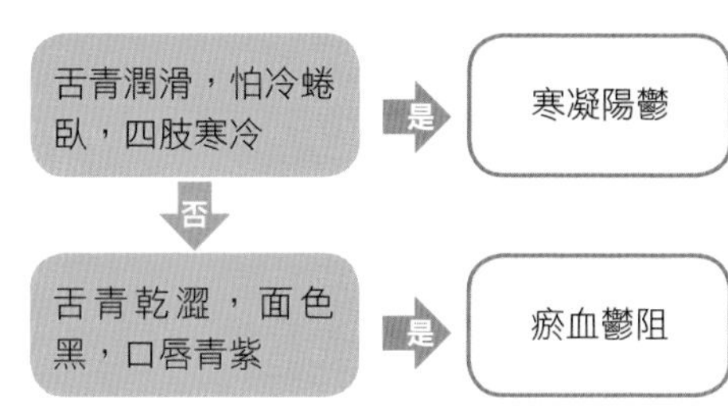

按摩商陽穴，體內血氣暢通無阻

商陽穴具有活血止痛的功效。經常按摩，可使體內氣血暢通、排除寒氣、祛除瘀血、改善舌頭發青的症狀。

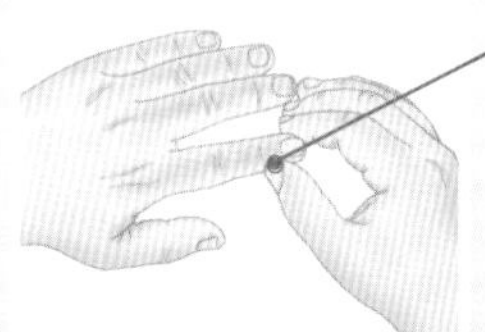

取穴技巧

以右手輕握左手食指，左手掌背朝上，彎曲右手大拇指，以指甲尖垂直掐按靠拇指側旁之穴道即是。

自我按摩

彎曲大拇指以指甲尖垂直掐按靠拇指側旁的穴道，輕輕掐壓不需大力，每天左右各約1~3分鐘。

程度	指法	時間
輕	拇指壓法	1~3分鐘

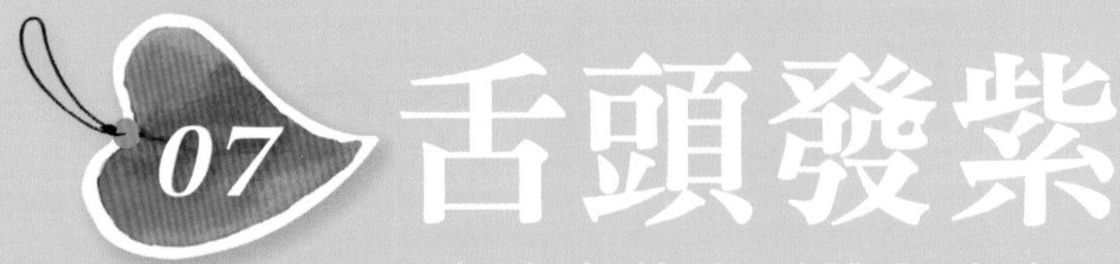

07 舌頭發紫

血液有熱毒／體內瘀血

舌紫或紫中帶紅但晦暗不澤，或紫中帶青而潤者，均稱舌紫。舌紫易與舌絳、舌青混淆。古代文獻認為舌紫乃舌絳的進一步發展；亦有因舌紫與舌青的主病相似而歸為一類；或認為青色屬寒、紫色屬熱而分成兩類。

血有熱毒

舌質呈紫而帶紅、高燒煩躁，甚至神智不清、斑疹為紫黑色，或吐血、流鼻血、脈洪數等症。

寒邪直中

舌紫而帶青，身寒打顫，四肢寒冷，腹痛吐瀉，或手、足、指甲、口唇呈青色；脈沉遲，甚或沉伏不起。

找準病根

1. 血液有熱毒會引起舌頭發紫，此為熱邪所致，常發生於溫熱病。由於營熱無法消解，使熱邪深入血分，導致熱深毒盛，迫血妄行，故舌見紫色為血熱熾盛的特徵。
2. 寒邪直中引起舌頭發紫，其病因是寒邪。此證的形成可能是因身體平時虛寒，又重複感染寒邪，或因傷寒失治、誤診轉屬而成。

對症調養

血液中有熱毒而引起的舌紫與寒邪直中而引起的舌紫，兩證均屬危急重證，必須及時搶救。

1. 血液中有熱毒而引起的舌頭發紫，治療時應涼血解毒。
2. 對於寒邪直中者，治療時應迅速回陽救逆。

舌頭發紫

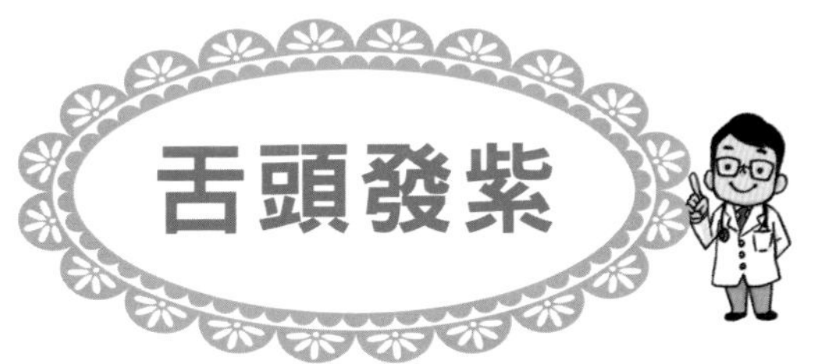

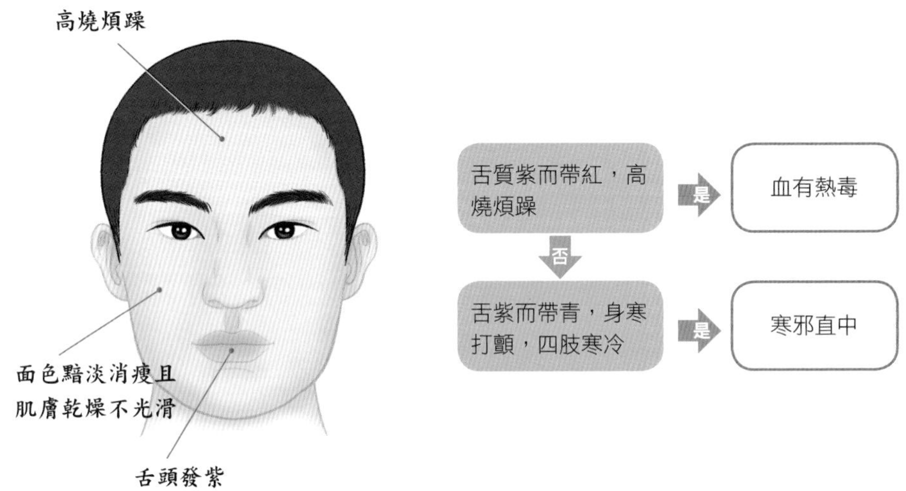

按摩陽溪穴，疏通體內氣血

陽溪穴具有疏通氣血、通經清瘀的功效。經常按摩，可使血氣暢通、改善舌頭青紫的症狀。

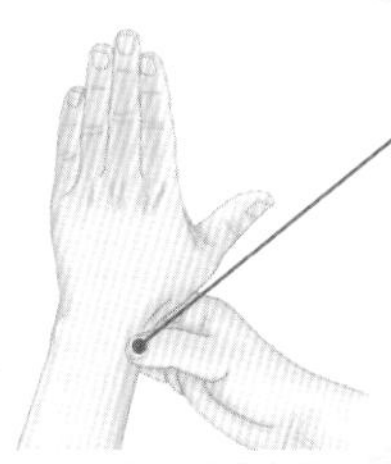

▶ 取穴技巧

將手掌側放，拇指伸直向上翹起，在腕背橈側，手腕橫紋上側有一凹陷處，用另一手輕握手背，彎曲大拇指，用指甲垂直下按即是。

▶ 自我按摩

用一手輕握另一手手背，彎曲大拇指，用指甲垂直掐按穴位，每次左右手各掐按1~3分鐘。

程度	指法	時間
重	拇指壓法	1~3分鐘

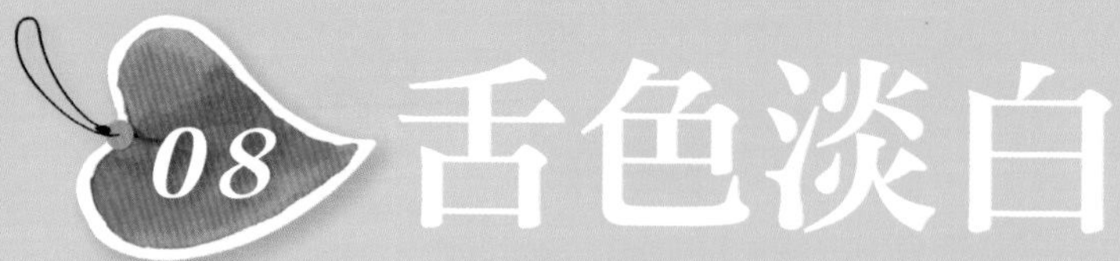

08 舌色淡白

氣血不足／脾虛

舌色淺淡，紅少白多或純白無紅色者，稱為「淡白舌」。其在內傷雜病中較為多見，外感熱病後期間亦有之。無論外感或內傷疾病，凡舌見淡白色，一般多主虛證，常表示病程較長，不易迅速治癒。

氣血兩虛

舌色淡白尚潤、舌體大小正常或略小、唇色淡且面部無光澤；此外，頭暈耳鳴、神疲肢軟、聲低息微、心悸自汗、婦人月經量少且色淡或閉經、脈象較虛且細軟。

脾虛寒濕

舌色淡白濕潤多津、舌體胖嫩且舌邊有齒印；精神方面，神色萎靡；且膝冷畏寒、水穀無法消化導致清稀、食慾不振且易腹脹；嚴重者，肢體浮腫到按之不起；脈沉遲或沉細。

找準病根

1. 氣血兩虛所引起的舌淡白原因很多，如先天不足、後天失於調養、疾病久延、失血過多等。其中有氣虛不能生血，或血虛而後氣衰，最終氣血兩虛，以致不能上榮於舌而出現舌淡白。
2. 脾虛寒濕所引起的舌淡白是由於脾陽虧損，致使脾虛化涼匱乏，導致臟腑經絡無以滋榮而反映於舌，可見淡白無光；由於脾虛不能制水，導致水濕失去運化並浸潤於舌，故見舌體腫大胖嫩。

對症調養

1. 對於氣血兩虛引起的舌淡白，治療時宜氣血雙補。
2. 對於脾虛寒濕引起的舌淡白，治療時宜溫脾助陽、祛寒逐濕為法。

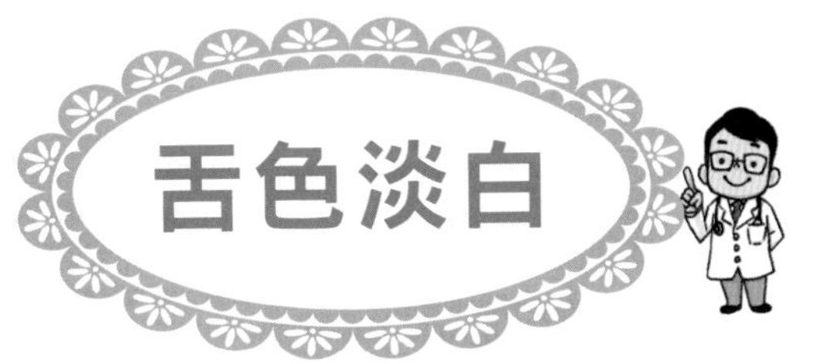

面部臨床表現　　診斷流程圖

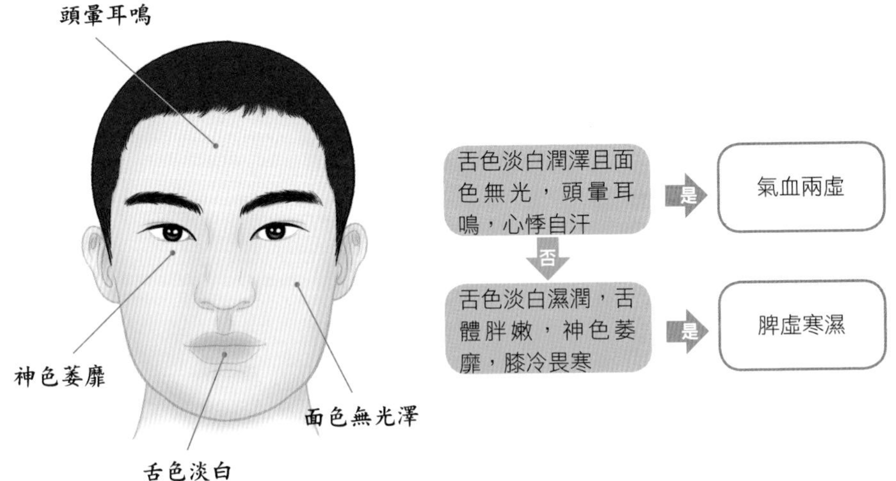

按摩太淵穴，充盈體內氣血

太淵穴有通調血脈、補益氣血的功效。經常按摩，可改善因氣血不足所導致的舌苔淡白，還可治療流行性感冒、咳嗽、支氣管炎、咽喉腫痛等。

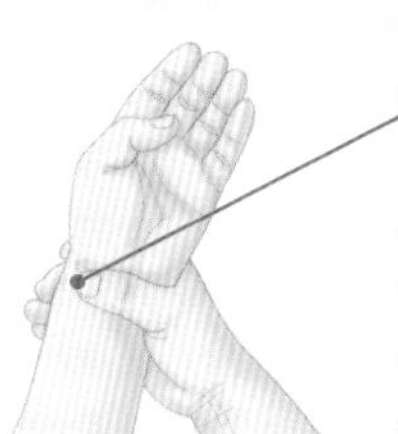

▶ 取穴技巧

以一手手掌輕握另一隻手背，彎曲大拇指，以其指腹及指甲尖垂直按下即是。

▶ 自我按摩

彎曲大拇指，以大拇指指腹及指甲尖垂直輕輕掐按，每次左右各1~3分鐘。

程度	指法	時間
適度	拇指壓法	1~3分鐘

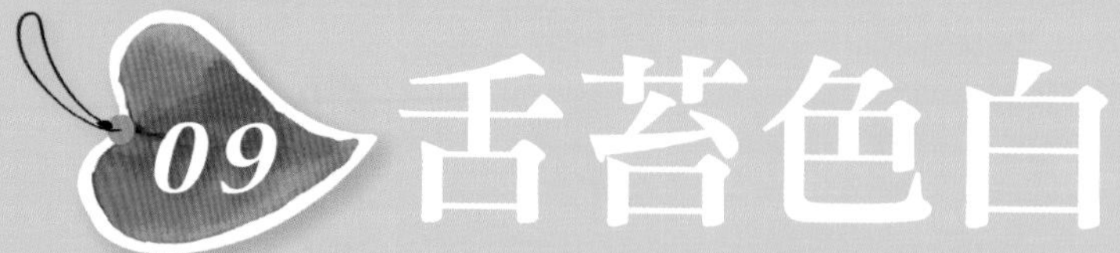

09 舌苔色白

體內有寒氣／脾虛

舌苔呈白色，稱為「舌苔白」。《辨舌指南 · 白苔類診法》中說：「舌地淡紅，舌苔微白，……乾濕得中，不滑不燥，斯為無病之苔。」即正常人舌質淡紅，舌苔微白，此與病理性白苔不同，應注意區分。

寒濕襲表

舌苔白滑、惡寒發熱、無汗且頭痛頭重、腰脊重痛、肢體酸楚疼痛、或全身痛而不能轉側。

脾陽虛衰

舌苔潔白，光亮少津，其形有如片片雪花散布在舌上，並見面色少光澤；腹中出現冷痛時，若熱敷或按壓會舒緩；腹滿時食慾不振，便稀尿清，形寒肢涼且身倦乏力，氣短懶言。

找準病根

① 寒濕侵襲皮表所引起的舌苔白，是由於白天冒著寒冷外出，或遠行時出汗又淋受涼雨，導致寒濕外受，邪入肌表所致。

② 脾陽虛衰是由於久病導致脾陽虧損，或屢經吐瀉，使得中氣大傷，或吃寒冷食物中寒，使脾陽逐漸衰敗，內寒凝閉中焦，以致既不能運化水濕，又無以輸布津液，故舌苔白淨，津少光亮，形似雪花。

對症調養

1. 對於寒濕侵襲皮表者，治療時應疏風散濕。
2. 對於脾陽虛衰者，治療時應溫中健脾，甘溫扶陽。

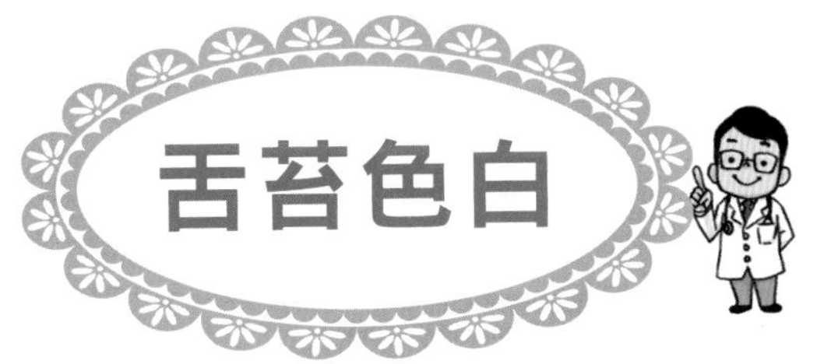

舌苔色白

面部臨床表現

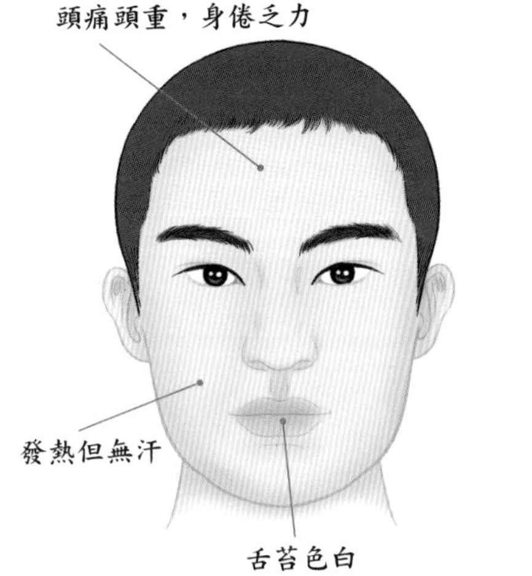

診斷流程圖

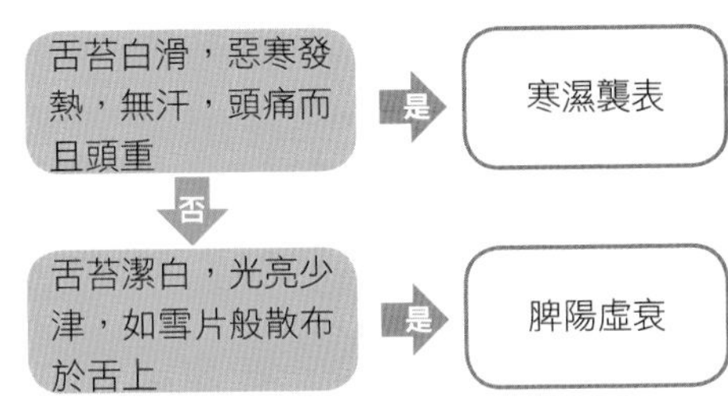

按摩天樞穴，調理脾胃的好幫手

天樞穴有調理腸胃的功效。經常按摩，可改善因體內寒氣所導致的舌苔色白，還可治療便祕、腹瀉、消化不良等狀況。

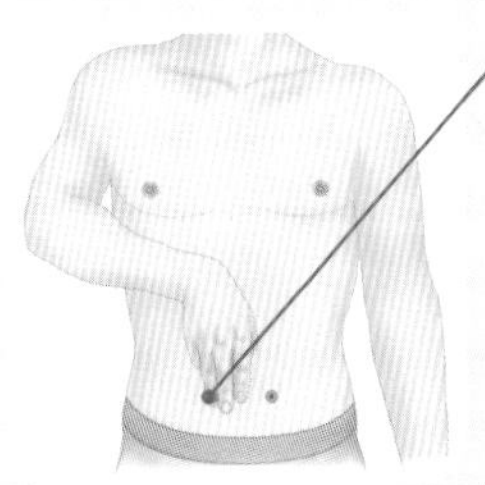

取穴技巧

仰臥或正坐，手背向外，拇指與小指彎曲，中間三指併攏，食指指腹貼於肚臍，無名指所在之處即是。

自我按摩

雙手掌心向下，以食指、中指、無名指三個手指頭垂直下按並向外揉壓，施力點在中指指腹。每天早晚各按一次，每次約1~3分鐘。

程度	指法	時間
適度	三指壓法	1~3分鐘

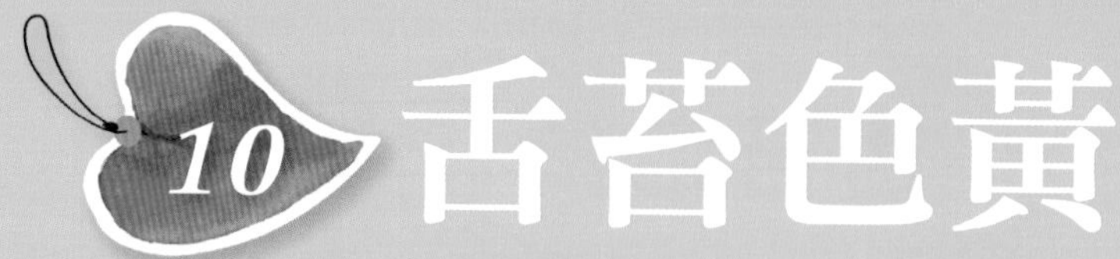

10 舌苔色黃

體內濕熱

舌苔呈黃色，稱為「舌苔黃」。臨床診察應分辨苔質的厚、薄、潤、燥、腐、膩等情況，還需辨別染苔和其他假象，如夏季可見舌苔薄而淡黃；但平時酗酒者則苔多黃濁，故病理上與正常人的黃苔應有所區分。

胃熱熾盛

舌苔黃，面赤心煩，渴飲不止；雖身體自覺發熱，但卻怕熱不怕寒；汗大出且脈洪大。

胃腸實熱

舌苔深黃且厚而乾燥，甚至焦裂起芒刺；並伴隨面赤身熱，申時（即下午 3~5 點）易出現潮熱，口渴並不斷出汗；此外，有時便祕或只排出稀水，腹部脹滿疼痛且不能按，心情煩躁又喃喃自語，甚則神智不清。其脈沉有力，或滑實。

找準病根

1. 體內胃熱熾盛引起的舌苔黃，是因為寒邪化熱入裡，或溫病邪熱入於氣分，導致陽明胃熱熾盛所致舌苔黃。
2. 體內胃腸實熱是由於陽明在經之熱邪未解，傳入胃腑，與腸中燥屎相搏而結於胃腸，故見舌苔深黃，厚而乾燥，甚或焦裂起芒刺。

對症調養

1. 體內胃熱熾盛者，應清熱生津；體內胃腸實熱者，應洗滌燥結。
2. 對於體內胃腸實熱者，治療時應洗滌燥結。

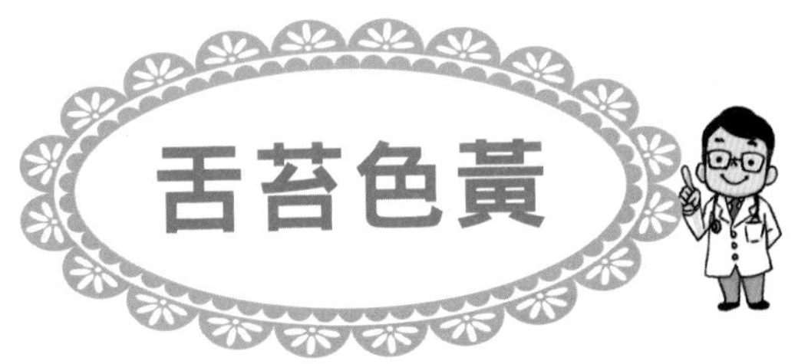

面部臨床表現

診斷流程圖

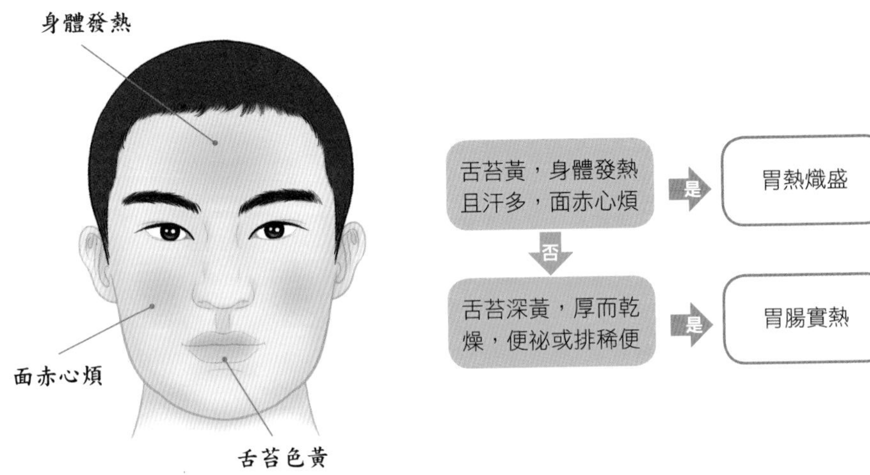

按摩足竅陰穴，排濕又泄熱

足竅陰穴具有泄熱、通竅、溝通內外經脈氣血的作用。經常按摩，可改善舌苔色黃的症狀，還可治療偏頭疼、目眩、目赤腫脹、耳聾、耳鳴等。

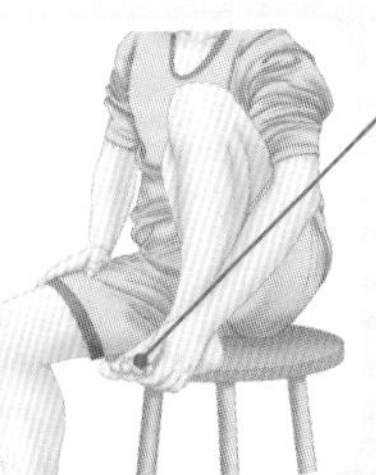

▶ 取穴技巧

正坐垂足，抬左足置於椅上，伸左手輕握左腳趾，四指在下，彎曲拇指，用指甲垂直輕掐按穴位即是。

▶ 自我按摩

用大拇指指腹揉按穴位，有酸、脹、痛的感覺。每次左右各按1~3分鐘，先左後右。

程度	指法	時間
重	拇指壓法	1~3分鐘

舌苔灰黑色

脾功能衰弱／痰飲內阻／濕熱內蘊

舌苔色為灰中帶黑者，稱為「舌苔灰黑」。其病情一般較重，臨床須根據舌面潤燥及全身症狀進行辨別。苔色呈淺黑時即為灰，苔色呈深灰時即漸黑；苔灰主病略輕，苔黑主病較重。

脾陽虛衰

舌苔灰黑而薄潤、面色萎黃、飲食少思、腹中冷痛且腹滿、口不易渴但喜歡喝熱飲；大便呈稀薄狀或排出未消化完全的穀物；且四肢不溫、脈沉遲。

濕熱內蘊

舌苔灰黑、厚膩而黏；自覺身熱，午後則熱象明顯；或寒熱起伏、口苦唇燥、面色淡黃或晦滯；胸腹出現腫悶且小便短黃、脈沉滑。

找準病根

① 脾陽虛衰所引起的舌苔灰黑，多由脾氣久虛，氣損及陽，或寒邪直中，或因誤治，或因貪食生冷，以致損傷脾陽而使陽氣不振、陰寒內盛。

② 濕熱內蘊所引起的舌苔灰黑，多為脾失健運，致使水濕停留體內，久鬱化濕熱而蘊蒸，致使中焦穢濁壅滯。

對症調養

1. 對於脾陽虛衰引起的舌苔灰黑，治療時應溫中散寒。
2. 對於濕熱內蘊引起的舌苔灰黑，治療時應辛開芳化，化濕清熱。

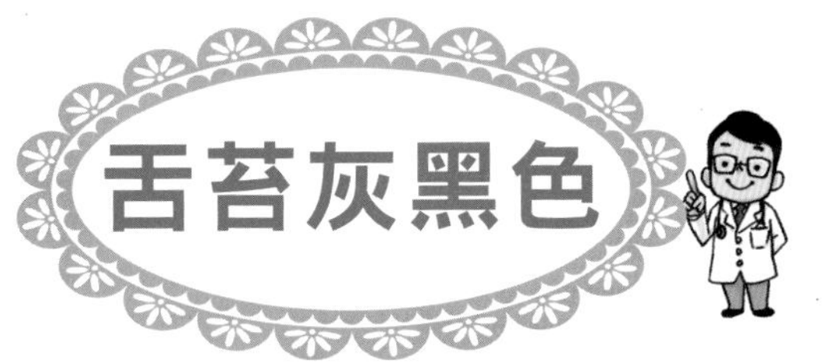

舌苔灰黑色

面部臨床表現　診斷流程圖

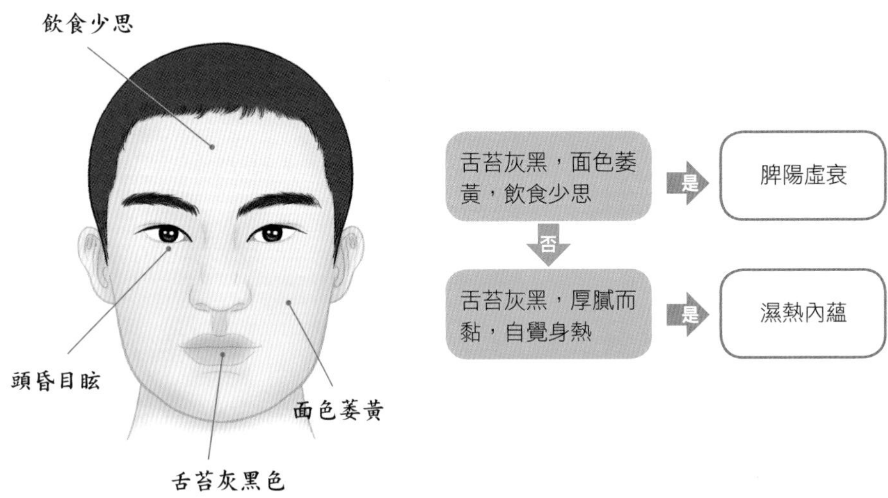

按摩臨泣穴，恢復舌頭紅潤

足臨泣穴有運化風氣、冷降水濕的功效。經常按摩，可改善舌苔灰黑的現象，還可治療頭痛、目眩、中風偏癱、眼部疾病、膽囊炎等病症。

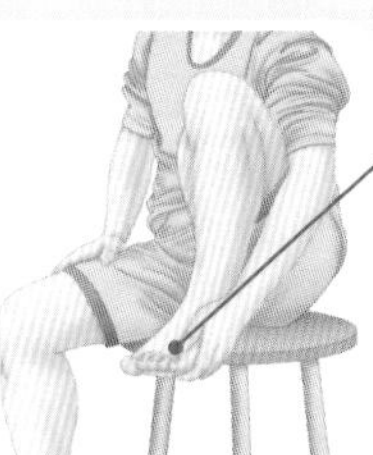

▶ 取穴技巧

正坐，垂足，抬左足置於椅子上，伸左手輕握左腳趾，四指在下，彎曲大拇指，用指甲垂直掐按即是。

▶ 自我按摩

用大拇指指腹揉按穴位，有酸、脹、痛的感覺。每次左右各1~3分鐘，先左後右。

程度	指法	時間
重	拇指壓法	1~3分鐘

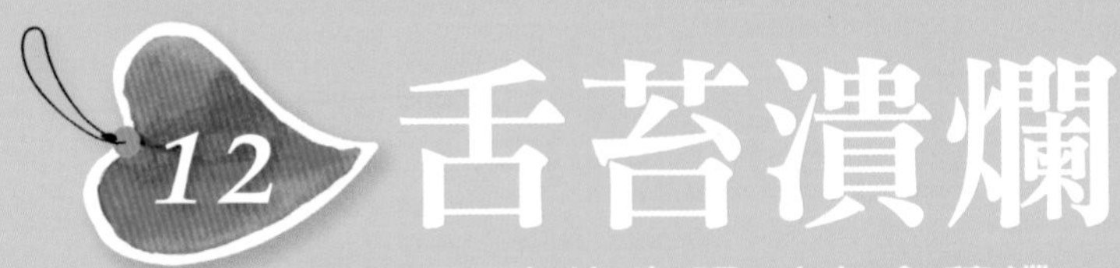

12 舌苔潰爛

胃功能失調／宿食積滯

「舌苔潰爛」是指舌苔如豆腐渣，苔質疏鬆而厚，擦之即去，旋即又生。舌苔潰爛與「舌膩」有別，舌膩在舌的中根部較厚，邊尖部較薄，顆粒細小密緻且緊貼舌面，不易刮脫。兩者病因不同，故應加以區別。

胃熱痰濁

舌苔出現潰爛且質地疏鬆並浮於舌面，形如豆腐渣而厚；並伴見噁心口苦，或咳吐黃痰，或胃悶而導致食慾差等。

宿食積滯

舌苔出現潰爛且質地疏鬆並浮於舌面，厚腐而臭；並伴見嗝氣時出現惡臭、更有酸水上溢的情形；且胃悶以致腹脹腸鳴、食慾差、排稀便等。

找準病根

① 胃熱痰濁上逆與宿食積滯引起的舌苔潰爛，兩證都是因為胃失和降，胃濁上泛所致。但前者以痰濁為主，後者以停食為主。

② 舌苔出現潰爛，多因脾胃熱盛，蒸騰胃濁，使得邪氣上升而成。因胃為水穀之海，以通降為順，若胃失和降，胃中水穀不能化為精微，反生痰濁，或食停氣滯，使得陽氣過盛而導致邪從熱化而生腐苔，因此舌腐多屬實證，而虛證較少見。

對症調養

1. 胃熱痰濁上逆者，治療時應佐以清熱化痰除濁。
2. 宿食積滯者，治療時應佐以消食導滯。

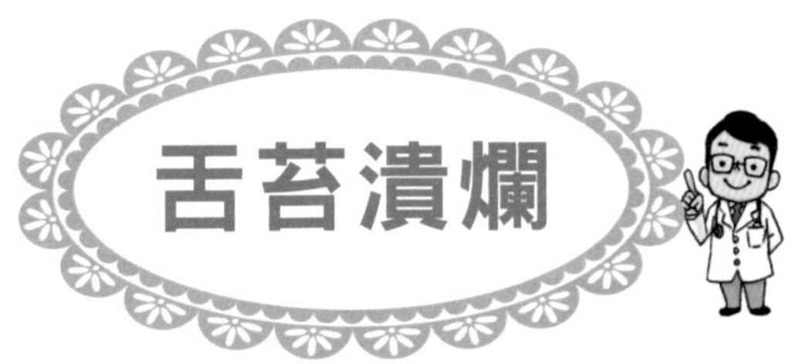

舌苔潰爛

面部臨床表現

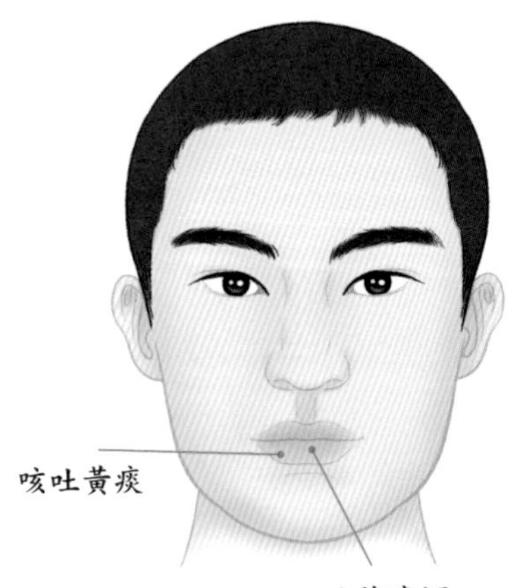

診斷流程圖

舌苔質地疏鬆如豆腐渣，浮於舌面，噁心口苦 → 是 → 胃熱痰濁上逆

↓ 否

舌苔質地疏鬆，浮於舌面且厚腐而臭，嗝氣有惡臭 → 是 → 宿食積滯

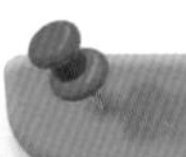

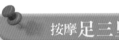

按摩足三里穴，口腔清新健康

足三里穴又被稱為長壽穴，經常按摩，可祛病延年，還能疏通經絡、調理脾胃，對舌苔潰爛、口腔潰瘍有很好的調理作用。

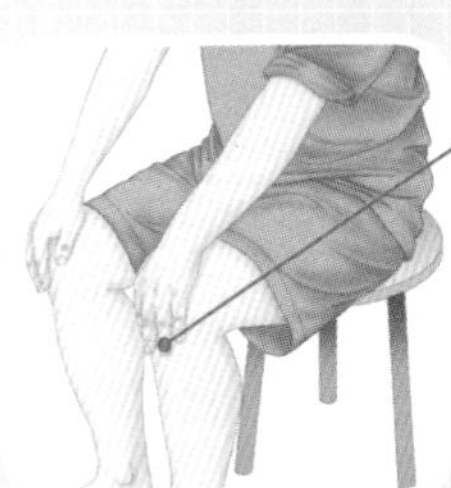

▶ 取穴技巧

正坐，屈膝九十度，手心對髕骨（左手對左腿，右手對右腿），手指向下，無名指的指端處即是。

▶ 自我按摩

以中指指腹垂直施力按壓，每日早晚各按揉一次，每次1~3分鐘。

程度	指法	時間
重	中指壓法	1~3分鐘

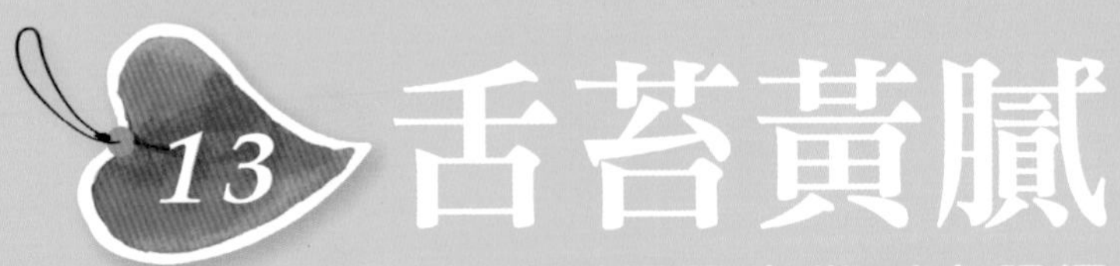

痰熱在肺／肝膽失常／大腸濕熱

「舌苔黃膩」是指舌面有一層黃色濁膩逆苔，其苔中心稍厚，邊緣較薄，歸屬膩苔類。「黃膩苔」在古代醫籍中記載較少，而《金匱要略》雖有「黃苔」，但卻未言明「黃膩」。

痰熱蘊肺

舌苔黃膩，咳嗽，喉中痰鳴，咳黃稠痰或痰中帶血，胸膈滿悶；甚者呼吸急迫，休息時只能倚靠但不能臥，脈滑數。

肝膽濕熱

舌苔黃黏膩、頭重身困、胸脅悶滿、容易腹脹且消化不良、討厭油膩；甚則面目及皮膚發黃，鮮如橘子色，尿赤便祕。

找準病根

① 痰熱蘊肺所引起的舌苔黃膩，是由外邪犯肺，鬱而化熱以致灼燒肺津，其煉液成痰，痰與熱搏便蘊於肺絡或胸膈，上蒸於舌，故見黃膩苔。或平時有痰濁，蘊而化熱，亦可見黃膩苔。

② 肝膽濕熱所引起的舌苔黃膩，大多因嗜食肥甘醇酒，使得水穀不能消化而聚濕生熱；或情志抑鬱，導致木鬱化火而影響肝膽疏泄功能。

對症調養

1. 痰熱蘊肺者，治療時應清肺化痰。
2. 肝膽濕熱者，治療時應化濕泄濁。

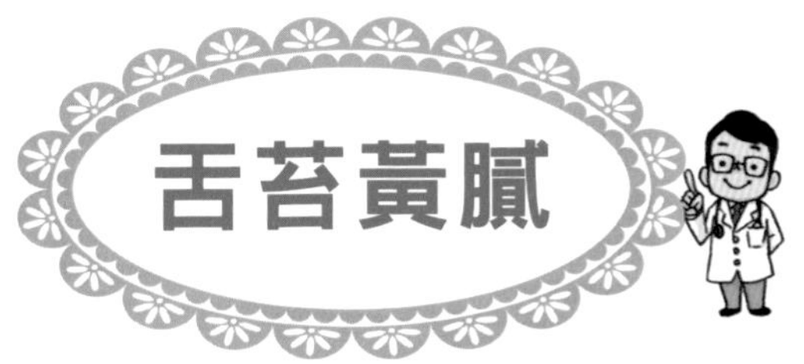
舌苔黃膩

面部臨床表現

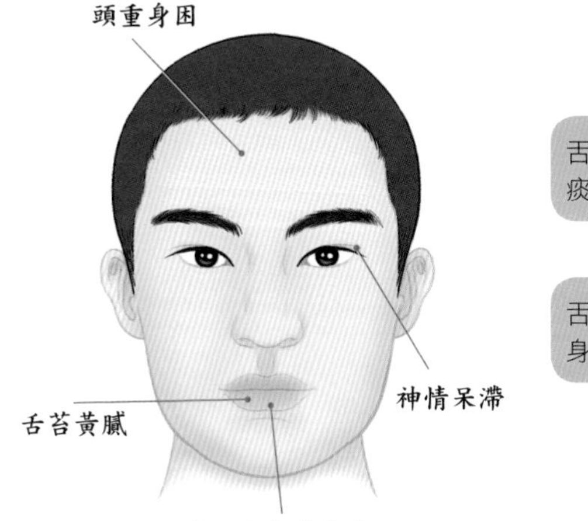

診斷流程圖

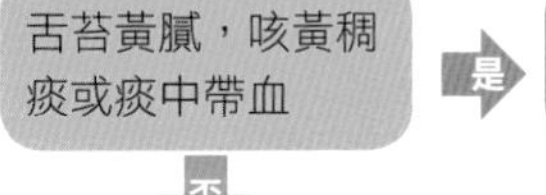

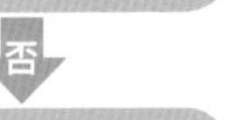

是
痰熱蘊肺
否
舌苔黃黏膩，頭重身困，尿赤便祕。
是
肝膽濕熱

按摩勞宮穴，好比清熱解毒丸

勞宮穴具有鎮靜安神、清熱解毒的功效。經常按摩，對口瘡、舌苔黃膩有很好的調理作用。此穴還可以治療各種搔癢症狀，以及中暑、口臭等。

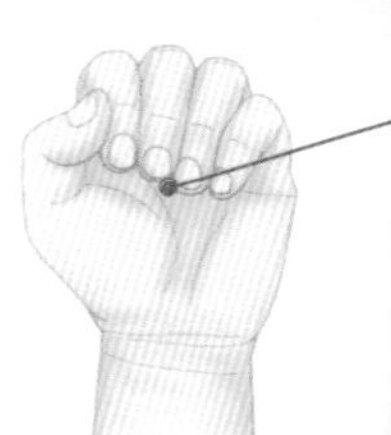

▶ 取穴技巧

手平伸，微屈約45度，掌心向上，輕握掌，四指彎向掌心，中指所對應的掌心位置即是。

▶ 自我按摩

正坐，手平伸，掌心向上。以另一手輕握，四指置手背，彎曲大拇指，用指甲尖垂直掐按。每天早晚左右各掐按一次，每次1~3分鐘，先左後右。

程度	指法	時間
重	拇指壓法	1~3分鐘

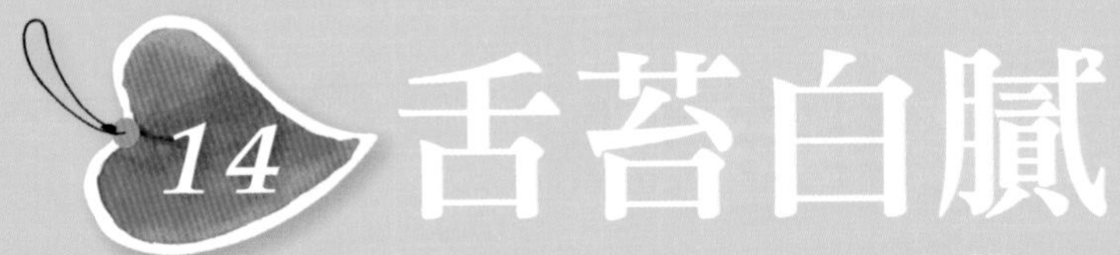

14 舌苔白膩

外感寒濕／濕氣內阻

「舌苔白膩」是指舌面罩覆一層白色濁膩苔，苔質緻密，顆粒細小，不易刮脫。《形色外診簡摩》提到：「伏邪時邪皆由裡發，即多夾濕，故初起，舌上即有白苔，且厚而不薄，膩而不滑，或粗如積粉。」。

濕氣內阻

舌苔白且厚膩而乾或厚如積粉、舌質紅；雖怕冷卻身體發熱，身痛出汗，手足沉重，嘔逆且腹脹滿，脈緩。

寒飲內停

舌苔白膩水滑，舌質青紫；面色呈現皎白或晦暗，並出現暈眩、神疲肢寒、嘔出口水等症狀，雖胃腹脹滿但得溫則舒，口不是不渴就是口渴卻不想飲水，小便少，脈沉遲等。

找準病根

① 濕氣內阻所引起的舌苔白膩，是由於感受濕熱病毒所致，亦或因濕濁內蘊，又感受外邪而致。濕熱由表入裡，蘊伏於胸膜與膈肌之間，陽氣被抑鬱而使濕濁上泛，所以出現舌苔白膩。

② 寒飲內停引起舌苔白膩，多因脾陽不振，水濕停留體內所致。

對症調養

1. 對於濕氣內阻者，治療時應化濕除濁、清熱。
2. 對於寒飲內停者，治療時應溫陽醒脾行水。

舌苔白膩

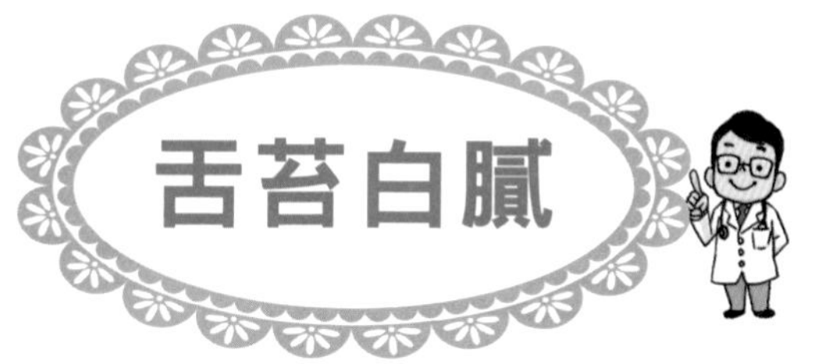

面部臨床表現

診斷流程圖

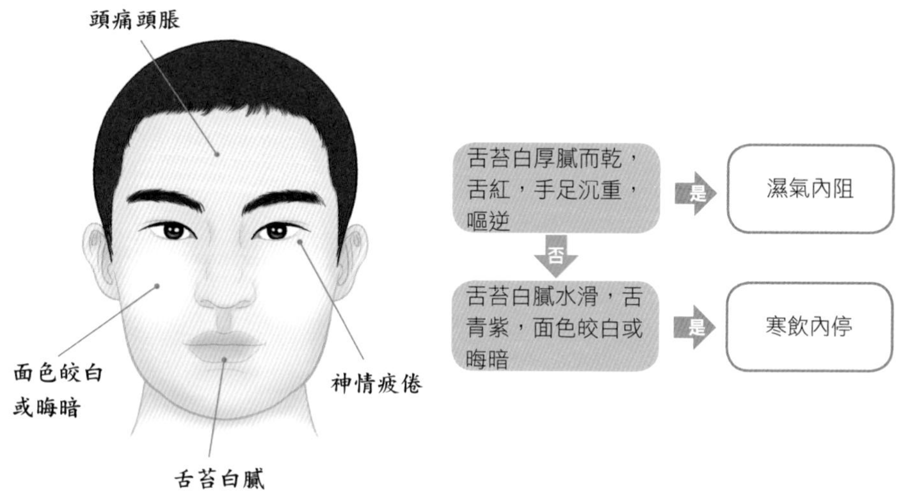

按摩陰陵泉穴，排除體內多餘水份

陰陵泉穴具有清脾理熱、宣泄水液、化濕通陽的功效。經常按摩，可幫助排除體內多餘水液，改善舌苔色澤。

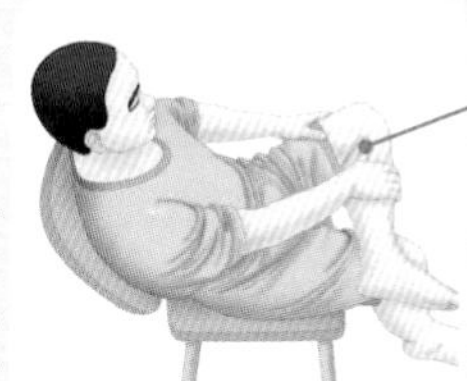

▶ 取穴技巧

正坐，將一腳置放於另一腿膝上。另一手輕握膝蓋下方，拇指指尖所在膝下內側凹陷處即是。

▶ 自我按摩

一手輕握膝下處，彎曲大拇指，以指尖由下向上出力按揉。每天早晚各一次，每次左右穴位各1~3分鐘。

程度	指法	時間
重	拇指壓法	1~3分鐘

15 頸項肌肉僵直

外感風寒

「頸項僵直」在古代醫學文獻中的敘述較多，如《素問 · 至真要大論》中說：「諸痙項強，皆屬於濕。」其實，「頸項僵直」是指頸部連結背部筋脈肌肉僵硬，以致無法前俯後仰及左右運動。

外感風濕

頸項肌肉僵硬且轉側不流暢、惡寒發熱、頭重如裹、肢體酸痛、關節尤其疼痛、苔白且脈浮。

邪熱傷津

頸項肌肉僵硬，嚴重者則角弓反張（指項背強急，腰背反折，身體後仰如弓狀的症狀），手腳攣急，高燒且情緒煩躁；甚則神智不清、口緊閉且咬牙切齒、腹滿便祕、小便短赤、舌紅且苔黃燥、脈弦數等。

找準病根

1. 外感風濕而引起的頸項肌肉僵直，是由風濕之邪侵襲肌表，壅滯經絡，阻遏氣機，使氣血運行受阻而致。
2. 邪熱傷津而引起的頸項肌肉僵直，多因感受火熱之邪，或因外邪化熱入裡，邪熱灼燒肝經而耗竭陰液，致使筋脈失養而成。

對症調養

1. 外感風濕者，治療時應祛風勝濕。
2. 邪熱傷津者，治療時應攻下熱結，急下存陰（意即用瀉下藥，瀉去實熱）。

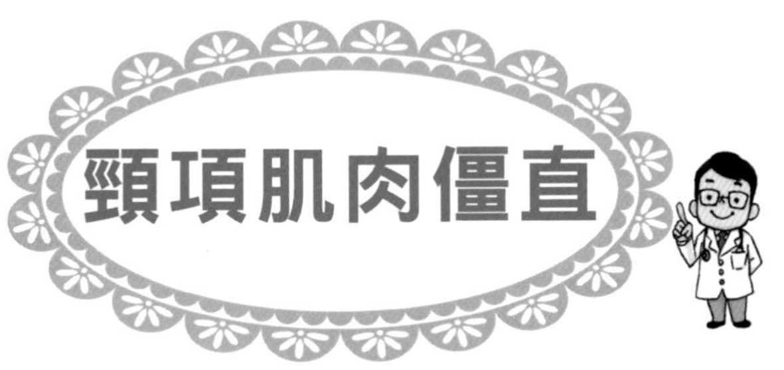
頸項肌肉僵直

頸項肌肉僵直

面部臨床表現　　診斷流程圖

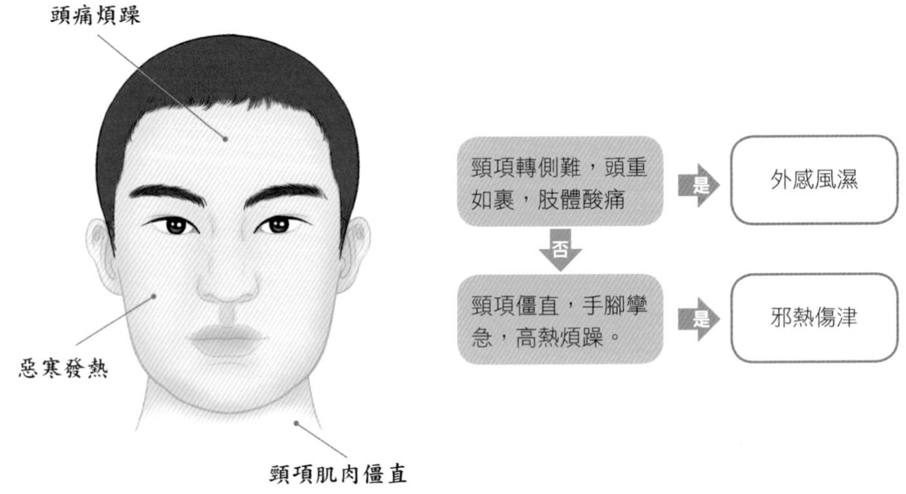
頭痛煩躁
惡寒發熱
頸項肌肉僵直
頸項轉側難，頭重如裹，肢體酸痛
是
外感風濕
否
頸項僵直，手腳攣急，高熱煩躁。
是
邪熱傷津

按摩天柱穴，頸項靈活轉動

按摩天柱穴，可通絡、止痛，頸項僵硬時按摩此穴，有很好的療效。此外，對後頭痛、肩背疼痛等亦有改善作用。

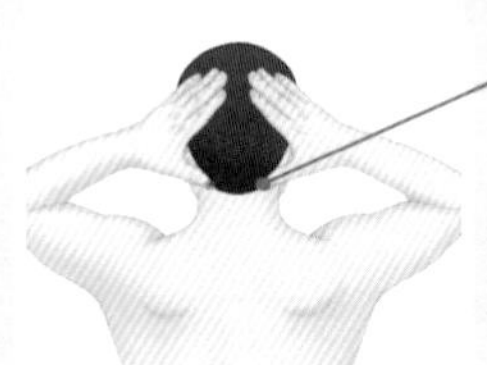

▶ 取穴技巧

正坐，雙手舉起，抬肘，掌心朝前，向著頭後部，指尖朝上，將大拇指指腹置於頭後骨正下方凹陷處，即大筋外兩側凹陷處，則拇指指腹所在之處即是。

▶ 自我按摩

以大拇指指腹由下往上輕出力揉按，每次左右（或雙側同時）各約1~3分鐘。

程度	指法	時間
輕	拇指壓法	1~3分鐘

16 頸項粗大

氣血不暢

頸下頸前結喉兩側出現粗腫者，稱為「頸項粗大」。歷代醫家均將此症歸於癭或癭氣的病症範圍。頸項粗大可分兩種情況，一種是好發於地域性的頸粗，老幼皆然；另一種則是多見於青少年、婦女的頸項粗大症。

痰氣鬱結

喉結兩側或一側出現邊緣模糊的腫脹，膚色如常，按之軟，不痛，或有輕度脹感；常伴有胸悶、肋痛或脹、易怒、舌苔白或膩、脈弦或滑。

氣血瘀結

頸前出現較大腫包，因病積日久而質地稍硬，發脹或按之有輕度疼痛，呼吸不暢且吞咽困難、胸悶肋痛、易怒、舌質暗、脈沉澀。

心肝陰虛

頸部出現或大或小的粗腫，心肝陰虛症狀明顯，心悸心慌、心煩不眠、自汗短氣、急躁易怒、頭暈目眩、兩眼外凸且眼乾澀等。

找準病根

① 痰氣鬱結與氣血瘀結所出現的頸項粗大，都是由肝鬱氣滯所成。前者為痰結，後者為血瘀所致。

② 一般情況下，頸項粗大為痰結或血瘀所致，雖為有形之實邪，然臨床一旦發現頭部粗腫，即病已纏綿日久，正氣已虛，表現為心肝陰血虛損。

對症調養

1. 痰氣鬱結者，治療時宜行氣滌痰而化鬱結。氣血瘀結者，治療時宜行氣化瘀以消瘀結。
2. 心肝陰虛者，治療時應滋陰補血而佐以軟堅散結之品為宜。

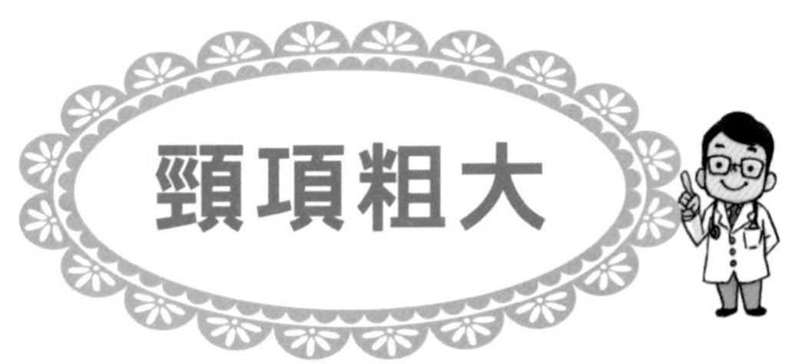
頸項粗大

頸項粗大

面部臨床表現

診斷流程圖

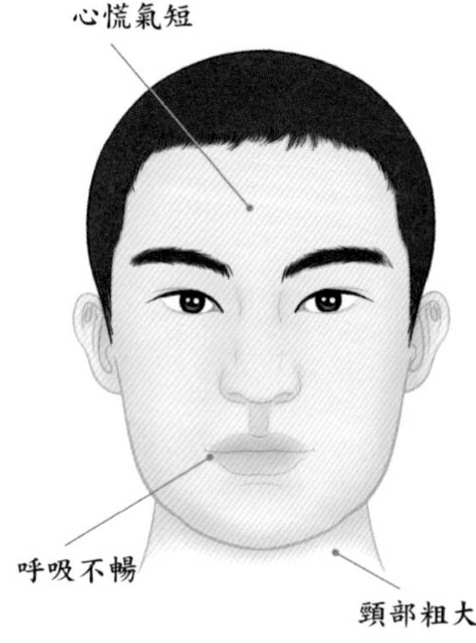
心慌氣短
呼吸不暢
頸部粗大

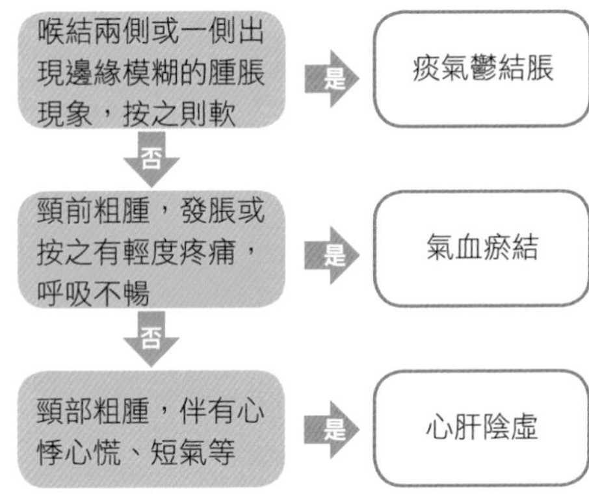
喉結兩側或一側出現邊緣模糊的腫脹現象，按之則軟
是
痰氣鬱結脹
否
頸前粗腫，發脹或按之有輕度疼痛，呼吸不暢
是
氣血瘀結
否
頸部粗腫，伴有心悸心慌、短氣等
是
心肝陰虛

按摩扶突穴，消除頸部腫大

按摩扶突穴，可以理氣潤肺、清熱祛火。對甲狀腺腫大有治療作用，亦能緩解氣喘、咽喉腫痛的不適。

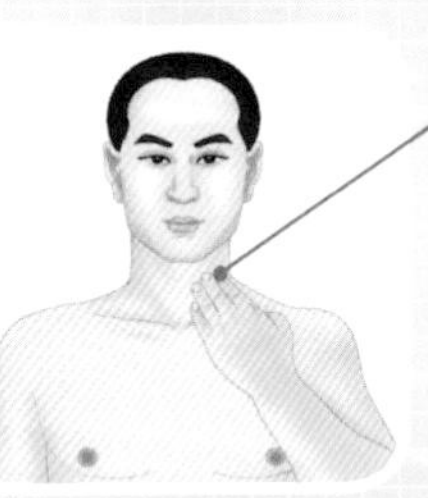

▶取穴技巧

一手拇指彎曲，其餘四指併攏，手心向內，小指位於喉結旁，食指所在位置即是。

▶自我按摩

食指和中指併攏，以指腹按壓穴位，每次左右各按1~3分鐘。

程度	指法	時間
適度	二指壓法	1~3分鐘

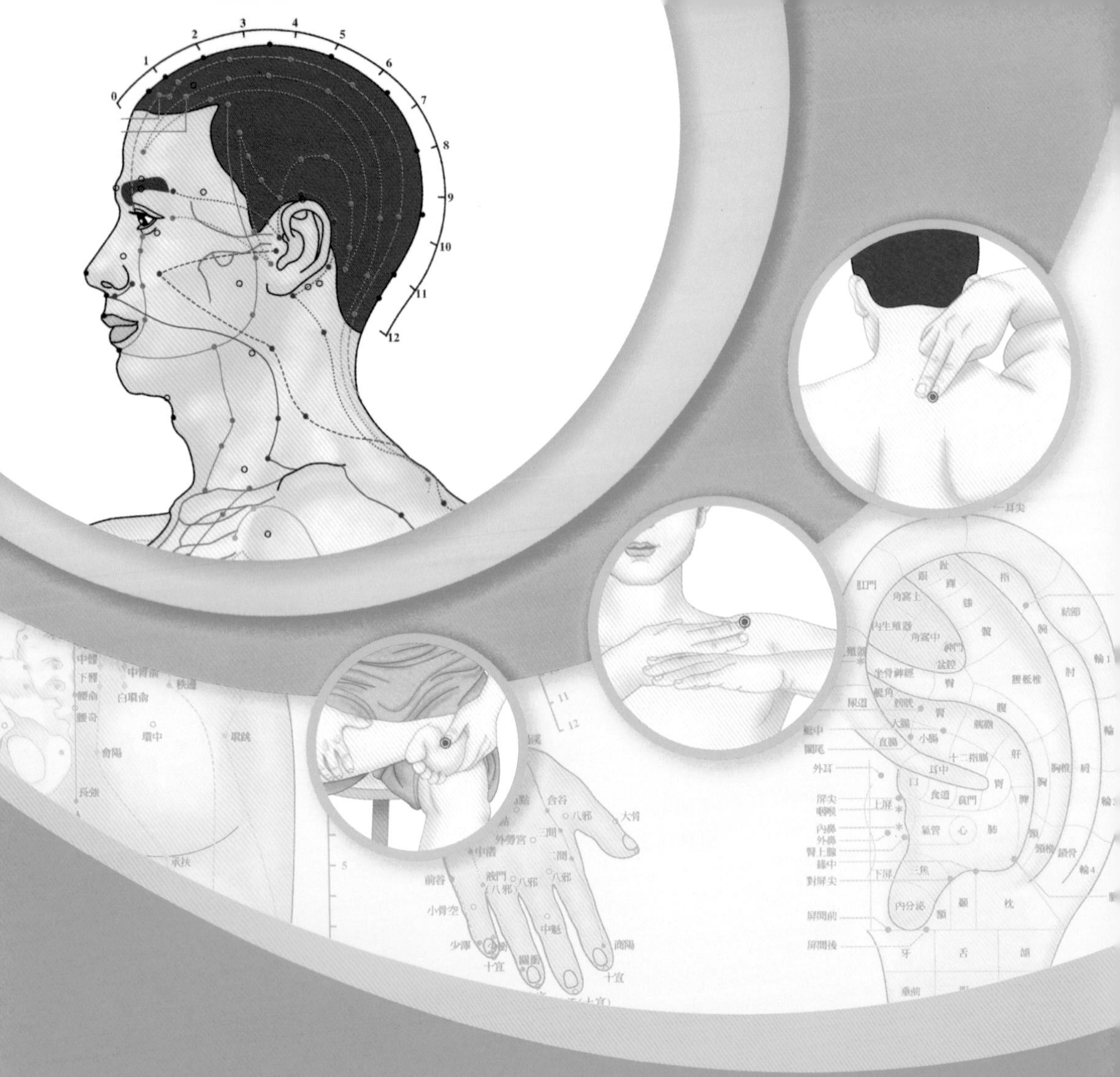

中醫認為，「齒為骨之餘，齦為胃之絡」。其中，因腎主骨，所以齒與骨同出一源，故牙齒的生長、脫落及其功能正常與否，皆和腎氣盛衰有關。

而胃和大腸的經絡均入牙齦中，因此觀察齒齦變化可了解臟腑的情形。此外，若人體臟腑的氣血運行正常，則牙齒堅固、不易脫落；若內臟氣血出現異狀，則必然反應於齒齦。諸如牙齒鬆動、脫落，或見牙齦異常出血、下陷等，皆是體內臟腑出現異常的徵兆。

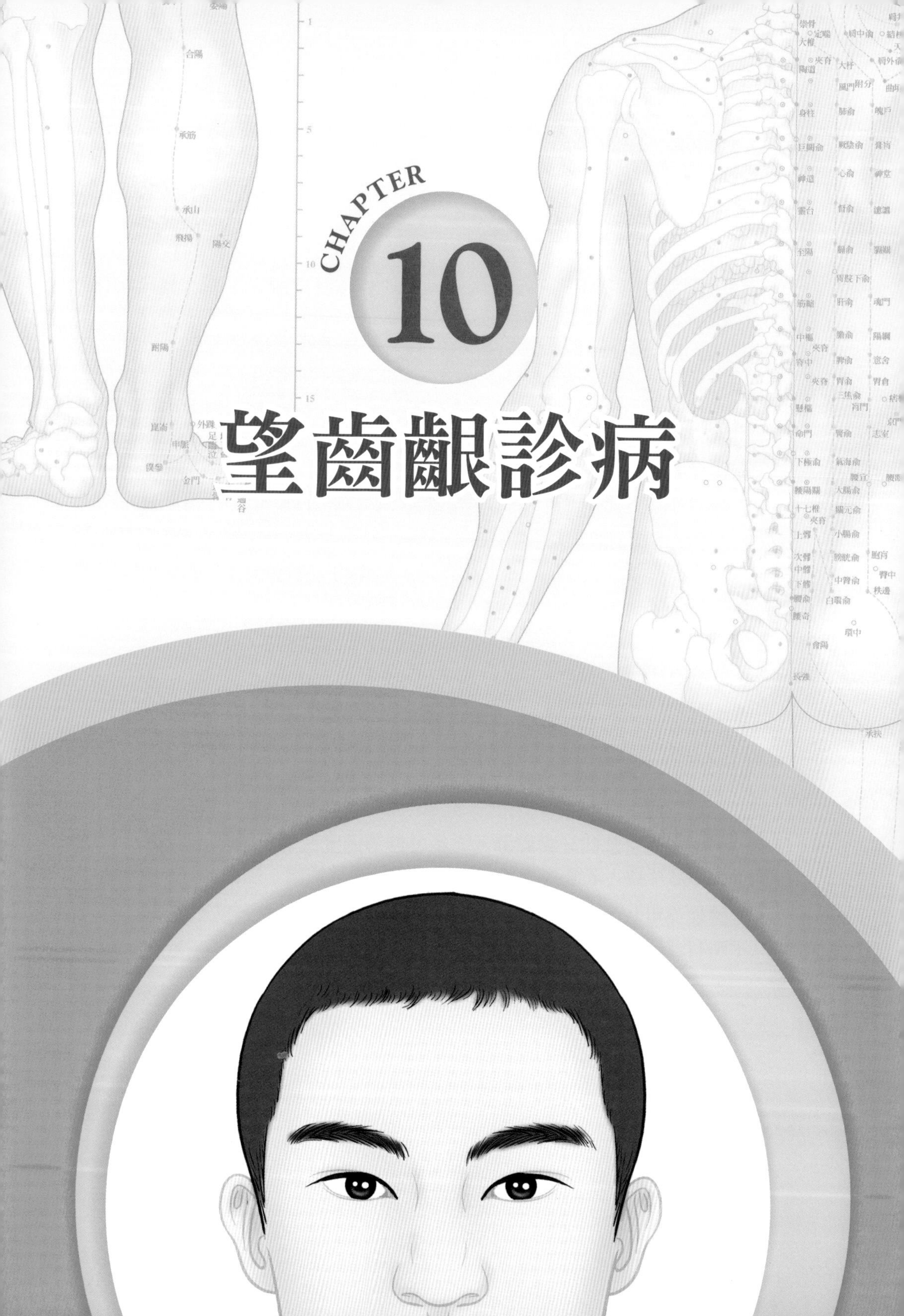

CHAPTER 10

望齒齦診病

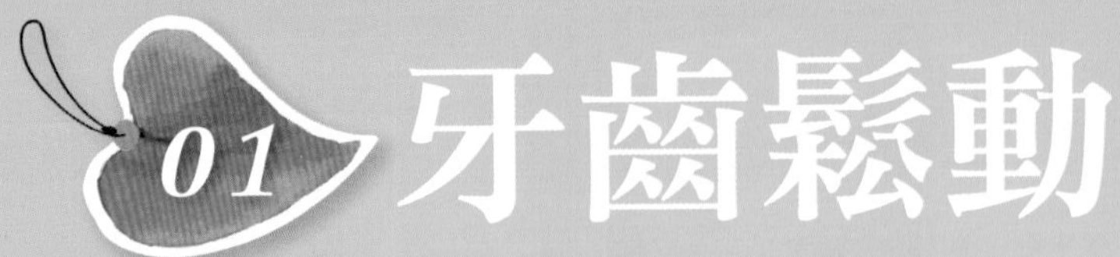

01 牙齒鬆動

陽明經熱／腎氣虛

「牙齒鬆動」又稱「牙齒動搖」。由於手陽明之脈入下齒，足陽明之脈入上齒，而齒為骨之餘，所以牙齒也是骨質，並寄於牙齦中以為滋養，因此齒動與手足陽明之脈和腎的關係密切。又以老年人最為多見。

陽明熱壅

牙齒會出現鬆動，並伴有牙齦紅腫或牙齦外露，且口臭便祕、舌質紅、苔黃白膩偏乾、脈滑數。

腎陰虛

牙齒會出現鬆動，繼而牙齦外露，伴有腰酸、頭暈、耳鳴、掉髮等現象，且舌體瘦薄、舌質嫩紅、苔薄或少苔、脈細數。

找準病根

1. 陽明熱壅而引起的牙齒鬆動，大多是飲酒過度或嗜食辛辣所致。齒齦為陽明絡脈所致，若腸胃積熱，上蒸於口，腐其齒齦，則齒失所固。
2. 腎陰虛而引起的牙齒鬆動，多見於青壯年，或因房事過甚而傷腎精，或平時有遺精之疾，致使腎精不充，骨髓失養，則齒根動搖。

對症調養

1. 陽明熱壅者，治療時宜清胃固齒；腎陰虛者，治療時應滋腎固齒。

牙齒鬆動

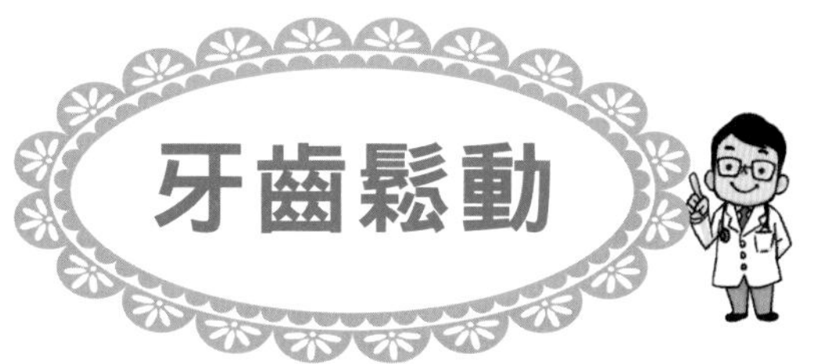

面部臨床表現

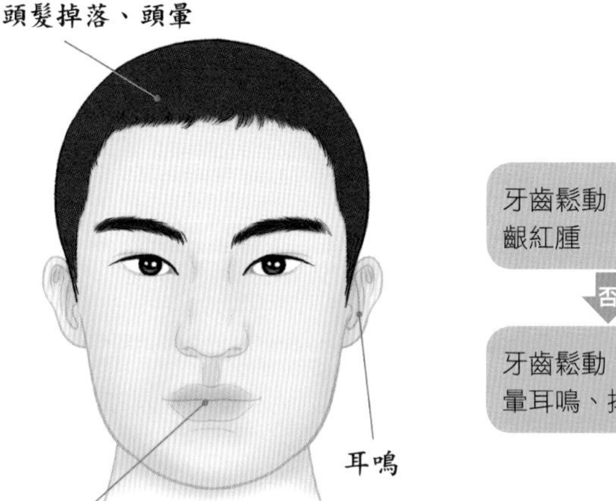

診斷流程圖

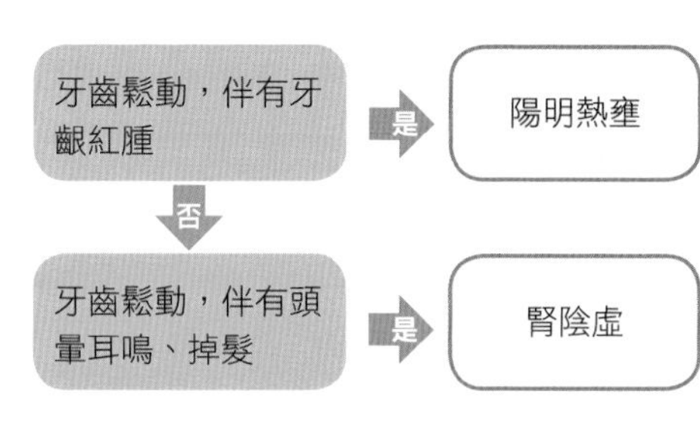

按摩尺澤穴，最佳補腎法

尺澤穴是補益腎氣的最佳穴位，原理是透過調降肺氣而補腎，適合上實下虛的人，還可治療咳嗽、氣喘、支氣管炎、咽喉腫痛等。

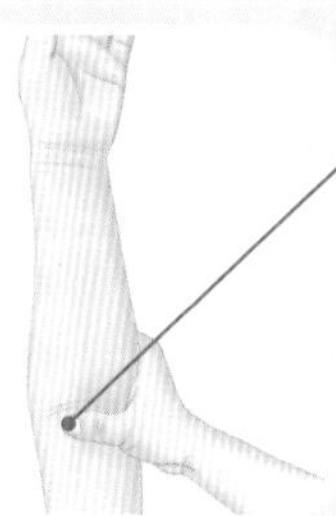

▶ 取穴技巧

伸臂向前，仰掌，掌心朝上。微微彎曲約35度。以另一隻手掌由下而上輕托肘部。彎曲大拇指，指腹所在肘窩裡的一大凹陷處即是。

▶ 自我按摩

彎曲大拇指，以指腹按壓尺澤穴，每次左右手各按1~3分鐘。

程度	指法	時間
適度	拇指壓法	1~3分鐘

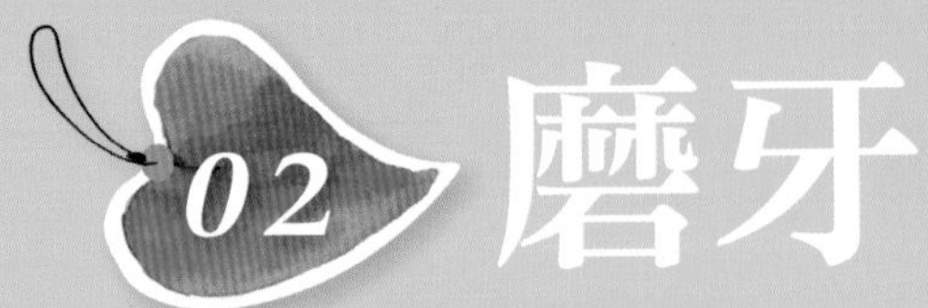

磨牙

心胃有火熱／體內有蛔蟲／氣血虛弱

「磨牙」是指上下牙齒相互磨切，並發出格格聲響。此一症狀在古典醫籍中有許多不同的名稱，如《金匱要略》、《諸病源候論》便稱其為「齘齒」；而唐宋以來，又有「齒齘」、「咬牙」等命名。

心胃有火熱

常使人於睡夢中磨牙，並經常出現口渴且想喝冷飲的情況，消化快但也易餓，嘔吐雜或食入即吐，口臭，舌苔黃而少津，脈滑數。

體內有蛔蟲

多見於小兒，常於夜間磨牙。貪食、有異嗜怪癖、面黃肌瘦、舌質淡紅、舌苔白、脈弦滑。

虛風內動

常使人磨牙連聲，或手足顫抖、面色憔悴、兩顴嫩紅；或盜汗；或咽乾口燥、舌質紅、舌苔極少或無苔、脈沉細。

找準病根

1. 心胃有火熱引起的磨牙，乃是因心胃中火熱所致。
2. 體內有蛔蟲引起的磨牙，是因為體內有蛔蟲擾動所致。
3. 體內氣血虛弱所引起的磨牙，是因氣血虛弱導致筋脈失於滋養而成。

對症調養

1. 心胃有火熱者，治療時應清泄胃火。
2. 體內有蛔蟲者，治療時應以驅蟲為主，佐以健脾化濕法。
3. 體內氣血虛弱者，治療時應益氣養血。

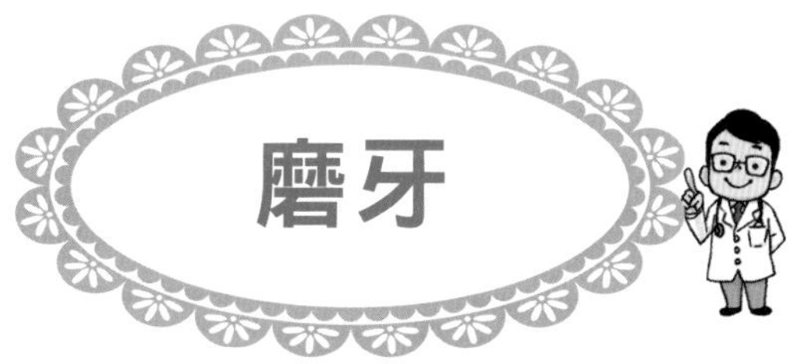

磨牙

面部臨床表現　　診斷流程圖

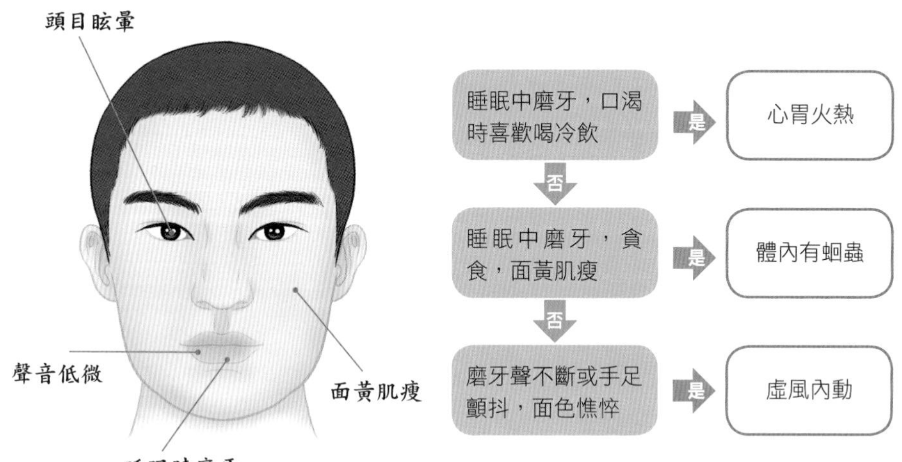

按摩液門穴，牙齒不再格格作響

液門穴有通絡強心、清瀉心火的功效。經常按摩，可緩解磨牙症狀；並治療頭痛目眩、咽喉腫痛、眼睛赤澀、耳聾、耳鳴等。

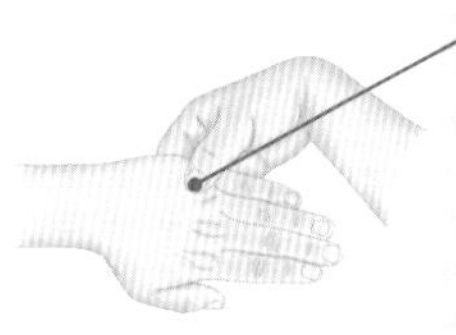

▶ 取穴技巧

正坐、伸手曲肘向自己胸前，掌心向下；輕握拳，用另一手輕扶小指側近掌心處，彎曲大拇指，用指尖或指甲尖垂直掐按穴位即是。

▶ 自我按摩

用拇指指尖垂直掐按穴位，有酸脹感。每天早晚，左右各掐按一次，每次1~3分鐘，先左後右。

程度	指法	時間
重	拇指壓法	1~3分鐘

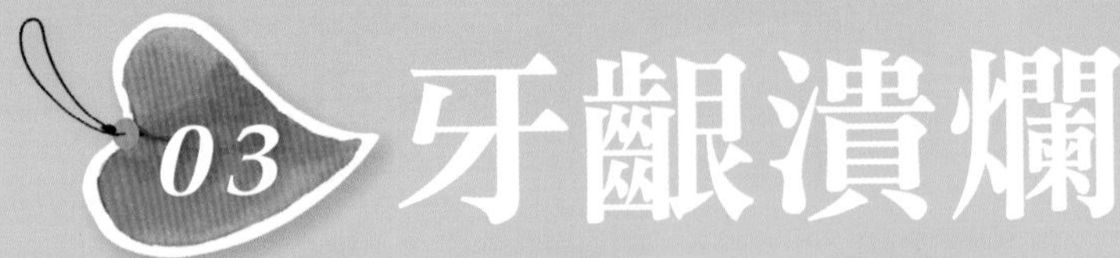

03 牙齦潰爛

胃熱過盛

牙齦潰爛是指牙床周圍的組織（包括上齦、下齦）破潰糜爛、疼痛。本症在《諸病源候論》中稱為「齒漏」，其後醫書統稱「牙疳」。又可依其主症分為「走馬牙疳」、「風熱牙疳」、「青腿牙疳」等。

風熱牙疳

表現為牙齦紅腫疼痛，發熱較速，甚或寒熱交作，容易受損出血，並出現疼痛且時流黏稠唾液；顎下硬塊，按之疼痛；兼有噁心嘔吐、便祕、舌質紅、舌苔薄黃、脈象浮數。

青腿牙疳

表現為牙齦腫脹，潰爛出膿血，甚至可穿腮破唇；同時伴隨兩腿疼痛與出現如雲片腫塊、色似青黑茄子，肌肉頑硬，行動不便。

找準病根

1. 風熱牙疳是由平時胃腑積熱而成，又因外感風熱之邪而發，致使邪毒侵襲牙齦，傷及肌膜所致。
2. 青腿牙疳與地區、生活、飲食有關，因其人們時常坐臥寒冷濕地，使寒濕之氣滯於經脈，加上少吃新鮮蔬菜、水果，過食牛羊等肥膩腥羶，故鬱滯胃腸而為火熱，並上炎口腔所致。

對症調養

1. 風熱牙疳治療時以疏風清熱解毒法為主。
2. 青腿牙疳治療時以祛寒行濕、清火解毒法為主。

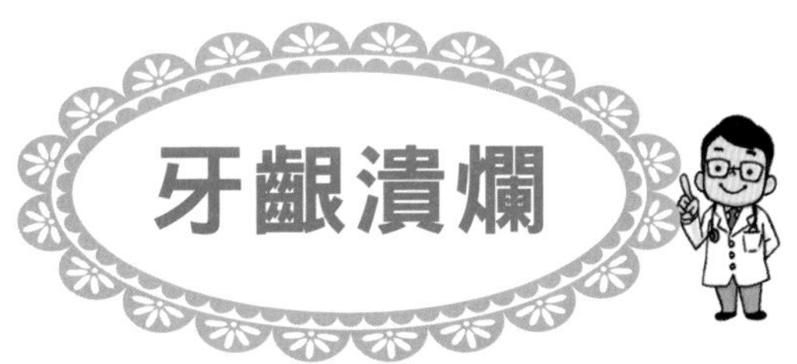

牙齦潰爛

面部臨床表現　　診斷流程圖

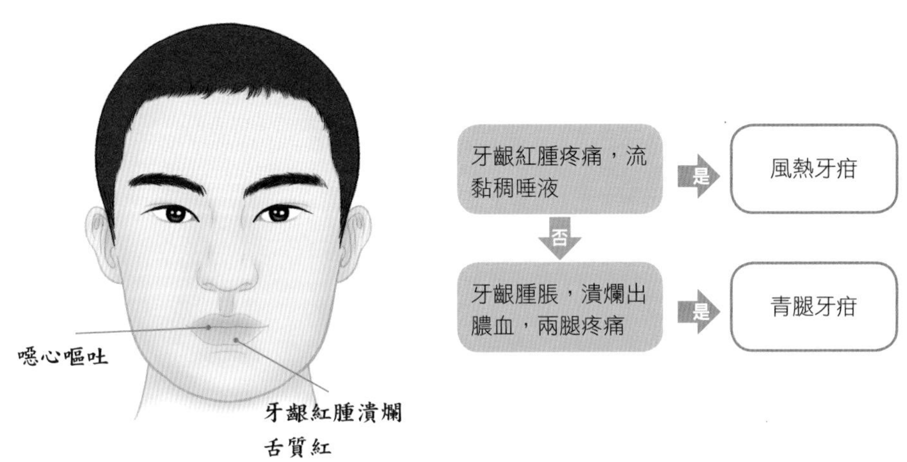

按摩三間穴，穩固牙齒根基

此穴可清熱止痛。常按此穴，對治療風熱所引起的疾病，如牙痛、牙齦潰爛、咽喉腫痛等有很好的療效。

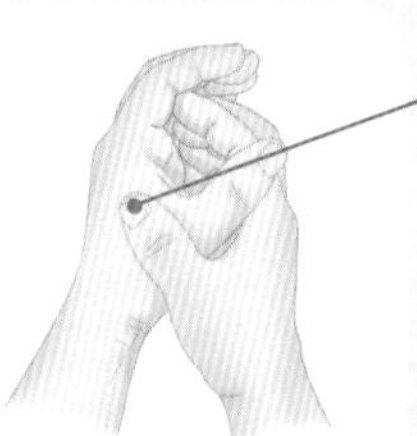

▶ 取穴技巧

將手平放，稍稍側立，用另一手輕輕握住，彎曲大拇指，並用指甲垂直掐按另一手食指指節後邊緣凹陷處即是。

▶ 自我按摩

彎曲大拇指，用指甲垂直掐按穴位，每次左右手各1~3分鐘。

程度	指法	時間
輕	拇指壓法	1~3分鐘

04 牙齦出血

體內有火

牙齦出血指牙縫或牙齦滲出血液。此一症狀在《黃帝內經》中屬「血溢」、「衄血」。由於足陽明胃經行於上齒，手陽明大腸經行於下齒；又腎主骨，齒為骨之餘，所以本症與胃、大腸及腎關係密切。

胃腸實火

齒齦出血如湧、血色鮮紅，兼有齒齦紅腫疼痛、口氣臭穢、口渴喜喝熱飲、便祕、脈洪數有力、舌質紅赤、苔黃膩。

胃中虛火

齒齦出血、血色淡紅、兼有齒齦潰爛但腫痛不甚、口乾想喝水、脈滑數無力、舌質光紅少津、苔薄且乾。

找準病根

1. 胃腸中有實火者，是由於過食辛辣之物導致胃腸積熱，使其從火化而上灼於齒，損傷血絡，故見牙齦出血，為陽、熱、實證。
2. 胃中有虛火所引起的牙齦出血，多因胃陰平時就虛，故虛火浮動，上行於齒齦，耗灼胃絡而形成本症。

對症調養

1. 對於胃腸中有實火者，治療時應清胃瀉火。
2. 對於胃腸中有虛火者，治療時應養胃陰、清胃火。

牙齦出血

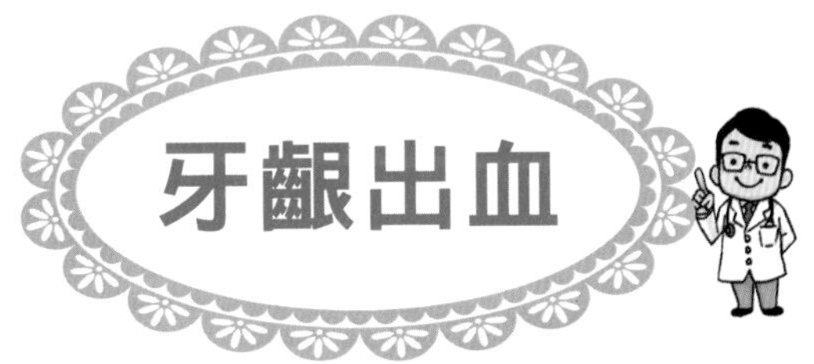

面部臨床表現　　診斷流程圖

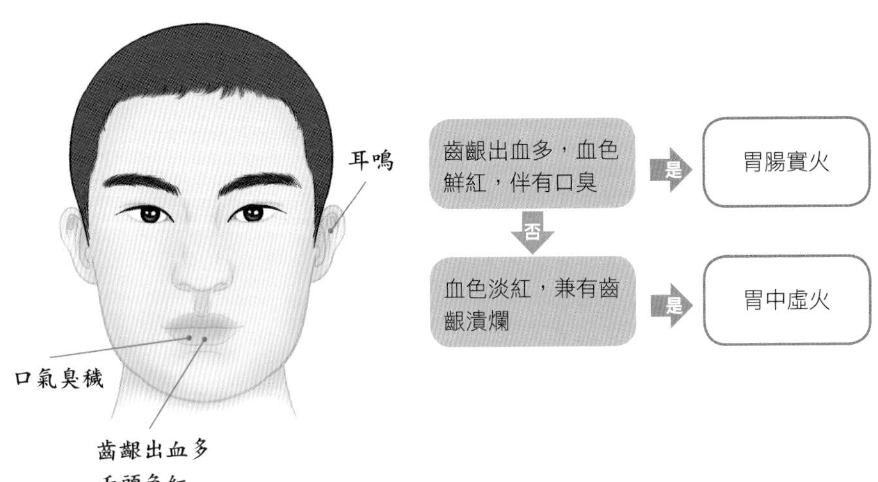

按摩內庭穴，保護牙齒外衣

按摩內庭穴可緩解牙齦出血，對治療流鼻血、各種慢性胃炎等也有很好的療效。

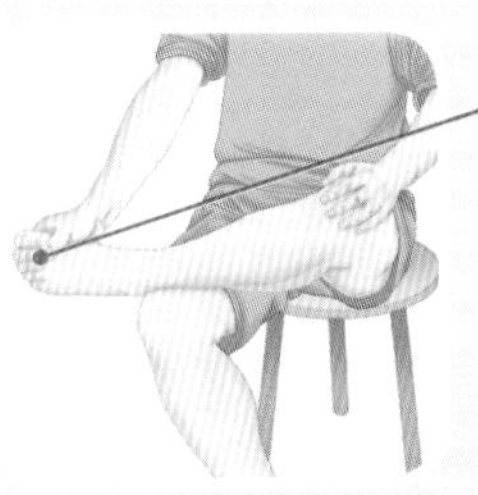

▶ 取穴技巧

正坐屈膝，把腳抬起，放另一腿上，將一手四指置於腳底托著，其大拇指放於腳背，並移動置次趾與中趾之間，腳趾縫處的凹陷中即是。

▶ 自我按摩

彎曲大拇指，用指尖下壓揉按穴位，早晚各一次，先左後右，各揉按約1~3分鐘。

程度	指法	時間
適度	拇指壓法	1~3分鐘

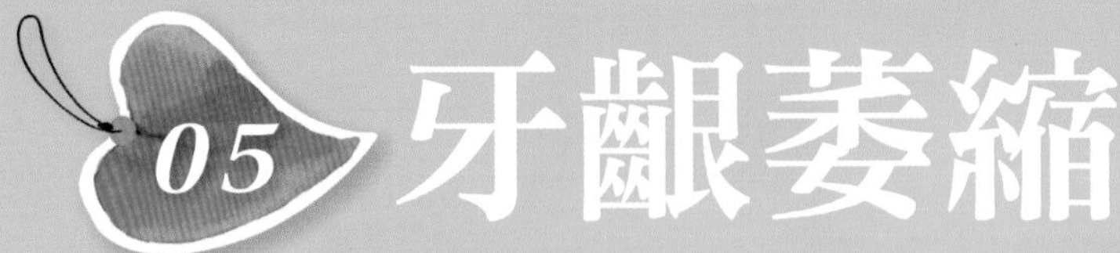

05 牙齦萎縮

胃火上炎／氣血虧損

牙齦萎縮是指齦肉日漸萎縮。此一症狀在醫書中散見於「牙齦宣露」、「牙齒動搖」、「齒衄」、「齒挺」等疾病之論述中。在臨床上較少單獨出現，常與牙根宣露、牙齒鬆動，以及牙齦潰爛、牙齦出血等並見。

胃火上蒸

出現牙齦萎縮腐頹、牙根宣露；並伴有口臭、口渴但喜喝涼飲，便祕，脈滑數，舌質紅，苔黃厚。

腎陰虧損

牙齦會出現萎縮潰爛，其邊緣微微紅腫，牙根宣露；並伴隨牙齒鬆動、頭暈耳鳴、腰酸、手足心熱、脈細數、舌紅苔少。

找準病根

1. 胃火上蒸與腎陰虧損引起的牙齦萎縮，均為不同程度的邪火熏灼牙齦所致。由於上下牙齦屬陽明胃與大腸，若過食膏粱肥甘，則胃腸積熱；若嗜酒食辛，則熱灼胃腑，這些均會使熱邪循經上損牙齦，使其萎縮而牙根宣露。又因齒為骨之餘，腎主骨，若房事過度則耗傷腎精，精血不能上溉於齒，兼以虛火上炎，致使牙齦萎縮而牙根外露。

對症調養

1. 胃火上蒸者，治療時應清胃瀉火。
2. 腎陰虧損者，治療時應滋陰降火。

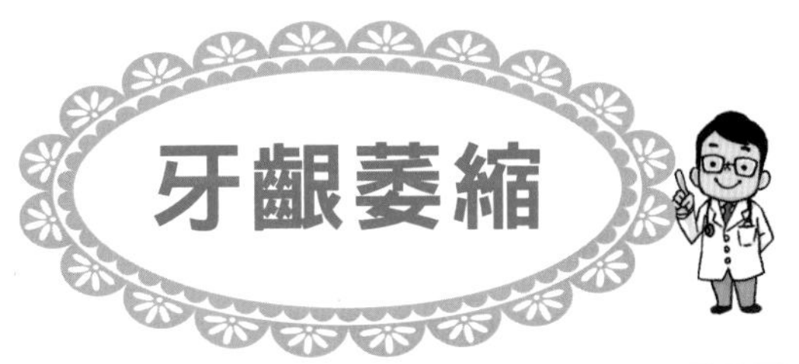

牙齦萎縮

面部臨床表現　診斷流程圖

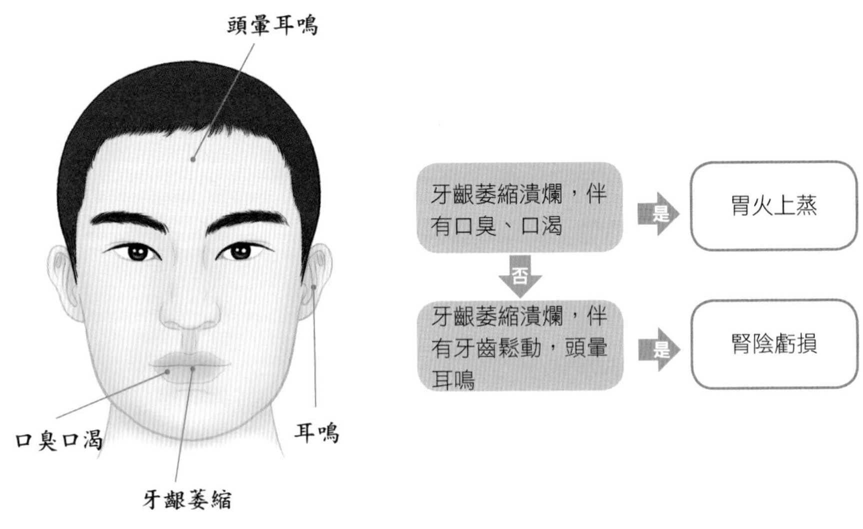

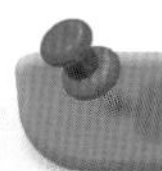

按摩合谷穴，牙齦不再萎縮

合谷穴有通經活血、清熱解表、鎮靜止痛的功效。經常按摩，對牙齦萎縮有調理作用，還能治頭痛、耳鳴、降血壓等。

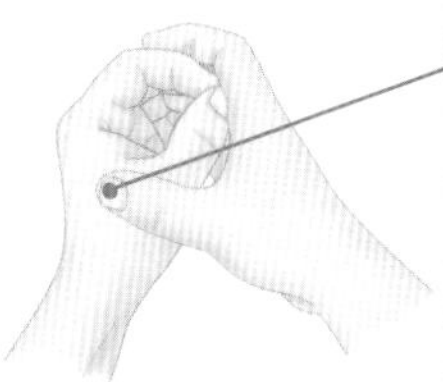

▶ 取穴技巧

手輕握空拳，彎曲拇指與食指，兩指指尖輕觸、立拳；以另一隻手掌輕握拳外，用大拇指指腹垂直下壓即是。

▶ 自我按摩

手掌輕握拳，以大拇指指腹垂直按壓穴位，每次按壓左右手各1~3分鐘。

程度	指法	時間
重	拇指壓法	1~3分鐘

06 牙齒焦黑

下焦熱盛／腎熱胃燥／冷風侵襲經脈

在《脈經》中，牙齒焦黑稱為齒焦、齒忽變黑。清代溫病學家葉天士尤重視驗齒，他在《南病別鑒》中說：「齒焦無垢者死，齒焦有垢者，腎熱胃劫也。」《溫病條辨》則把齒黑列為熱邪深入下焦的徵兆。

腎熱胃劫

牙齒出現焦黑，且上附汙垢，並伴有咽乾口渴、煩躁不眠，或腹滿便祕、脈數、舌絳等現象。

冷風襲經

牙齒出現黃黑而乾燥，並伴有齒根浮動、腰膝酸軟、脫髮、脈沉弱、舌質黯淡且苔薄白。

找準病根

① 腎熱胃劫所引起的牙齒焦黑，是由於腎熱胃燥，氣液被耗損以致牙齒失去滋養，便會引起牙齒發黑。

② 冷風侵襲經脈所引起的牙齒焦黑。於內，是因髓虛血虧而不能養齒；於外，是又受到冷風入經，故內外相交致使牙齒枯燥無潤，因而齒變黃黑。

對症調養

1. 腎熱胃劫者，治療時應以清胃救腎為主；對於冷風侵襲經脈者，治療時應填精除風。

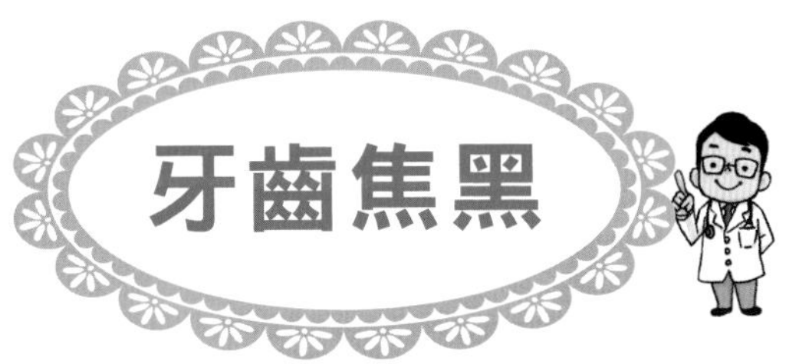

牙齒焦黑

面部臨床表現

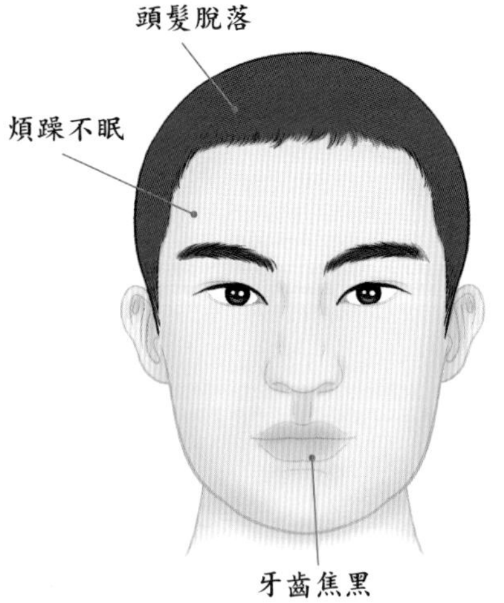

診斷流程圖

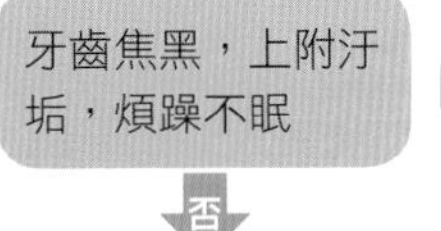

是

否

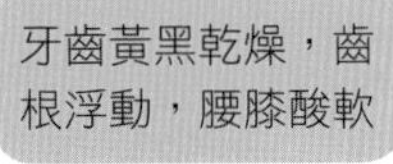

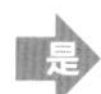

冷風侵襲經脈

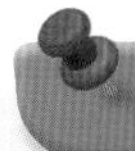

按摩承光穴，還你一口潔白牙齒

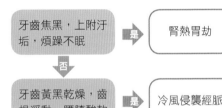

承光穴有清熱明目、祛風通竅的功效。經常按摩，可清除體內熱氣，改善牙齒焦黑。對頭痛、目眩、鼻塞、熱病等亦有很好的療效。

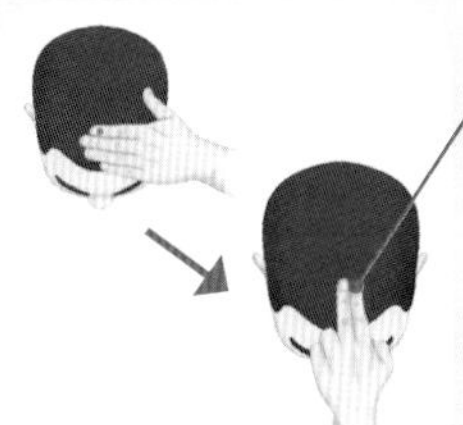

▶ 取穴技巧

左手四指併攏，大拇指翹起，將小指放於前髮際正中處，找出食指指腹所在位置，以此為基點；再把左手中指與食指併攏，中指指腹放於基點處，則食指指尖所在處即是。

▶ 自我按摩

以食指指腹按壓穴位，每次左右各1~3分鐘。

程度	指法	時間
適度	中指壓法	1~3分鐘

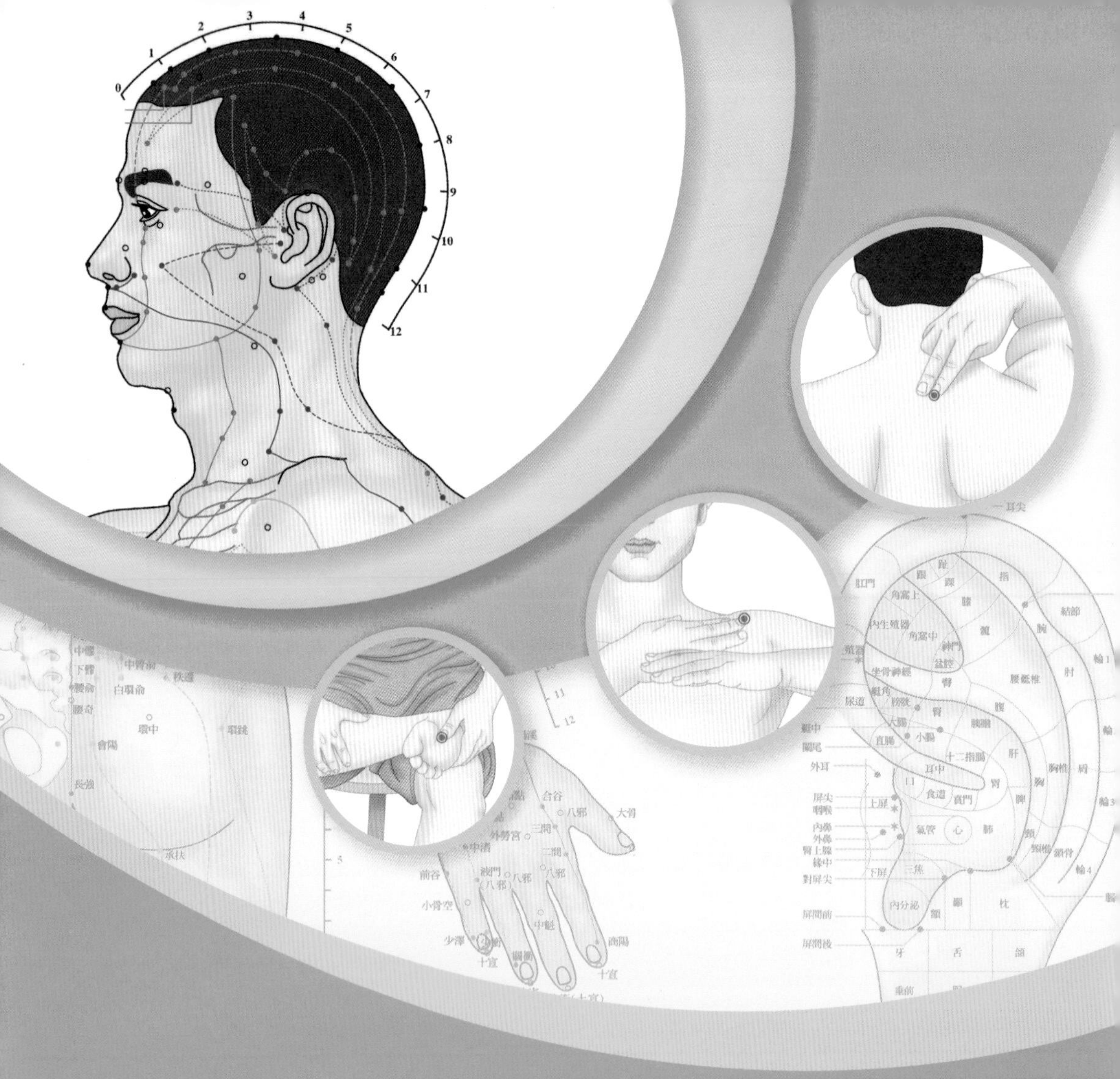

中醫診斷透過望、聞、問、切推知疾病，其中又以「望診」位居首位，其重要性可見一斑。透過面部、五官的色澤與外形變化，可知其臟腑精氣的盛衰。就如同先秦扁鵲觀察齊桓公面色而知其重病纏身、漢代張仲景見王粲眉毛脫落而推知其命不久矣等，皆顯示望面、觀形與察色可初步判斷五臟六腑的內在變化，以達到早期發現、早期治療的先機。

本篇以面部變化的觀察為主，日常生活的行為表現為輔，藉由兩相參證以得出五臟病理情形。並將五臟特性結合五行、四季，以提供確實有效的養生方法。

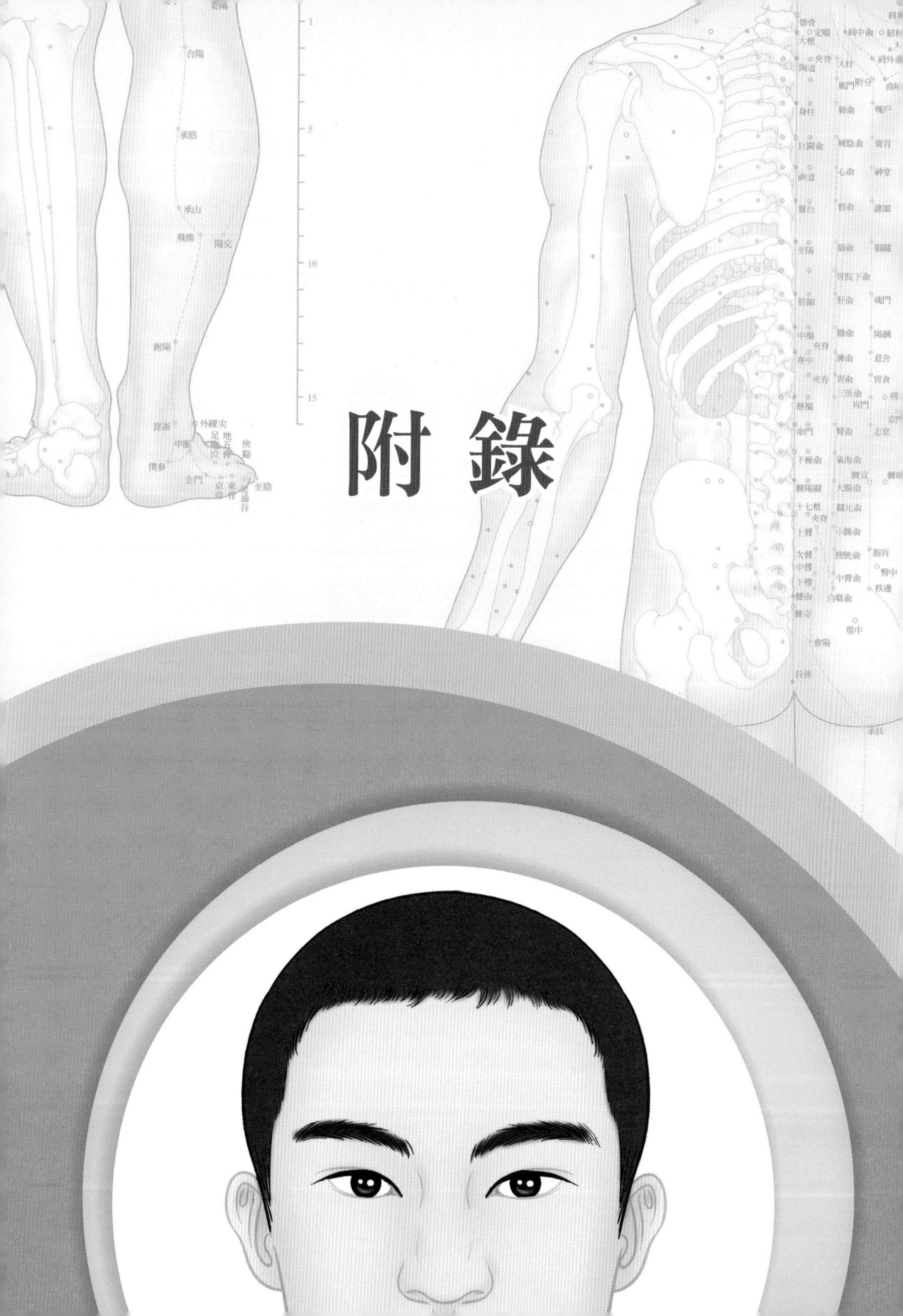
合陽
承筋
承山
飛揚
陽交
跗陽
崑崙
外踝尖
申脈
僕參
金門
京骨
束骨
至陰
大椎
陶道
身柱
神道
靈台
至陽
筋縮
中樞
脊中
懸樞
命門
腰陽關
十七椎
上髎
次髎
中髎
下髎
腰俞
腰奇
會陽
長強
大杼
風門
附分
肺俞
魄戶
厥陰俞
膏肓
心俞
神堂
督俞
膈俞
膈關
胃脘下俞
肝俞
魂門
膽俞
陽綱
脾俞
意舍
胃俞
胃倉
三焦俞
肓門
腎俞
志室
氣海俞
大腸俞
關元俞
小腸俞
膀胱俞
胞肓
中膂俞
秩邊
白環俞
環中
承扶
肩中俞
肩外俞

附錄

“心”

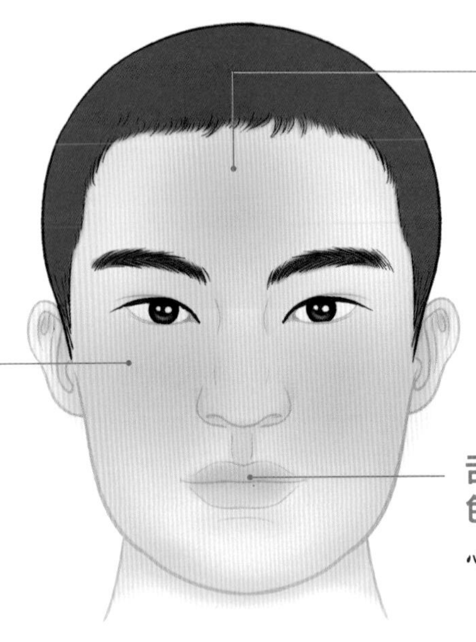

- □經常感到心悸和氣喘，且心臟、胸部和咽喉下方常感到快要窒息般的痛苦。只要稍微運動一下，便會汗流浹背等。

  初步診斷 **心臟機能衰弱。**

- □記憶力不佳且容易健忘；說話時偶爾口齒不清；晚上睡覺難以入眠。

  初步診斷 **由於心臟營養失調，故體力不佳。**

- □手腳異常腫脹，且左側肩胛骨、頸部及肩膀僵硬酸痛。

  初步診斷 **心經循環異常。**

- □牙肉腫痛、口氣不佳、口苦、口乾且咽喉痛等。伴隨心煩失眠、尿液顏色深、掌心熱等。

  初步診斷 **心臟機能亢進，熱氣過盛。**

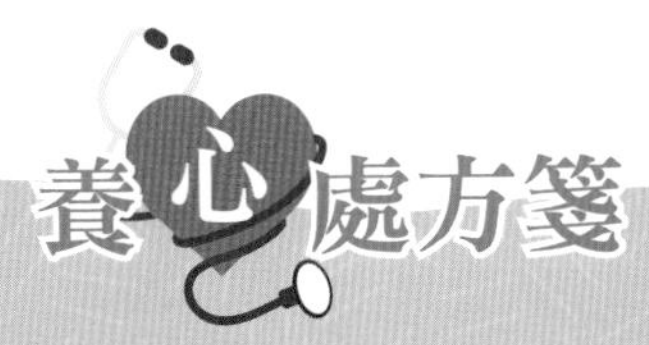
養心處方箋

應多吃紅色、苦味食物。在五行中，紅色屬於「火」；而在季節上則對應夏季，與五味中的「苦味」食物對應。且中醫有「夏屬火，其氣熱」的說法，故夏季宜養心。

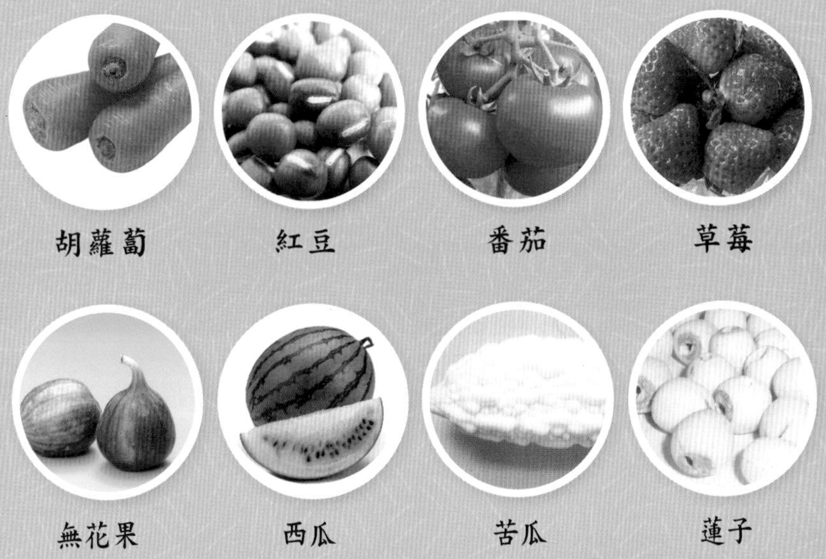
胡蘿蔔
紅豆
番茄
草莓
無花果
西瓜
苦瓜
蓮子

季節處方

夏季宜養心

★酷暑或嚴寒季節的氣溫差異容易造成心臟負擔，應多加留意季節變化。

★在夏天或冬天時，應盡量待在舒適的環境中。

生活處方

放鬆情緒與養成運動習慣，有助於強化心血管機能。

★散步或慢跑等輕鬆運動有助於鍛鍊心臟機能。

★入浴時，水溫不宜過燙，且水位高度也不可以超過心臟，以免造成心臟的負擔。

“肝”

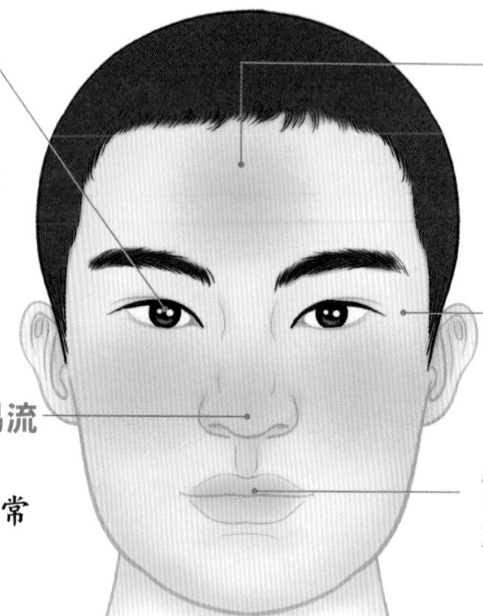

☐ 情緒起伏較大，且晚上不容易入睡、多夢。

初步診斷 **肝經循環異常。**

☐ 記憶力衰退，出現肩頸肌肉僵硬、小腿抽筋等症狀，且指甲發白、容易斷裂。

初步診斷 **肝血不足。**

☐ 食量忽大忽小，且反覆便祕與腹瀉。

初步診斷 **肝功能異常而抑制腸胃蠕動。**

☐ 容易疲倦且精力減退。

初步診斷 **應留意肝、腎異常。**

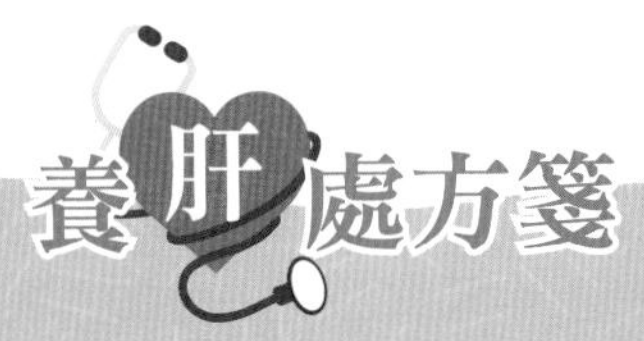

應多吃黃綠色、酸味食物。在五行中，青色屬於「木」；而在季節上則對應春季，與五味中的「酸味」食物對應。且中醫有「春屬木，其氣溫」的說法，故春季宜養肝。

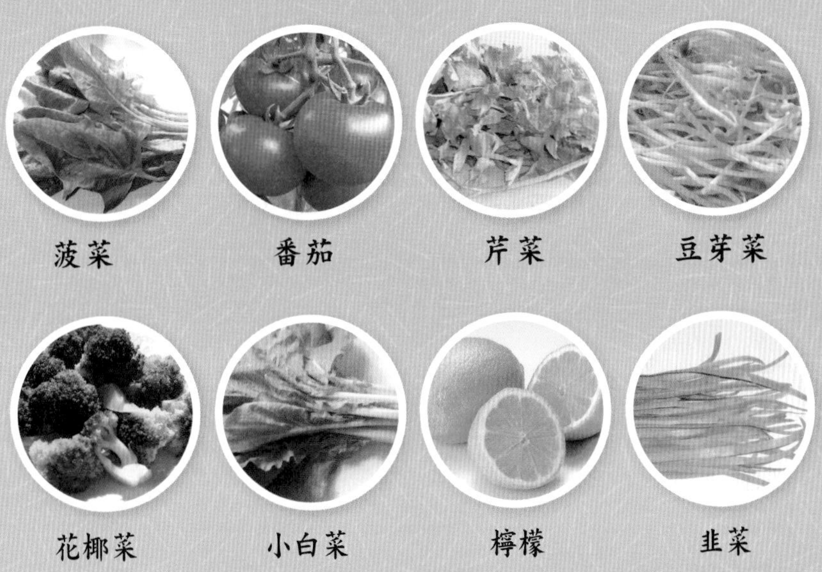

季節處方

春季宜養肝

★春天適宜養肝，但同時也是肝病好發季節，故應經常活動身體，並且作息規律。

★春季保肝的飲食原則為每餐七分飽，睡前勿吃零食以免增加肝臟代謝負擔。

生活處方

拋開負面情緒，維持良好睡眠品質

★生氣、緊張的不良情緒會損害肝臟，故應維持開朗、平和的心情。

★熬夜會使肝火上升，故應盡量在十一點前就寢，培養早睡早起的習慣。

"脾"

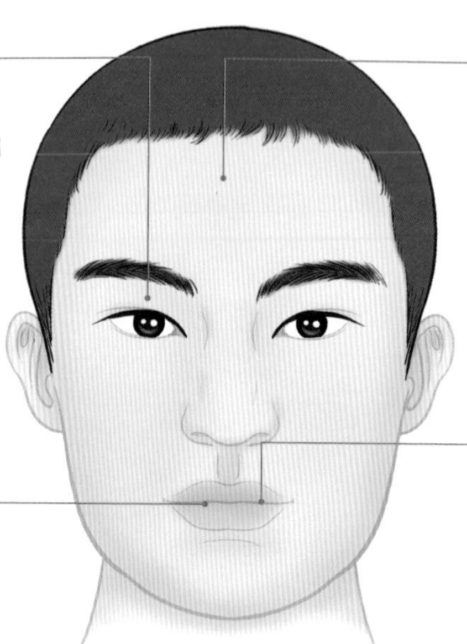

睡覺時，眼睛有時呈現半閉狀態

脾的運化功能不佳，導致水分停留在體內

口乾口臭，且牙齦容易出血

腸胃偏熱會出現口乾口臭；而脾的運化功能失調，將導致血管脆弱出血，甚至還會胃熱

面色偏黃

脾的運化功能失調，導致貧血

臉部毛孔粗大且鬆弛，臉、身體浮腫

脾的運化減弱，影響體內水分排解

舌頭邊緣出現齒痕且唾液分泌增多

脾的運化失調，導致水分滯留體內

舌色過紅或過白

吸收不良導致營養不足，出現貧血、胃熱的現象

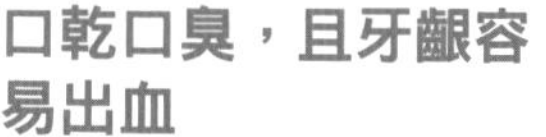

自覺症狀

☐ 食慾不振且肌肉無力。

初步診斷 **由於腸胃道偏冷，故降低其消化功能，致使體內水分滯留、蠕動緩慢，出現消瘦或因水腫而虛胖的身形。**

☐ 經常出現食慾極佳的情形，或常有胃痛、胃脹氣的症狀。

初步診斷 **腸胃偏熱。**

☐ 體型過胖或過瘦，且偏愛熱食。

初步診斷 **腸胃吸收功能降低，甚至出現身形消瘦或因水腫而虛胖。**

☐ 身上容易有瘀青，且腸胃功能不佳導致腹鳴、腹瀉。

初步診斷 **由於脾的運化失常，導致體內水分過剩。**

☐ 女性經期延長。

初步診斷 **營養不足使血管變得脆弱且容易出血。**

養脾處方箋

應多吃黃色、甘味食物。在五行中，黃色屬於「土」；而在季節上則對應長夏，與五味中的「甘味」食物對應。且中醫有「長夏屬土，其氣溫」的說法，故長夏宜養脾、腸胃。

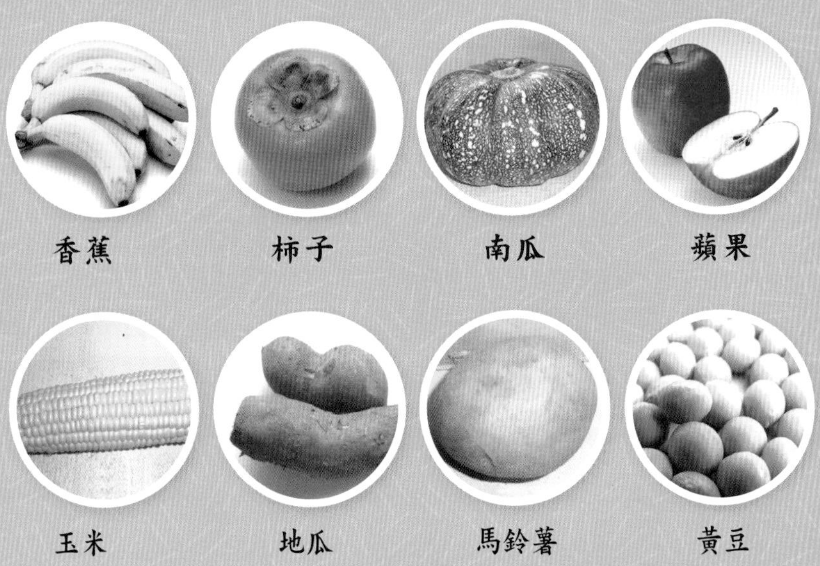
香蕉
柿子
南瓜
蘋果
玉米
地瓜
馬鈴薯
黃豆

季節處方

長夏宜養脾

- ★溼熱的長夏季節，應多補充水分，避免中午在外運動以防中暑，最佳時間應在早晨或傍晚等涼爽氣候。
- ★此時宜喝熱飲、吃熟食，避免食用寒涼而損傷脾陽，影響運化功能。

生活處方

進食宜細嚼慢嚥，避免過度疲勞

- ★腸胃消化系統不佳，可細嚼食物30~50下後再吞嚥，以避免造成腸胃負擔。
- ★保持輕鬆、開朗的心情對脾有益，而多思、鬱悶的情緒則會傷脾。

“肺”

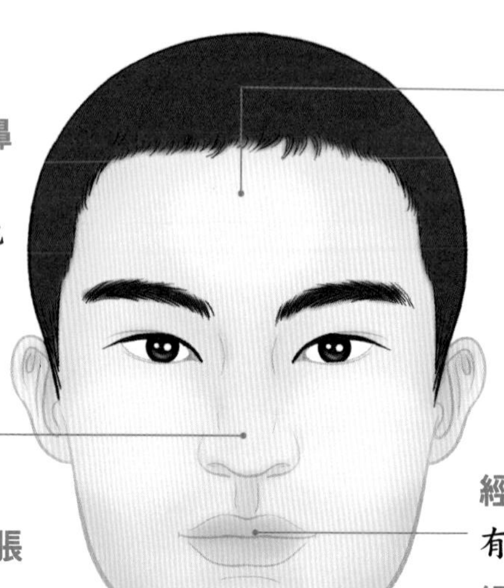

經常鼻塞或流鼻水；鼻子及兩頰冒痘且鼻頭痛

肺部感染病毒或可能出現炎症

面色蒼白

肺的循環功能異常

容易長濕疹

主管表皮的肺機能衰弱

咽喉容易腫脹

肺熱

經常張口呼吸

有鼻病或鼻炎

經常咳嗽且有痰

肺部受到病毒感染

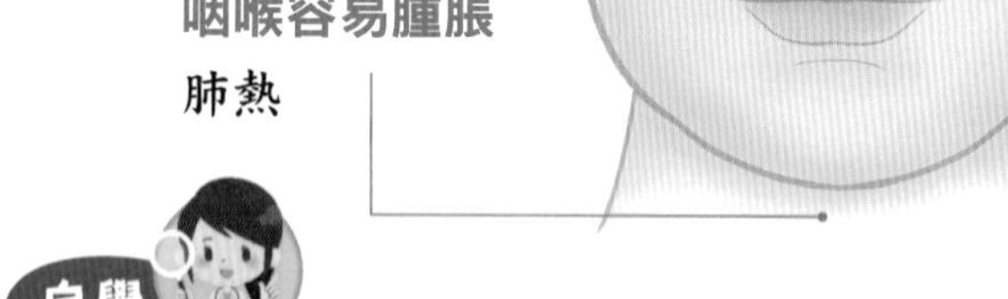

□ 有過敏性皮膚炎、鼻炎等，且喉嚨及支氣管較弱、經常感冒等。

初步診斷 **肺功能衰弱。**

□ 容易便祕。

初步診斷 **肺氣不足以致大腸功能衰弱。**

□ 身體容易浮腫。

初步診斷 **肺經循環系統異常。**

□ 咳嗽持續超過三週，合併呼吸困難、咳血或胸痛等症狀。

初步診斷 **肺功能衰弱。**

養肺處方箋

應多吃白色、辛味食物。在五行中，白色屬於「金」；而在季節上則對應秋季，與五味中的「辛味」食物對應。且中醫有「秋屬金，其氣燥」的說法，故秋季宜養肺。

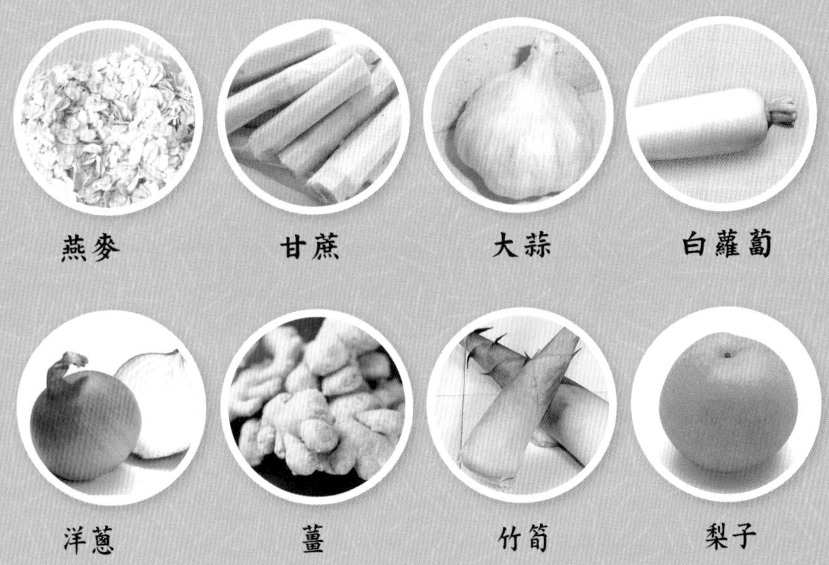
燕麥
甘蔗
大蒜
白蘿蔔
洋蔥
薑
竹筍
梨子

季節處方

秋季宜養肺

- ★在氣候寒冷乾燥的秋天，應特別注意保暖，避免受涼傷肺。
- ★宜注意補充水分，通常秋季應比其他季節多喝500c.c.以上的水，才能保持呼吸道與肺的濕潤度，但應少量多次。

生活處方

進食宜細嚼慢嚥，避免過度疲勞

- ★經常慢跑或摩擦皮膚可以適度刺激呼吸器官或皮膚，以幫助消化。
- ★正所謂「悲則氣消」，而由於「肺主氣」，故憂愁和悲傷會傷害肺。

“腎”

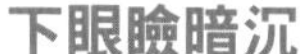

腎經循環異常導致氣血不足

眼睛無神

腎氣不足的現象

眼皮易浮腫

腎功能失調導致體內水分代謝異常

臉色較黑

腎經循環異常導致氣血不足

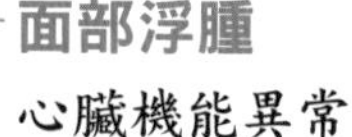

耳朵附近容易長濕疹

腎經循環異常

舌頭邊緣出現齒形

腎功能不佳導致體內水分失調

舌頭偏紅且舌苔厚

可能出現腎火

牙齒不好，容易蛀牙

腎氣不足

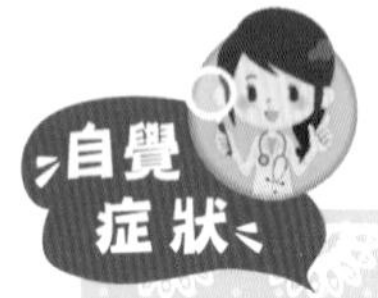

- ☐ 自覺排尿不順，且身體容易浮腫。

  初步診斷 **腎功能失調導致體內水分代謝異常。**

- ☐ 容易疲勞且體力不易恢復，有性功能減退的現象。

  初步診斷 **身體老化的徵兆，即腎功能下降。**

- ☐ 午後出現體溫稍高、手腳發熱的情形；或是畏寒且手腳無力。

  初步診斷 **腎功能衰退導致體力下降。**

- ☐ 出現聽力障礙，如耳鳴或中耳炎。

  初步診斷 **腎經循環異常導致氣血不足。**

養腎處方箋

應多吃黑色、苦味食物。在五行中，黑色屬於「水」；而在季節上則對應冬季，與五味中的「苦味」食物對應。且中醫有「冬屬水，其氣寒」的說法，故冬季宜養腎。

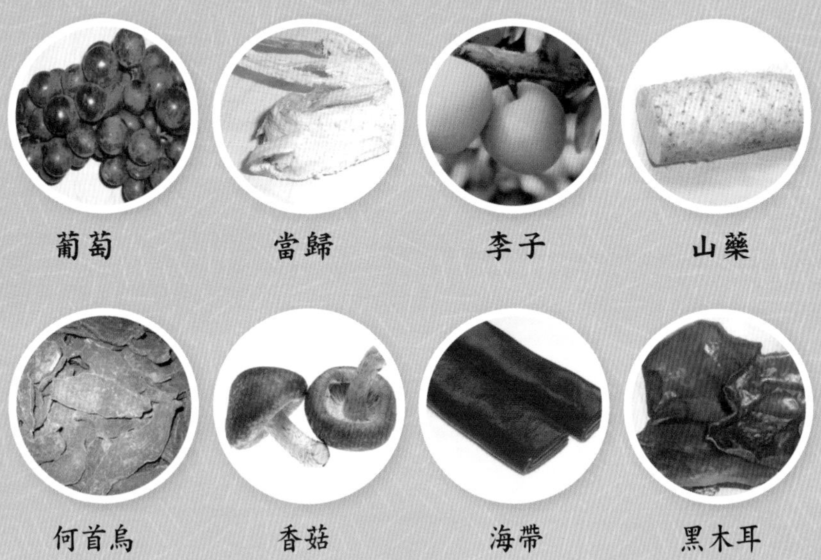
葡萄
當歸
李子
山藥
何首烏
香菇
海帶
黑木耳

季節處方

冬季宜養腎

- ★腎與牙齒有密切關係，冬天經常輕敲牙齒，有益腎作用。
- ★由於腎氣受五穀供養，故冬季飲食以「保陰潛陽」為原則，應少鹹增苦，多食用助心陽的食物，如枸杞、核桃等黑色熱性食物。

生活處方

腰腿衰弱表示腎功能不佳

- ★應隨時進行下半身運動，如散步、健走，盡量使自己流汗但不要受涼。
- ★避免長時間久坐或站立，使腰腿血液保持暢通。

國家圖書館出版品預行編目資料

三分鐘自診自療穴位圖解全書 / 賴鎮源 著 . -- 初版
-- 新北市中和區：活泉書坊，采舍國際有限公司發
行 , 2019.10　面；公分 · --（健康新亮點 35）
ISBN 978-986-271-870-4（平裝）

1. 望診 2. 臉 3. 穴位療法

413.241　　108011352

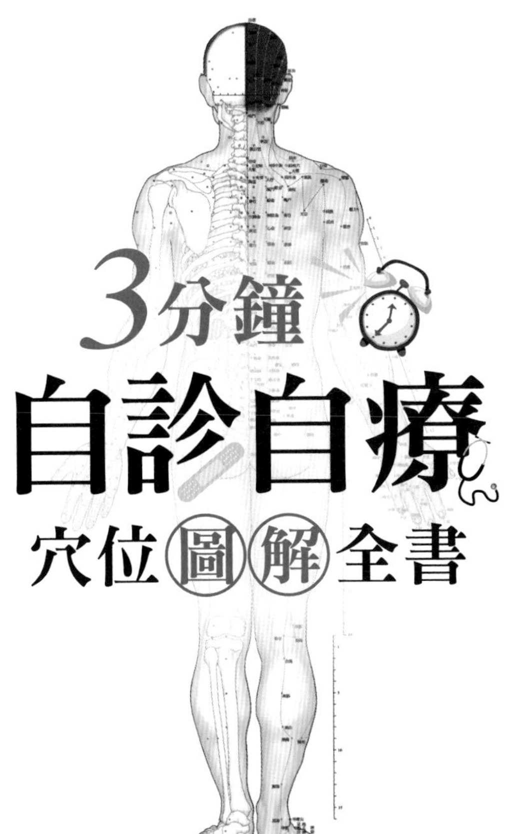

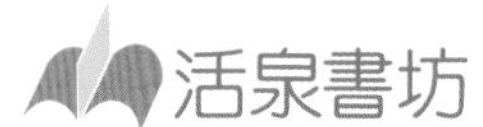

三分鐘自診自療穴位圖解全書

出版者 ▒ 活泉書坊
作　者 ▒ 賴鎮源
總編輯 ▒ 歐綾纖
品質總監 ▒ 王擎天
文字編輯 ▒ 范心瑜
美術設計 ▒ 蔡瑪麗

郵撥帳號 ▒ 50017206 采舍國際有限公司（郵撥購買，請另付一成郵資）
台灣出版中心 ▒ 新北市中和區中山路 2 段 366 巷 10 號 10 樓
電　話 ▒（02）2248-7896　傳　真 ▒（02）2248-7758
物流中心 ▒ 新北市中和區中山路 2 段 366 巷 10 號 3 樓
電　話 ▒（02）8245-8786　傳　真 ▒（02）8245-8718
ISBN ▒ 978-986-271-870-4
出版日期 ▒ 2019 年 10 月

全球華文市場總代理／采舍國際
地　址 ▒ 新北市中和區中山路 2 段 366 巷 10 號 3 樓
電　話 ▒（02）8245-8786　傳　真 ▒（02）8245-8718

新絲路網路書店
地　址 ▒ 新北市中和區中山路 2 段 366 巷 10 號 10 樓
網　址 ▒ www.silkbook.com
電　話 ▒（02）8245-9896　傳　真 ▒（02）8245-8819

本書採減碳印製流程，碳足跡追蹤，並使用優質中性紙（Acid & Alkali Free）通過綠色環保認證，最符環保要求。

線上總代理 ▒ 全球華文聯合出版平台
主題討論區 ▒ http://www.silkbook.com/bookclub　◎ 新絲路讀書會
紙本書平台 ▒ http://www.silkbook.com　◎ 新絲路網路書店
電子書下載 ▒ http://www.book4u.com.tw　◎ 電子書中心(Acrobat Reader)